Galla · Fengler

Füße in Bestform

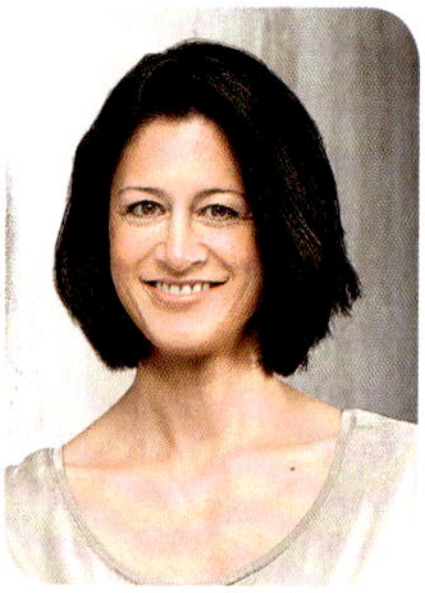

**Dr. med. Mellany Galla** ist die absolute Spezialistin für Fuß- und Sprunggelenkchirurgie. In ihrer Praxis in Hannover stellt sie das Persönliche und Menschliche in den Vordergrund, um die bestmögliche individuelle Behandlung für jeden Patienten zu erzielen. Mellany Galla ist außerdem Dozentin und Past-Präsidentin der Gesellschaft für Fuß- und Sprunggelenkchirurgie (GFFC e. V.) und betreibt einen Blog. Die Zeitschrift FOCUS hat sie zum fünften Mal in Folge als Topmedizinerin für Fuß- und Sprunggelenkchirurgie ausgezeichnet.

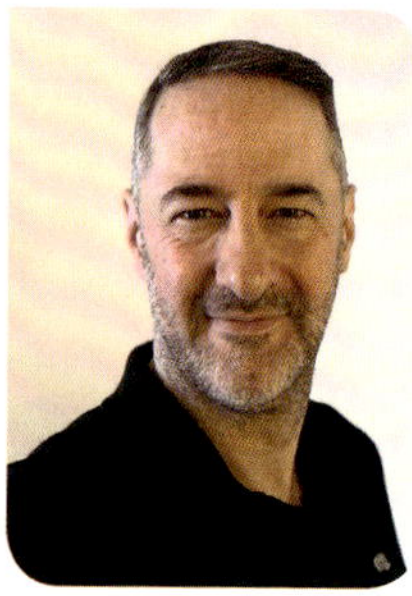

**Arndt Fengler** – selbsternannter »Drückerkönig« – ist leidenschaftlicher Osteopath, Physiotherapeut sowie Lehrer für Kinesiologisches Taping und Faszientherapie. In der Arbeit mit Menschen hat er seine Berufung gefunden und er gibt sein Wissen gerne in seinen Büchern und Fortbildungen weiter. Er arbeitet in eigener Praxis in Hannover.

Dr. med. Mellany Galla · Arndt Fengler

# Füße in Bestform

Die besten Übungen der Fuß-Spezialisten bei Fehlstellungen, Überlastungsschäden und Verletzungen

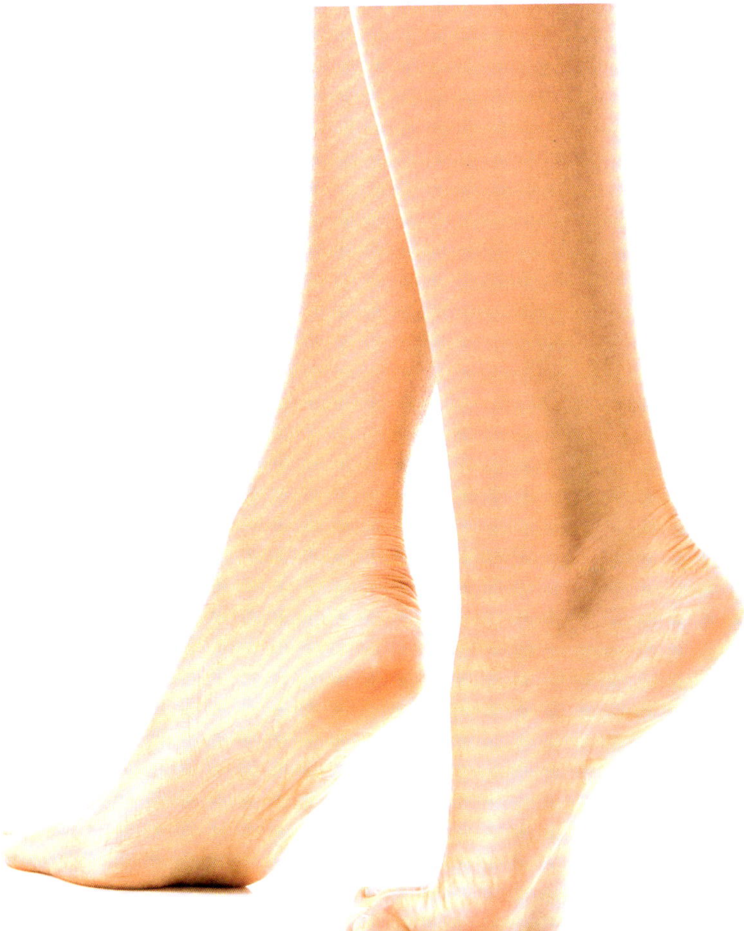

TRIAS

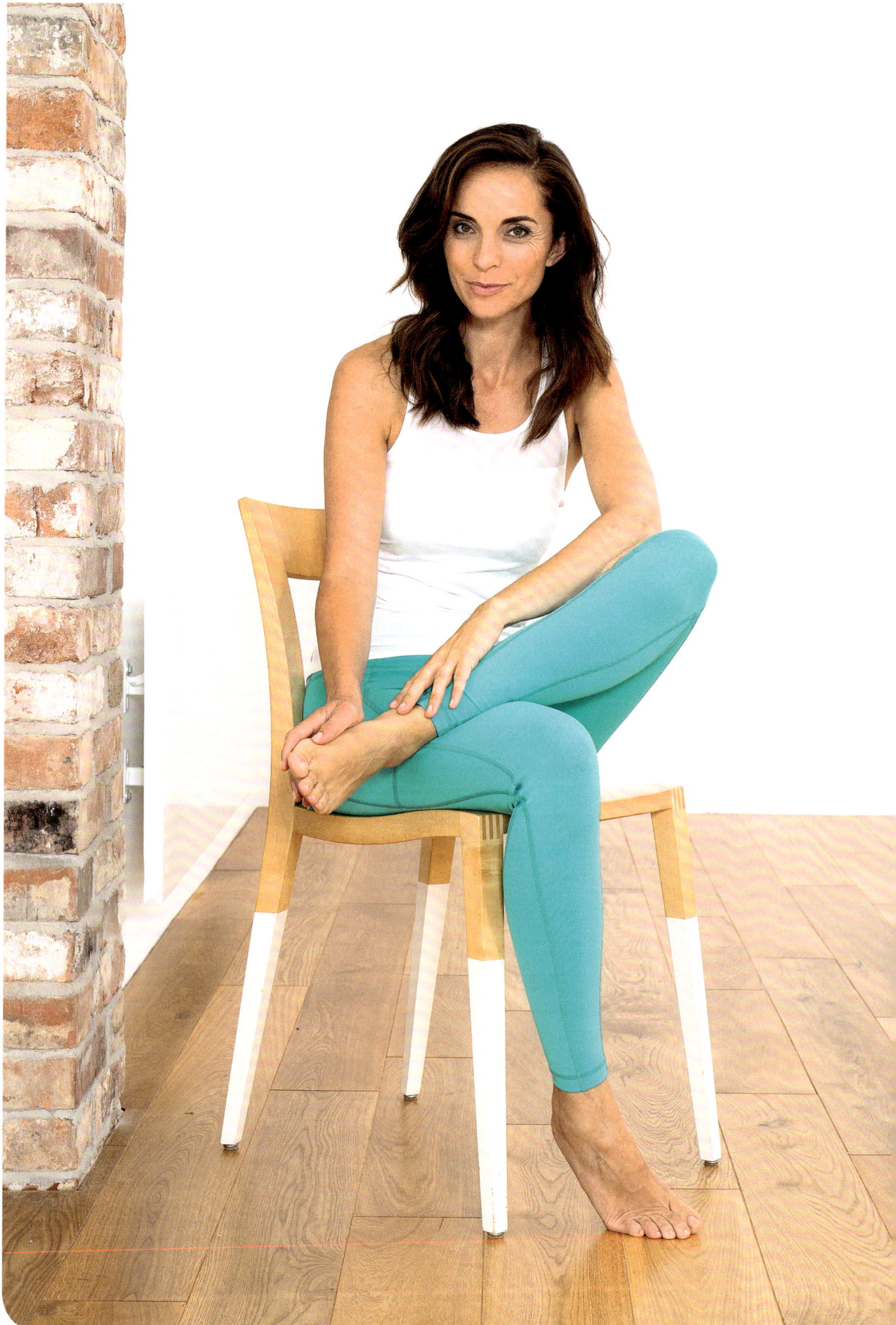

# Die Übungsübersichten

## Testungen

| Name des Tests | Effekt | Zu beachten |
|---|---|---|
| Test 1: Beweglichkeit der Sprunggelenke (S.34) | Beugung und Streckung des oberen Sprunggelenkes (Plantarflexion und Dorsalextension) | Erreichen beide Füße den gleichen Ausschlag? Finden Ausweichbewegungen statt, zum Beispiel Überstrecken oder Beugen der Knie, um eine der Bewegungen zu unterstützen? |
| Test 2: Fußkippung (S.35) | »Kippbewegungen« des Fußes, Pronation und Supination | Bleiben die Beine »unbewegt«? Oder wird versucht, über ein Kippen nach außen oder nach innen zu unterstützen? |
| Test 3: Beweglichkeit der Zehen (S.36) | Streck- und Einrollbewegungen der Zehen | |
| Test 4: Zehenstand (S.37) | Fußachsenstabilität unter Belastung wird getestet | Kommt es zu Ausweichbewegungen, wie X- oder O-Stellung der Füße? |
| Test 5: Beweglichkeit der hinteren Muskelkette (S.38) | Flexibilität der gesamten hinteren Beinmuskelkette | Ändert sich die Spannung durch einwärts oder auswärts gerichtete Füße?<br>Können die Knie auf beiden Seiten gleichermaßen durchgestreckt werden? |
| Test 6: Fersenbeweglichkeit (S.40) | Kippbewegungen der Fersenbeine nach innen und außen. Wichtig, um Unebenheiten des Bodens auszugleichen. | Kommt es zu Spannungen?<br>Haben beide Fersen das gleiche Bewegungsausmaß (ROM)? |
| Test 7: Knie-zur-Wand-Test (S.41) | Beweglichkeit des Sprunggelenks, der kurzen Wadenmuskeln und der langen Zehenbeuger unter Belastung | Kommt es zu Spannungen, Schmerzen?<br>Sind die Zehen eingekrallt?<br>Ist das Bewegungsausmaß auf beiden Seiten gleich? |
| Test 8: Streckung der Großzehe (S.42) | Beweglichkeit der Großzehe | Ist das Bewegungsausmaß auf beiden Seiten gleich? |
| Test 9: Gleichgewicht Einbeinstand (S.43) | Mit Idealkontakten auf einem Fuß das Gleichgewicht halten. Wichtig für alle, weil bei jedem Schritt während der Schwungbeinphase ein Einbeinstand entsteht. | Geht es auf beiden Seiten gleich gut? |
| Test 10: Füße begreifen (S.44) | Können Sie Spannungspunkte spüren? | |

## Alltagsprogramm

| Name der Übung | Effekt | Bei diesen Fußproblemen hilfreich |
|---|---|---|
| Fußerwachen (S.122) | Gesteigerte Wahrnehmung und Durchblutung | Arthrose, Spreizfuß, Hallux valgus, Fersensporn, Plantarfasziitis |
| Zehenroller (124) | Verbesserte Beweglichkeit aller Zehen in die Beuge- und Streckbewegung | Spreizfuß, Hallux valgus, Kleinzehenfehlstellungen, Plantarfasziitis |
| Fußdirigent (S.126) | Verbesserte Beweglichkeit der Sprunggelenke<br>Aufwärmtraining nach längerem Sitzen | Arthrose, Achillessehnenschmerz, Spreizfuß, Kleinzehenfehlstellungen |
| Achtsames Abrollen (S.128) | Verbesserte Beweglichkeit der Zehen<br>Verbesserte Wahrnehmung der Füße<br>Training des Gleichgewichts durch verlängerte Schwungbeinphase | Spreizfuß, Kleinzehenfehlstellungen, Knick-Senkfuß, Plantarfasziitis, Sprunggelenkinstabilität |
| Tipping toes – ungeduldige Zehen (S.129) | Verbesserte Zehenbeweglichkeit<br>Bessere Koordination der Zehenbewegungen. | Spreizfuß, Hallux valgus, Kleinzehenfehlstellungen |
| Wadenstretch (S.130) | Entspannte Waden<br>Dynamischeres Gangbild durch größere Beweglichkeit des oberen Sprunggelenks | Achillessehnenschmerz |
| Fußwippe (S.132) | Kräftige Schienbein- und Wadenmuskeln<br>Verbessertes Gleichgewicht und größere Beweglichkeit des oberen Sprunggelenks | Achillessehnenschmerz, Sprunggelenkinstabilität |
| Hinkelkasten – Ninja (S.134) | Verbesserte Sprunggelenksstabilität<br>Beinachsenstabilität in Bewegung | Sprunggelenkinstabilität |
| Seiltanz im Dunkeln (S.136) | Besseres Gleichgewicht<br>Stabileres oberes Sprunggelenk und stärkere Fußmuskeln | Arthrose, Sprunggelenkinstabilität, Spreizfuß, Knicksenkfuß |
| Captured Crab – gefangene Krabbe (S.138) | Stärkere Hüft- und Fußmuskulatur | Hallux valgus, Knick-Senkfuß, Sprunggelenkinstabilität |

## Spezielle Starkmacher

| Name der Übung | Effekt | Bei diesen Fußproblemen hilfreich |
|---|---|---|
| Entspannte Fußsohle (S.142) | Bessere Durchblutung und entspannte Plantarfaszie | Arthrose, Knick-Senkfuß, Spreizfuß, Plantarfasziitis, Fersensporn |
| Zehenstand am Treppenrand (S.144) | Verbesserte Beweglichkeit der oberen Sprunggelenke<br>stärkere Waden<br>Schmerzlinderung in der Achillessehne | Achillessehnenschmerz, oberer Fersenschmerz, Sprunggelenkinstabilität |
| Kontaktpflege (S.145) | Besseres Gespür für eine ausgewogene Belastung des Fußes<br>Aufbau gesunder Beinachsen unter Gewichtsverlagerung | Knick-Senkfuß, Spreizfuß, Hallux valgus, Kleinzehenfehlstellungen, Plantarfasziitis, Fersensporn |
| Küssende Onkel (S.146) | Kräftigung der Muskeln, die die Großzehe in die richtige Position bringen<br>Aufrichtung des Längsgewölbes | Knick-Senkfuß, Hallux valgus |
| Feinschliff – Freiheit für das Fersenbein (S.148) | Mobilisation der Ferse in ihren Kippbewegungen (O- und X-Fersenstellung) | Achillessehnenschmerz, Fersensporn, Plantarfasziitis |
| Gespannter Bogen (S.149) | Wiederaufrichtung des Vorfußgewölbes | Spreizfuß, Hallux valgus |
| Zehenglück (S.150) | Sanfte Mobilisation der Kleinzehen | Kleinzehenfehlstellungen |
| Aufwärts in Balance (S.152) | Kräftigung der Beinmuskulatur<br>Gespür für guten Fußkontakt unter Belastung | Arthrose, Knick-Senkfuß, Sprunggelenkinstabilität |
| Türsteher (S.153) | Mobilisation der Sprunggelenke<br>Kurze Wadenmuskeln dehnen | Achillessehnenschmerz, Plantarfasziitis und Fersensporn, Sprunggelenkinstabilität |
| Twister (S.154) | Besseres Gespür für das Zusammenspiel der Füße, Beine und der Körpermitte<br>Bessere Beweglichkeit der Fuß- und Zehengelenke. Besseres Gleichgewicht | Arthrose, Kleinzehenfehlstellungen, Plantarfasziitis |
| Fußverschrauber (S.155) | Hüftmuskelkräftigung<br>Besseres Gespür für eine ausgewogene Belastung des Fußes | Knick-Senkfuß, Hallux valgus |

## Die passende Übung für jede Beschwerde

| Beschwerde | Trainingsziel | Übungsname |
|---|---|---|
| Arthrose | Stoffwechsel anregen<br>Muskeln kräftigen<br>Gutes Fußgespür entwickeln, um Überlastung und Fehlbelastung zu vermeiden<br>Beweglichkeit erhalten<br>Schmerzen lindern<br>Beinachsenkontrolle | Alltag: Fußerwachen (S.122), Fußdirigent (S.126), Seiltanz im Dunkeln (S.136)<br>Spezial: Entspannte Fußsohle (S.142), Kontaktpflege (S.145), Zehenglück (S.150), Aufwärts in Balance (S.152), Twister (S.154)<br>Test als Übung: Test 1 (S.34), 3 (S.36), 6 (S.40), 8 (S.42), 10 (S.44) |

| Beschwerde | Trainingsziel | Übungsname |
|---|---|---|
| Sprunggelenk instabil, Bänderriss, Dehnung des Gewebes | Bessere Stabilität und Koordination<br>Muskelkräftigung<br>Gewölbeaufrichtung auch unter Belastung<br>Beinachsenkontrolle | Alltag: Achtsames Abrollen (S.128), Fußwippe (S.132), Hinkelkasten-Ninja (S.134), Seiltanz im Dunkeln (S.136), Captured Crab (S.138)<br>Spezial: Zehenstand am Treppenrand (S.144), Aufwärts in Balance (S.152)<br>Test als Übung: Test 1 (S.34), 2 (S.35), 4 (S.37), 9 (S.43) |
| Achillessehnenschmerz | Stoffwechsel anregen<br>Schmerzen lindern<br>Beinachsenkontrolle | Alltag: Fußdirigent (S.126), Wadenstretch (S.130), Fußwippe (S.132)<br>Spezial: Zehenstand am Treppenrand (S.144), Feinschliff (S.148), Türsteher (S.153)<br>Test als Übung: Test 1 (S.34), 4 (S.37), 5 (S.38), 6 (S.40), 7 (S.41) |
| Oberer Fersenschmerz (Plantarfasziitis, Fersensporn) | Stoffwechsel anregen<br>Schmerzen lindern<br>Beinachsenkontrolle | Alltag: Fußdirigent (S.126), Wadenstretch (S.130), Fußwippe (S.132)<br>Spezial: Zehenstand am Treppenrand (S.144), Feinschliff (S.148), Türsteher (S.153)<br>Test als Übung: Test 1 (S.34), 4 (S.37), 5 (S.38), 6 (S.40), 7 (S.41) |
| Unterer Fersenschmerz | Stoffwechsel anregen<br>Schmerzen lindern<br>Gewölbeaufrichtung auch unter Belastung | Alltag: Fußerwachen (S.122), Fußdirigent (S.126), Zehenroller (S.124), Achtsames Abrollen (S.128)<br>Spezial: Zehenstand am Treppenrand (S.144), Entspannte Fußsohle (S.142), Kontaktpflege (S.145), Feinschliff (S.148), Türsteher (S.153), Twister (S.154)<br>Test als Übung: Test 3 (S.36), 4 (S.37), 6 (S.40), 7 (S.41), 10 (S.44) |
| Knick-Senkfuß | Muskeln kräftigen<br>Gutes Fußgespür, um Überlastung und Fehlbelastung zu vermeiden<br>Gewölbeaufrichtung auch unter Belastung<br>Beinachsenkontrolle | Alltag: Achtsames Abrollen (S.128), Seiltanz im Dunkeln (S.136), Captured Crab (S.138)<br>Spezial: Entspannte Fußsohle (S.142), Kontaktpflege (S.145), Küssende Onkel (S.146), Aufwärts in Balance (S.152), Fußverschrauber (S.155)<br>Test als Übung: Test 2 (S.35), 6 (S.40), 7 (S.41), 9 (S.43), 10 (S.44) |
| Spreizfuß / Vorfußschmerz | Muskeln kräftigen<br>Gutes Fußgespür, um Überlastung und Fehlbelastung zu vermeiden<br>Gewölbeaufrichtung auch unter Belastung | Alltag: Fußerwachen (S.122), Zehenroller (S.124), Fußdirigent (S.126), Achtsames Abrollen (S.128), Seiltanz im Dunkeln (S.136)<br>Spezial: Entspannte Fußsohle (S.142), Kontaktpflege (S.145), Gespannter Bogen (S.149), Aufwärts in Balance (S.152)<br>Test als Übung: Test 3 (S.36), 4 (S.37), 10 (S.44) |
| Hallux valgus | Muskeln kräftigen<br>Gutes Fußgespür, um Überlastung und Fehlbelastung zu vermeiden<br>Beweglichkeit erhalten<br>Gewölbeaufrichtung auch unter Belastung<br>Beinachsenkontrolle. | Alltag: Fußerwachen (S.122), Zehenroller (S.124), Tipping toes (S.129), Captured Crab (S.138)<br>Spezial: Kontaktpflege (S.145), Küssende Onkel (S.146), Fußverschrauber (S.155)<br>Test als Übung: Test 3 (S.36), 4 (S.37), 8 (S.42), 10 (S.44) |
| Kleinzehenfehlstellungen | Muskeln kräftigen<br>Gutes Fußgespür, um Überlastung und Fehlbelastung zu vermeiden<br>Beweglichkeit erhalten<br>Gewölbeaufrichtung auch unter Belastung<br>Beinachsenkontrolle | Alltag: Fußerwachen (S.122), Zehenroller (S.124), Fußdirigent (S.126), Achtsames Abrollen (S.128), Tipping toes (S.129)<br>Spezial: Kontaktpflege (S.145), Zehenglück (S.150), Twister (S.154)<br>Test als Übung: Test 3 (S.36), 4 (S.37), 7 (S.41), 10 (S.44) |

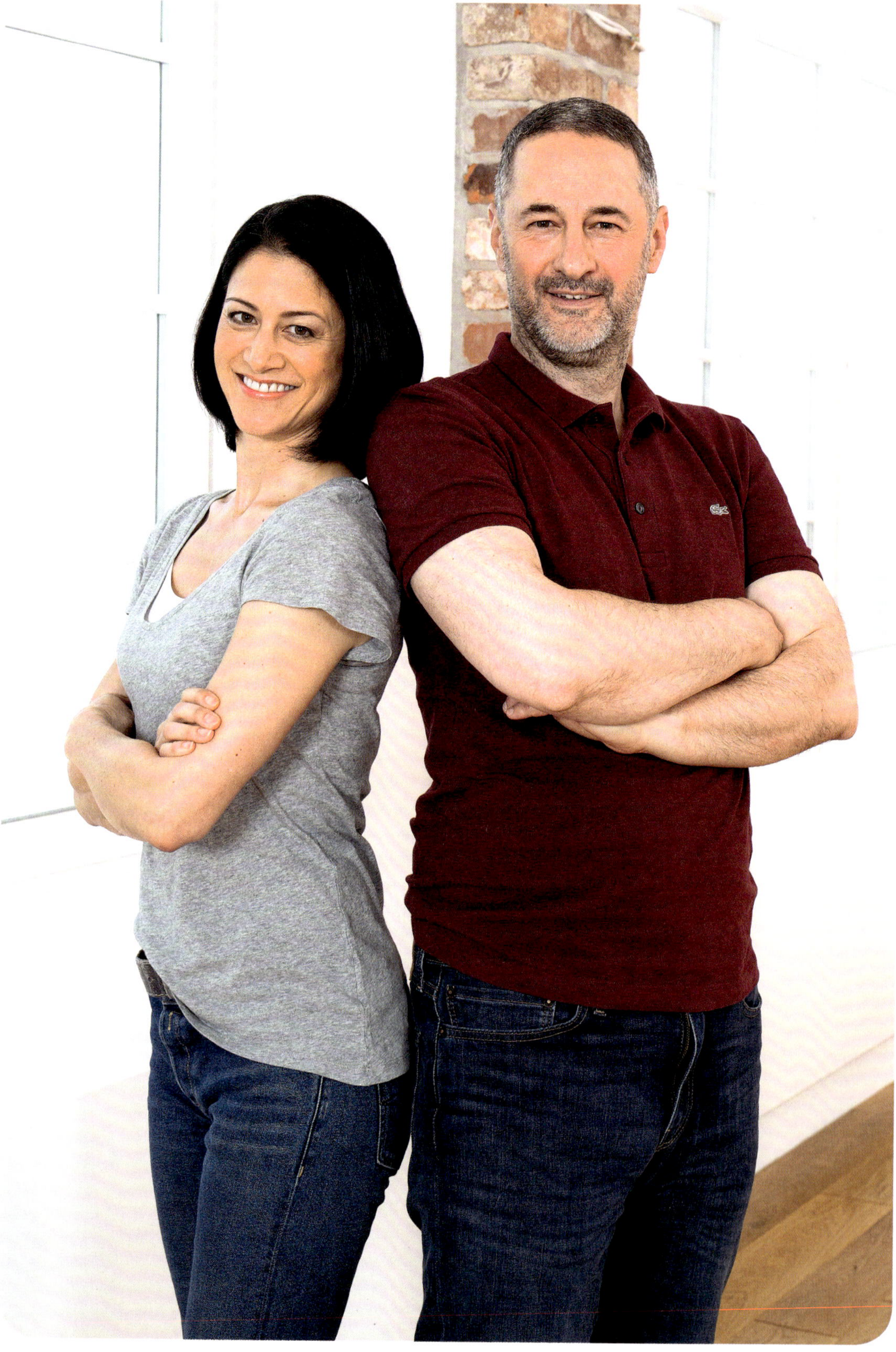

# Liebe Leserin, lieber Leser,

unsere Füße sind ein wahres Wunderwerk der Natur. Mit ihren 26 Knochen und über 30 Gelenken pro Fuß tragen sie uns reibungslos durch das Leben. Die Füße sind ein scheinbar unermüdliches und zuverlässiges Fortbewegungsmittel – bis sie durch Schmerzen oder Fehlhaltungen signalisieren, dass es ihnen nicht gut geht.

Viel zu wenig schenken wir unseren verlässlichen Partnern im Alltag Beachtung. Meist stecken die Füße in Schuhen – eine Errungenschaft der menschlichen Zivilisation. Unnatürliche Belastungen und Bewegungsmangel tun ihr Übriges, um den Fuß seiner natürlichen Bewegung zu berauben. Kein Wunder also, dass Funktionsstörungen und Verformungen auftreten. Erst wenn die Füße schmerzen, sehen wir genauer hin.

Kommen Sie mit diesem Buch Ihren Problemen am Fuß und am Sprunggelenk auf die Spur. Erfahren Sie mehr über die Ursachen von Fußproblemen und was Sie dagegen tun können. Sie werden systematisch mit speziellen Übungen angeleitet, gezielt Fehlstellungen, Überlastung und Schmerzen entgegenzuwirken. Erlernen Sie Schritt für Schritt ein Fitnessprogramm für den Alltag, das Ihre Füße stark macht. Schenken Sie Ihren Füßen Kraft, Ausdauer und Flexibilität.

Viel Spaß und Erfolg beim Training wünschen

Dr. Mellany Galla und Arndt Fengler

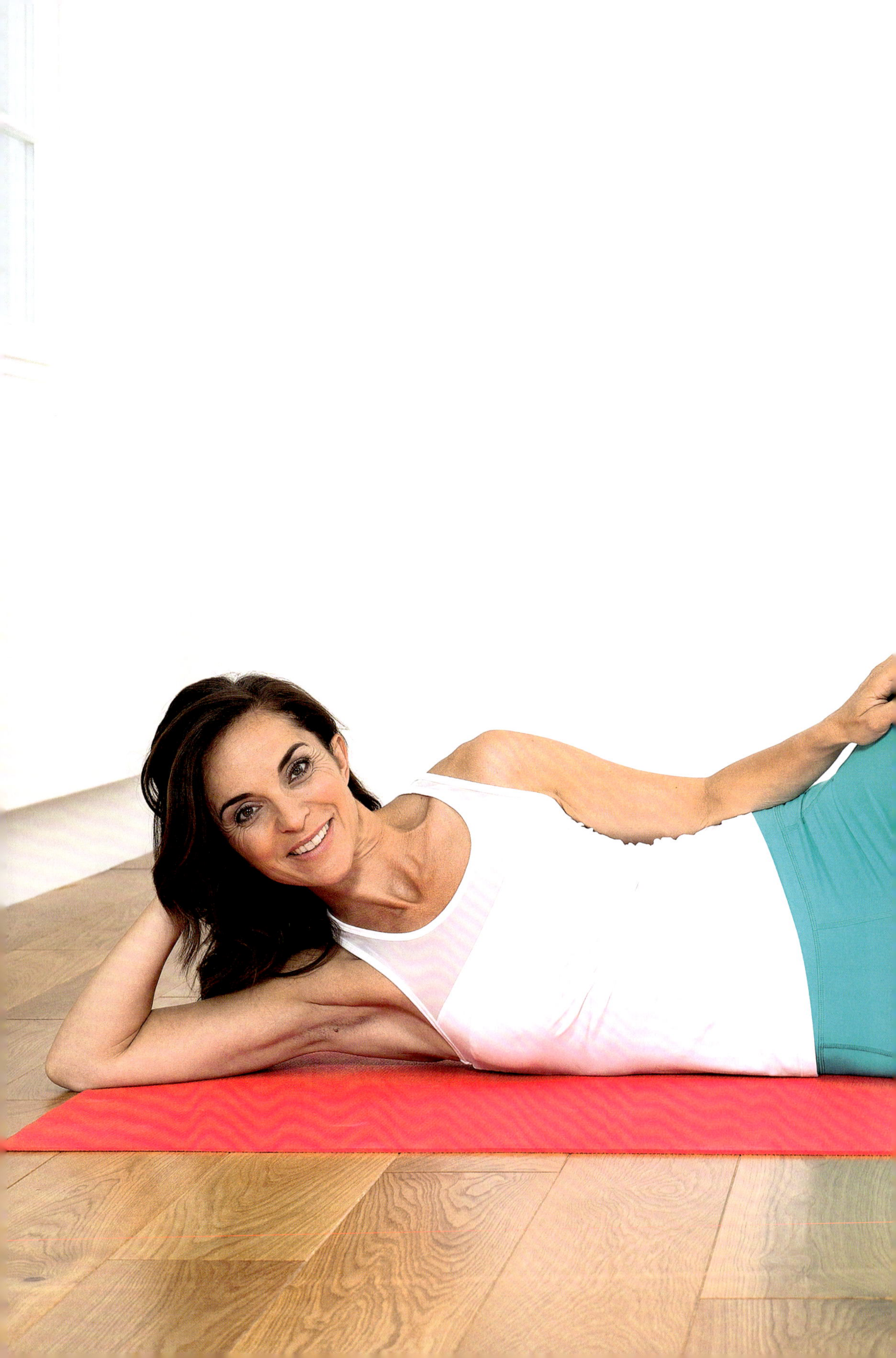

# Was Ihre Füße leisten

Den ganzen Tag bewegen sie uns – unsere Füße. Und doch wissen wir wenig über sie. Lernen Sie Ihr zuverlässigstes Fortbewegungsmittel kennen und schätzen.

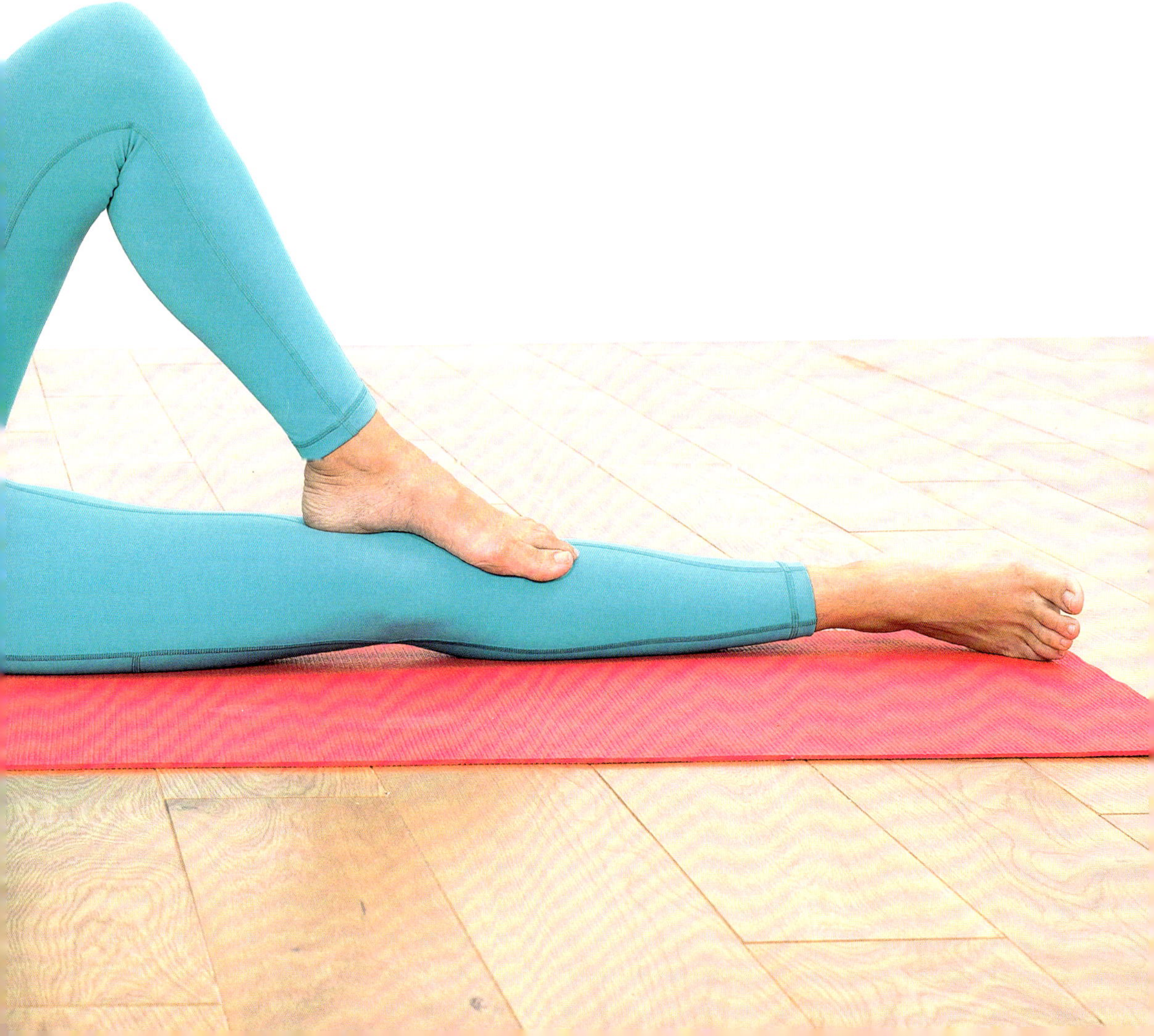

# Die ausgeklügelte Biomechanik unserer Füße

Feingliedrig und dennoch extrem stabil, ist unser Fuß, fähig, Belastungen bis zu 1000 Kilogramm abzufedern – ein wahres Meisterwerk der Natur. Um besser zu verstehen, wie unsere Füße funktionieren oder eben nicht, führt kein Weg an der Anatomie vorbei.

## Filigran und extrem belastbar

Hand aufs Herz – haben Sie je darüber nachgedacht, welche Höchstleistungen Ihre Füße jeden Tag vollbringen? Im Leben eines Menschen bewältigt der Fuß durchschnittlich etwa 200 Millionen Schritte. Damit haben Sie zweimal den Erdball umrundet. Die Füße halten dabei ein Vielfaches unseres Körpergewichts aus. Erinnern Sie sich nur an Ihren Sportunterricht in der Schule. Wenn Sie beim Weitsprung landen, kommt Ihre Ferse mit bis zu 1000 Kilo Belastung auf dem Boden auf. Das ist wahre Schwerstarbeit für einen Körperteil, der selbst nur durchschnittlich 1,5 Prozent unseres Gesamtkörpergewichts ausmacht. Nehmen wir an, Sie wiegen 80 Kilogramm, dann hat Ihr Fuß ein Gewicht von 1,2 Kilogramm. Diese 1,2 Kilogramm fangen beim Weitsprung rund 1000 Kilogramm auf. Das wäre in etwa so, als müssten Sie einen Ball auffangen, der aus großer Höhe mit einem Gewicht von über 66 Tonnen auf Sie fällt.

### Greifen statt Laufen

Umso faszinierender ist diese Leistung, wenn Sie sich vor Augen führen, dass der Fuß ursprünglich gar nicht für diese Funktion gemacht war. Im Laufe der Evolution haben wir uns von Vierbeinern zu Zweibeinern entwickelt. Schaut man sich die Fußanatomie unserer frühen Vorfahren an, so stellt man fest, dass der Fuß im Grunde ein Greiforgan war. Die Großzehe war quasi ein weiterer Daumen und die Zehen entsprachen den Fingern. Dies können wir sehr gut an unseren nahen Artverwandten, den Schimpansen, erkennen: Der Fuß war eine Konstruktion, mit deren Hilfe sich die Menschenaffen wunderbar in den Baumästen festhalten konnten. Vermutlich aufgrund ökologischer Gegebenheiten entwickelte sich der Vierbeiner zum Zweibeiner. Der aufrechte Gang zeichnet uns Menschen aus und unterscheidet uns von anderen Lebewesen, ist aber bei genauer Betrachtung anatomisch unsinnig. Der vierbeinige Gang ist deutlich stabiler als die labile Zweibeinigkeit, bei der unser Oberkörper balanciert werden muss. Dies konnte nur erreicht werden, indem der Fuß sich anpasste. Er hat dafür die Greiffunktion eingebüßt und eine Form angenommen, die stärker belastbar ist und vor allem Stabilität gewährleistet. Für uns Menschen war die Aufrichtung von großem Vorteil: Sie ermöglichte uns eine größere Perspektive und wir konnten große Strecken zurücklegen.

## Wie Fuß und Körper sich verständigen

Und doch sind die Füße nicht nur robust, sondern auch äußerst filigran und sensibel. In unseren Füßen befinden sich mehr Sinneszellen als in unserem Gesicht. Unsere Füße sorgen mit ihren zigtausenden Nerven und Sensoren dafür, dass wir den Boden wahrnehmen und das Gleichgewicht halten. Die Nervenendigungen im Fuß nehmen jede Unebenheit und die Beschaffenheit des Bodens wahr und leiten diese Informationen über Nervenbahnen zum Großhirn. Das Großhirn verarbeitet diese Informationen und sendet sie zurück an den Fuß. Hier werden diese Informationen von der Fußmuskulatur umgesetzt in Form von aktiver Bewegung. Durch die Muskelarbeit werden Gelenke bewegt und Bänder angespannt. Diese Reaktionen des Körpers laufen blitzschnell und unbewusst ab. Das ausgeklügelte Zusammenspiel der Knochen, Gelenke, Bänder und Muskeln am Fuß und Sprunggelenk ermöglicht uns, das Gleichgewicht zu halten – nicht nur wenn wir stolpern, sondern z. B. auch, wenn wir über unebenen Untergrund wie Kopfsteinpflaster oder Rasen gehen. Der Fuß gleicht die Unebenheit automatisch aus, ohne dass wir dies bewusst steuern oder darüber nachdenken müssen. Dieses Phänomen nennt man Propriozeption. Wahrnehmung der Stellung und Bewegung des Körpers im Raum. Propriozeptive Reflexe sind trainierbar (Kapitel Propriozeptives Training, Seite 115).

Es besteht somit eine komplexe Wechselwirkung zwischen den Füßen und unserem gesamten Körper. Der Fuß bildet unsere Basis und beeinflusst unsere Körperhaltung. Veränderungen am Fuß in Form von Verletzungen, Erkrankungen oder Schwäche können sich folglich auf die gesamte Statik unse-

Entwicklung des Menschen und des aufrechten Gangs

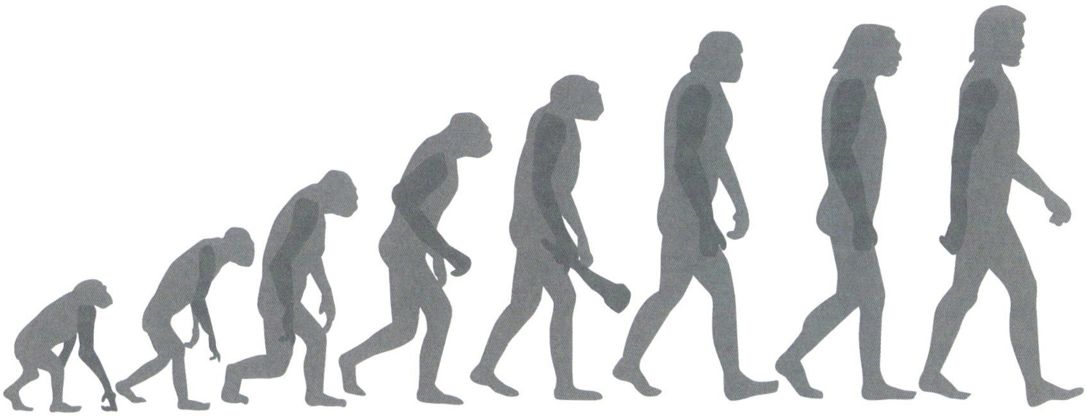

res Körpers auswirken und beeinflussen die Ausrichtung unserer Körperachsen. Funktioniert das komplexe Zusammenwirken unserer Fußanatomie nicht mehr einwandfrei, gilt es, jeden einzelnen Baustein am Fuß – Knochen, Gelenke, Muskeln, Bänder – sorgfältig zu betrachten.

## Fußform – die nackte Wahrheit

Sicherlich ist Ihnen schon mal im Schwimmbad oder in der Sauna aufgefallen, dass es viele Unterschiede bei der Form der Füße gibt. Bei manchen Menschen ist die Großzehe länger als die übrigen Zehen. Bei einem anderen ist die Großzehe kürzer als die zweite Zehe. Beim Nächsten sind alle Zehen gleich lang. Und trotz dieser großen Verschiedenartigkeit scheinen alle Varianten zu funktionieren. Wie kann das sein? Lassen Sie uns einen ersten Blick auf Ihre Füße werfen. Also, raus aus den Socken!

### Die fünf Fußtypen

Die menschliche Anatomie ist sehr variabel. Das spiegelt sich auch an den Füßen wider. Und trotz des sehr unterschiedlichen Aussehens erfüllen die Füße ihre Aufgabe perfekt. Grundsätzlich lässt sich der Fuß in fünf Typen unterteilen. Die Einteilung erfolgt anhand der Länge der Zehen sowie anhand der Länge der Großzehe im Vergleich zu den Kleinzehen (zweite bis fünfte Zehe).

In Europa trifft man am häufigsten auf den sogenannten ägyptischen Fuß. Bei dieser Form ist die Großzehe am längsten und die anderen Zehen werden von innen nach außen zur fünften Zehe absteigend immer kürzer. Über 50 Prozent aller Europäer haben einen ägyptischen Fußtyp. Die zweithäufigste Form ist der griechische Fuß, bei dem die zweite Zehe länger als die erste ist. Man findet diese Form bei 30 Prozent der Menschen in Europa. Bei etwa jedem zehnten Europäer sind die ersten drei Zehen nahezu gleich lang. Dies wird als römischer Fußtyp bezeichnet. Sehr selten hingegen ist der germanische Fuß mit einer langen Großzehe und vier gleich langen Kleinzehen. Die keltische Fußform ist vorwiegend im Norden Eu-

Vergleich der Fußanatomie von Schimpanse und Mensch

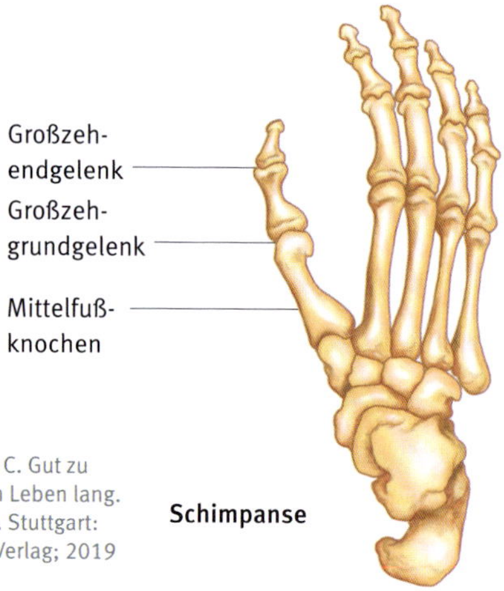


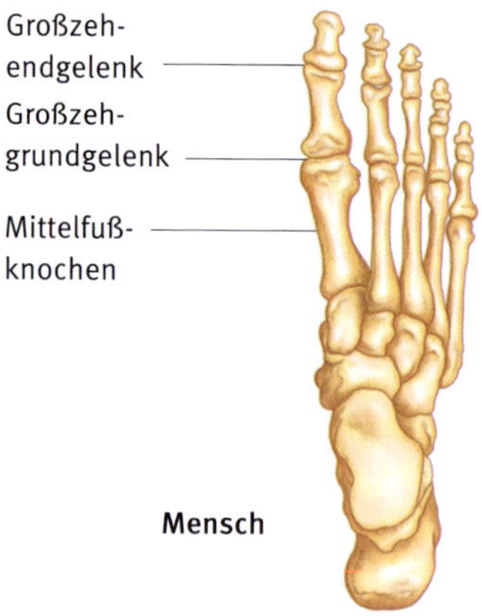


Larsen C. Gut zu Fuß ein Leben lang. 5. Aufl. Stuttgart: TRIAS Verlag; 2019

ropas anzutreffen. Hier ist die zweite Zehe am längsten, die Großzehe und die dritte Zehe sind gleich lang und die vierte und fünfte Zehe sind ebenfalls gleich lang, aber insgesamt kürzer als die anderen Zehen.

Die Vielfalt der Grundformen zeigt, dass es nicht »den einen richtigen« Fußtypus gibt. So wie bei Menschen Nasen und Ohren unterschiedlich aussehen, gibt es eben auch Unterschiede im Aussehen der Füße. Darüber hinaus kann sich ein Fuß natürlich im Laufe des Lebens verändern. Selbst im Erwachsenenalter passt sich der Fuß den Belastungen an. Er kann je nach Trainingszustand breiter oder schmächtiger sein. Wichtig ist zu erkennen, wenn Veränderungen durch Fehlbelastungen oder Überlastungen auftreten. Dann lässt sich häufig eine Fehlstellung der Fußachsen erkennen, z. B. an einer schiefstehenden Großzehe oder an zunehmend gekrümmten Zehen. Ändern die Zehen oder der gesamte Fuß ihre Form, kann dies auch durch äußere Einflüsse wie das Schuhwerk verursacht sein.

## Welcher Schuh ist der richtige?

Die häufigsten Fragen in der Sprechstunde sind: »Welches ist der richtige Schuh?«, und: »Verursachen falsche Schuhe Fußprobleme und Zehenfehlstellungen?« Natürlich erwarten Sie am liebsten ein »einfaches Kochrezept«, an dem Sie sich orientieren können. Aber so einfach ist die Antwort leider nicht! So wie es nicht »die richtige« Fußform gibt, gibt es auch nicht »den richtigen« Schuh. Dennoch gibt es einige Kriterien, die Sie beachten sollten.

### Platz da!

Zunächst einmal gilt, dass ein Schuh sinnvollerweise ausreichend Platz für den Fuß und insbesondere die Zehen bieten sollte. Zwängen Sie Ihren Fuß dauerhaft in einen zu engen oder zu kleinen Schuh, ist dies nicht nur schmerzhaft, sondern führt dies auch zu unangenehmen Druckstellen und Hühneraugen an den Zehen. »Wer alle Sorgen dieser Welt vergessen will, braucht nur Schuhe zu tragen, die eine Nummer zu klein sind«, sagte Mark Twain und beschrieb damit sehr

Übersicht über die typischen Fußformen des Menschen

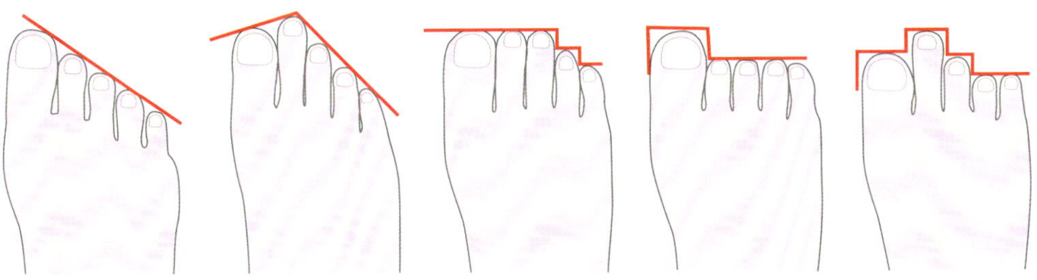

a ägyptisch

b griechisch

c römisch

d germanisch

e keltisch

Bartrow K. Lucky Feet. Stuttgart: TRIAS Verlag; 2019

zutreffend, wie quälend falsche Schuhe sein können. Das wichtigste Gebot, das Sie beim Schuhkauf beherzigen sollten, ist: Der Schuh sollte zum Fuß passen, nicht umgekehrt!
Ein neuer Schuh sollte in der Breite, Höhe und Länge gut und bequem sitzen. Verlassen Sie sich nicht darauf, dass sich das Material noch dehnt und weitet. Vor allem die Zehen brauchen ausreichend Platz. Bedenken Sie, dass die Zehen während der Abrollbewegung etwa 0,5 bis 0,7 cm Platz benötigen. Runde Schuhformen bieten den Zehen mehr Bewegungsfreiheit als spitz zulaufende Modelle. Die Ferse hingegen sollte nicht zu locker sitzen. Der Fersenhalt ist ein wichtiges Kriterium für einen gutsitzenden Schuh. Achten Sie auch darauf, dass Nähte, Kanten und Wulste nicht drücken.

## Schuhe kaufen – darauf kommt es an!

Die Füße verändern sich im Laufe des Tages. Waren Sie lange auf den Beinen, sind sie meist etwas angeschwollen. Dies gilt insbesondere an heißen Sommertagen. Am besten kauft man Schuhe daher am Abend oder läuft vorher ein Stück, damit die Füße vor der Anprobe »auf Betriebstemperatur gebracht« wurden, d. h. gut durchblutet und etwas angeschwollen sind.

### Tipps beim Schuhkauf

1. Geben Sie Ihren Zehen genügend Platz. Sie benötigen beim Abrollen 0,5 bis 0,7 cm Platz.
2. Ein guter Fersenhalt ist wichtig.
3. Probieren Sie die neuen Schuhe am Abend an oder wenn Sie die Füße vorher belastet haben.
4. Prüfen Sie die Passform der Schuhe im Stehen und Gehen.
5. Vermeiden Sie Druckstellen. Der Schuh sollte von Anfang bequem sitzen.
6. Denken Sie bei der Wahl der Materialien an ein gesundes Fuß-Klima.

Die meisten Menschen haben selten Füße, die gleich lang und gleich weit sind. Deshalb sollten Sie Schuhe beim Kauf immer als Paar und nicht nur einen einzelnen Schuh anprobieren. Um die Passform richtig einzuschätzen, probieren Sie die Schuhe bitte immer im Stehen und Gehen, niemals im Sitzen!

Die Materialien sollten einen angenehmen Tragekomfort haben und einen guten Feuchtigkeitstransport und Luftaustausch ermöglichen. Der Mensch gibt über seine Füße am Tag rund 0,1 cl Flüssigkeit ab. Es ist daher von zentraler Bedeutung, dass der Schuh und auch das Innenfutter atmungsaktiv sind und Feuchtigkeit aufnehmen können. Materialien wie Leder und atmungsaktive Mikrofaser beherrschen das. Synthetik und Kunstleder hingegen besitzen diese Eigenschaften nicht und wirken sich negativ auf das Fuß-Klima aus. Abgesehen davon, dass der Geruch von Fußschweiß störend ist, führt eine permanent feuchte Hautschicht zur Vermehrung der Keimflora am Fuß. Dies kann in Hautpilzinfektionen enden und sogar zu einer Infektion mit sogenannten humanen Papillomaviren führen, welche Fußwarzen verursachen.

Aus anatomischer und orthopädischer Sicht sind möglichst flache Schuhe mit einer flexiblen Sohle empfehlenswert. Darin rollt der Fuß möglichst natürlich ab. Schuhe mit hohen Absätzen führen zu einer vollkommen unnormalen Druckverteilung und Belastung. Abgesehen davon, dass die Zehen stark zusammengedrückt werden, zwingt der hohe

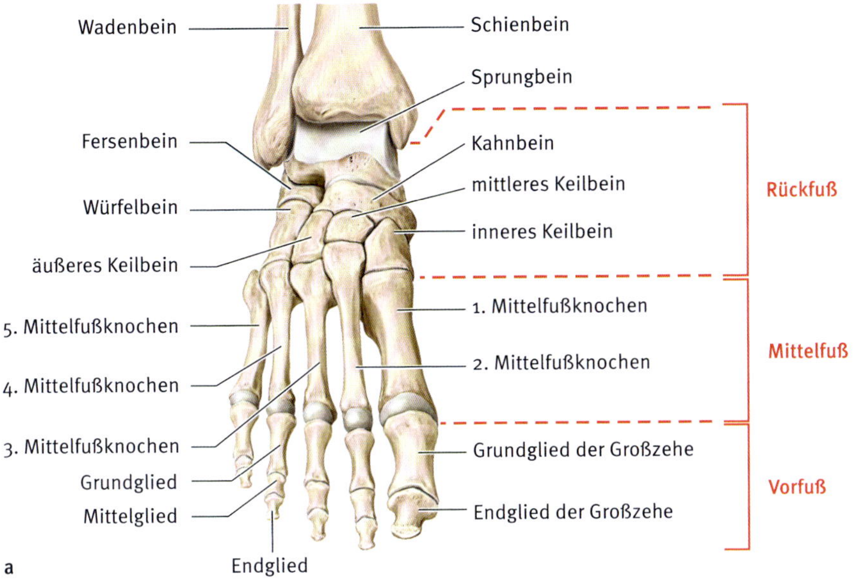


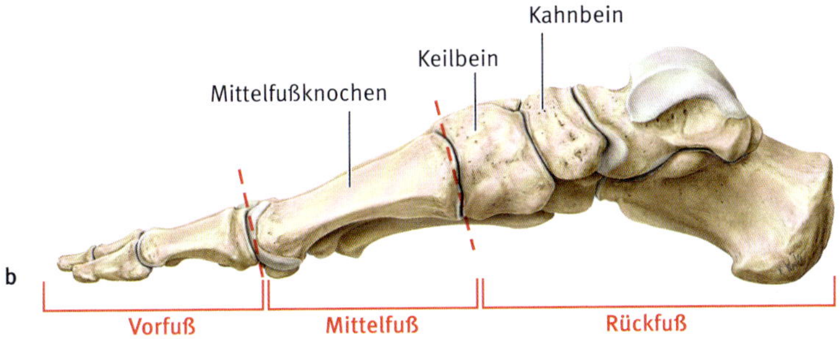


Schünke M, Schulte E, Schumacher U. Prometheus. LernAtlas der Anatomie. Allgemeine Anatomie und Bewegungssystem. Illustrationen von M. Voll und K. Wesker. 5. Aufl. Stuttgart: Thieme; 2018

Anatomie der Knochen am Fuß und Sprunggelenk a) Ansicht von vorne b) Ansicht von der Innenseite

Absatz den Fuß dazu, das Gewicht überwiegend auf den Vorfuß und insbesondere die Mittelfußköpfchen zu verlagern. Es kommt zu Überlastungen des Fußgewölbes und des Vorfußes.

Aber wir wollen keine Spielverderber sein: Natürlich folgt auch jeder gesundheitsbewusste Mensch den Modetrends. Je nach Anlass und Garderobe machen sich Sneaker, Flipflops, Plateauschuhe und High Heels gut. Ich möchte es in einem Satz zusammenfassen: Die Mischung macht's. Es spricht nichts dagegen, auch mal solche Schuhe zu tragen – in Maßen. Sie können durch Fußgymnastik Ihre Füße so stärken, dass diese die Tortur in High Heels überstehen. Wichtig ist der Ausgleich durch alltagstaugliches und bequemes Schuhwerk.

## Das Fußskelett – ein unglaubliches Wunderwerk

Der Fuß ist eine faszinierende Konstruktion. Im Verhältnis zu unserem gesamten Körper machen die Füße nur einen sehr kleinen Teil des Gewichts aus. Das Gewicht beider Füße zusammen beträgt nur etwa 3 Prozent unseres Gesamtkörpergewichts. Dieses kleine Wunderwerk setzt sich allerdings aus 28 Knochen zusammen.

### Die drei Bereiche des Fußes

Funktionell betrachtet wird der Fuß in drei Abschnitte unterteilt: Rückfuß, Mittelfuß und Vorfuß.

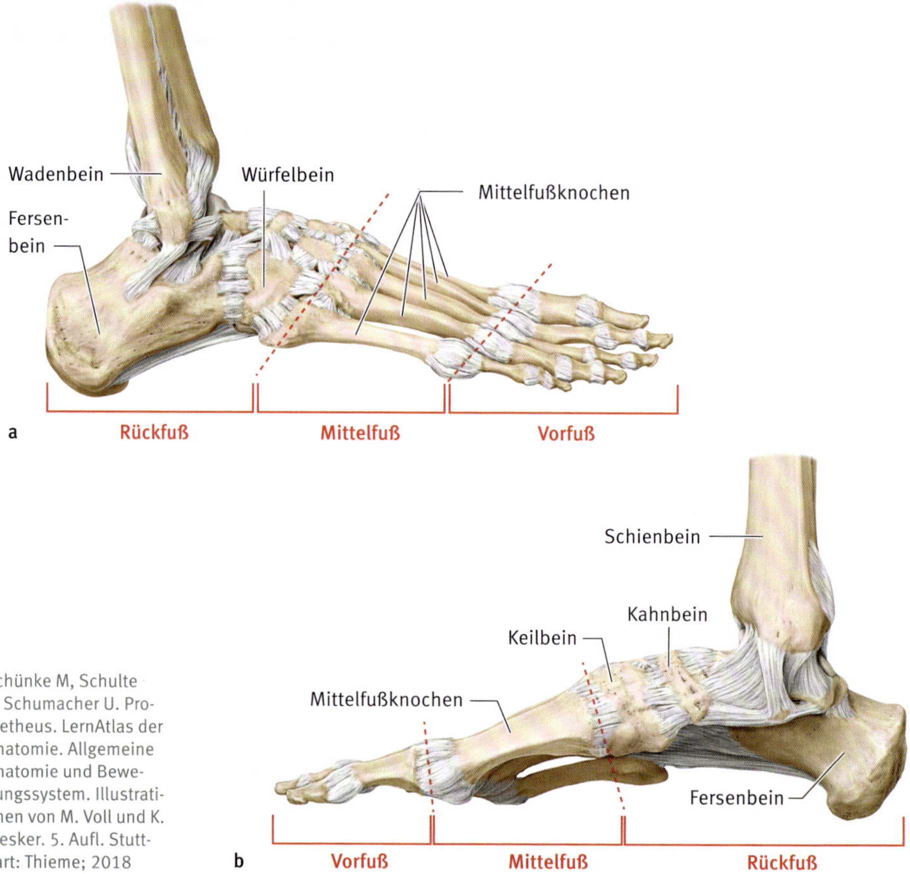


Schünke M, Schulte E, Schumacher U. Prometheus. LernAtlas der Anatomie. Allgemeine Anatomie und Bewegungssystem. Illustrationen von M. Voll und K. Wesker. 5. Aufl. Stuttgart: Thieme; 2018

Einteilung des Fußes
a) Ansicht von außen b) Ansicht von innen

**Rückfuß** Der Rückfuß wird gebildet aus der Ferse, dem Sprungbein, dem Würfel- und dem Kahnbein sowie den drei Keilbeinen. Seine Hauptaufgabe ist es, den Fuß zu stabilisieren. Die Stellung des Rückfußes bzw. der Ferse bestimmt maßgeblich die Achsenausrichtung des Fußes. Steht das Fersenbein schief, wirkt sich dies auch auf den vorderen Teil des Fußes aus. Der gesamte Fuß ist dann nicht mehr im Lot. Eine besondere Aufgabe hat das Sprungbein, welches zwischen Fersenbein und Knöchelgabel sitzt. Es überträgt die Kraft aus dem Unterschenkel in den Fuß.

**Mittelfuß** Der Mittelfuß wird aus den fünf Mittelfußknochen geformt.

**Vorfuß** Der Vorfuß mit den fünf Zehen bildet das Kraftzentrum des Fußes. Jede Zehe setzt sich aus drei kleinen Gliedern zusammen. Eine Ausnahme bildet die Großzehe: Sie besteht nur aus zwei Gliedern.

## 33 Gelenke und über 100 Bänder

Für die Beweglichkeit im Fuß sorgen die 33 Gelenke, die von über 100 Bändern zusammengehalten werden.

**Oberes Sprunggelenk** Das größte Gelenk ist das obere Sprunggelenk, das vom Unterschenkel und dem Sprungbein gebildet wird. Das obere Sprunggelenk hebt (Streckung) und senkt (Beugung) den Fuß. Darüber hinaus sind hier auch kleine Drehbewegungen möglich.

**Unteres Sprunggelenk** Den Ausgleich von Bodenunebenheiten meistert vor allem das untere Sprunggelenk durch komplexe Kipp-Dreh-Bewegungen. Das untere Sprunggelenk setzt sich aus drei Kammern zusammen.

**Grundgelenke** Eine wichtige Aufgabe haben die sogenannten Grundgelenke, die zwischen den Mittelfußknochen und den Zehen liegen. Über sie rollen wir beim Gehen ab und stoßen uns kraftvoll vom Untergrund ab.

Sie haben nun eine gute Vorstellung davon, wie komplex der Aufbau Ihrer Füße ist und wie fein abgestimmt die einzelnen Knochen und Gelenke miteinander arbeiten. Stellen Sie sich ein mechanisches Uhrwerk mit vielen Zahnrädern in unterschiedlichsten Größen vor. Bewegt sich ein Zahnrad, kommen zwangsläufig andere Räder ebenfalls in Bewegung. So ist auch das Zusammenspiel am Fuß. Die Bewegung an einem Gelenk hat automatisch Auswirkungen auf andere Knochen und Gelenke. Beim Stehen oder Gehen arbeitet nicht nur ein Teil des Fußes, sondern alle Anteile agieren zusammen. Rückfuß, Mittelfuß und Vorfuß stehen in enger Verbindung zueinander. Dies bedeutet aber auch, dass die Störung an einem einzelnen Gelenk oder in einem Abschnitt des Fußes in der Folge zu Störungen an anderen Gelenken führen kann. Die Fehlstellung an der Ferse kann sich wie bei einer Kettenreaktion bis in den Vorfuß fortsetzen und umgekehrt. Wir können nicht einfach einen Teil des Fußes isoliert betrachten, sondern müssen ihn immer als Ganzes sehen und begreifen. Und sogar darüber hinaus – Funktionsstörungen und Achsenfehlstellungen des Fußes beeinflussen die benachbarten Gelenke wie Knie und Hüfte und damit auch das Becken und die Wirbelsäule und letztendlich unsere gesamte Körperhaltung.

## Fußmuskeln – die Kraftprotze

Im Alltag schenken wir unseren Fußmuskeln meist sehr wenig Beachtung. Wir setzen unsere Fußmuskulatur normalerweise ein, ohne sie bewusst zu steuern. Weder bei Bewegungen im Alltag noch beim Sport überlegen wir im Vorfeld, welche Muskeln wir genau anspannen müssen, um uns fortzubewegen. Wenn wir zum Bus rennen, geschieht der Bewegungsablauf ganz automatisch. Uns ist nicht bewusst, welch große Anzahl von Muskeln der Fuß besitzt und wie jede Aktivität des Fußes ein sehr fein abgestimmtes Zusammenspiel aller Muskeln erfordert.

Unterteilt werden die Muskeln nach verschiedenen Aspekten: wo sie verlaufen, in welchem Fußbereich sie sich befinden, an welcher Stelle sie lokalisiert sind und welche Funktion sie haben.

**Verlauf** Man unterscheidet die kurzen Fußmuskeln, die am Fuß selbst lokalisiert sind, von den langen Fußmuskeln. Die langen Muskeln beginnen außerhalb des Fußskeletts, z. B. am Unterschenkel, setzen aber am Fußknochen an.

Beispiel für kurze Fußmuskeln: Großzehenabspreizer

Beispiele für lange Fußmuskeln: Peroneussehnen (verlaufen am Außenknöchel zur Fußsohle), Großzehenbeugersehnen, Tibialis-posterior-Sehne (verläuft vom Unterschenkel kommend zum Innenknöchel an den Innenrand des Fußes)

**Region** Hier unterscheidet man zwischen Muskeln am Fußrücken und Muskeln der Fußsohle (z. B. Sohlenviereckmuskel).

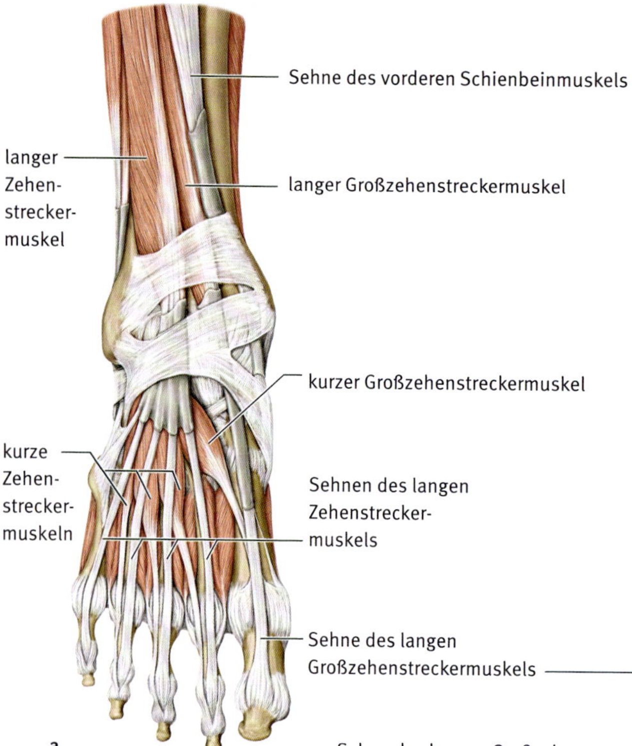

a

Schünke M, Schulte E, Schumacher U. Prometheus. LernAtlas der Anatomie. Allgemeine Anatomie und Bewegungssystem. Illustrationen von M. Voll und K. Wesker. 5. Aufl. Stuttgart: Thieme; 2018

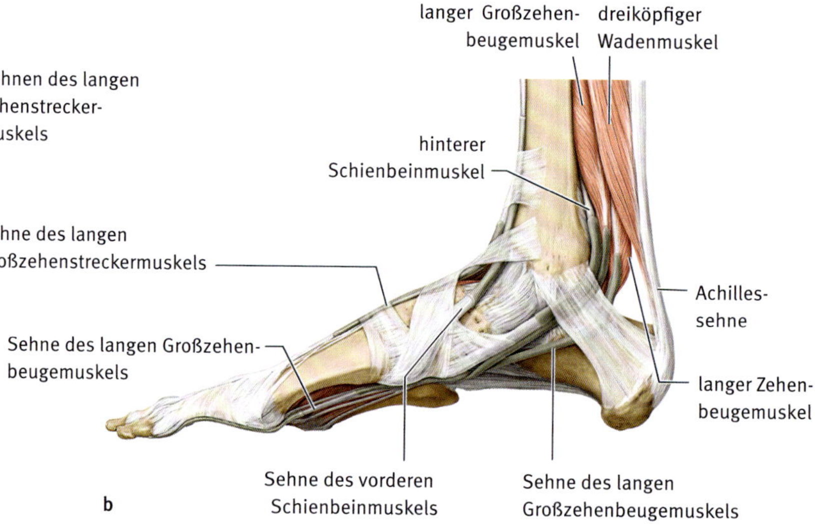

b

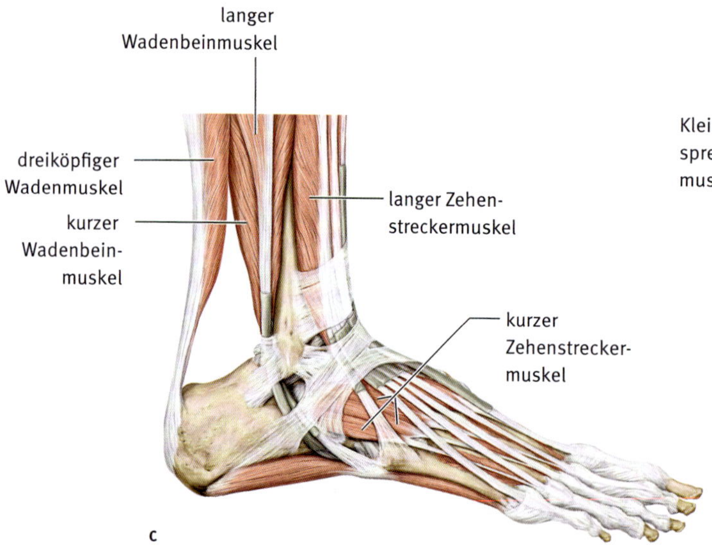

c

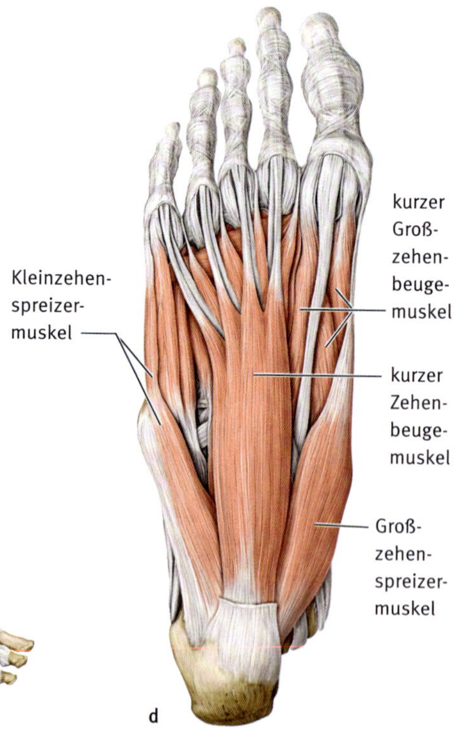

d

**Lokalisation** Kleinzehenmuskulatur, mittlere Fußmuskeln (z. B. kleine Zwischenknochenmuskeln), Großzehenmuskulatur

**Funktion** Unterteilt wird nach der Muskelfunktion in Beugemuskeln, welche den Fuß senken und die Zehen beugen, und Streckermuskeln, die wiederum den Fuß anheben und die Zehen strecken.

Die Fußmuskulatur kann sich verkürzen und verkümmern. Sie ist wie ein Gewichtheber: Je stärker sie ist, desto besser trägt sie uns durchs Leben. Je besser sie gedehnt ist, desto geschmeidiger und flexibler kann sie reagieren. Durch gezieltes Training können wir beides erreichen: Kräftigung und Flexibilität. Dies ist nicht nur wichtig nach Verletzungen, um die Belastbarkeit des Fußes wiederherzustellen. Sondern auch vorbeugendes Training ist sinnvoll. Mit der regelmäßigen Durchführung gezielter Übungen können Sie das Risiko von Überlastungsschäden und Verletzungen am Fuß und Sprunggelenk vermindern.

## Fußstatik – alles unter Spannung

Ein wichtiges Element unserer Füße ist das Längsgewölbe. Es liegt auf der Innenseite des Fußes und wird vorne durch das Köpfchen des ersten Mittelfußknochens und hinten durch das Fersenbein begrenzt. Das Längsgewölbe entsteht durch die Form und Anordnung der Fußknochen und durch die »Verspannung« von Muskeln, Bänder und Sehnen auf der Unterseite des Fußes und an der Fußsohle. Diese stabilisieren und stützen sich gegenseitig wie ein gespannter Bogen. Das Fußgewölbe ist flexibel und zuständig für die Dämpfung des Fußes. Hätten wir keine Spannung im Fuß und kein Gewölbe, würden wir bei jedem Schritt ungedämpft landen.

« Anatomie der Muskeln am Fuß und Sprunggelenk. Ansicht von a) vorne b) innen c) außen d) unten

Insbesondere die sogenannte Plantaraponeurose (eine Sehnenplatte an der Fußsohle, auch Plantarfaszie genannt) spielt hier eine entscheidende Rolle. Je nach Belastungsphase beim Gehen und Laufen variieren sowohl die Spannung als auch die Höhe des Längsgewölbes. Wenn wir auf dem Fuß stehen, werden die Muskeln, Bänder und Sehnen gedehnt und das Gewölbe flacht etwas ab. Wenn der Fuß nicht belastet wird, z. B. in der Schwungphase beim Gehen (Kapitel Gehen, Seite 26), nimmt die Spannung wieder zu. Sie können sich diesen Vorgang wie ein Gummiband vorstellen, das immer wieder angespannt und locker gelassen wird. So passt sich das Gewölbe bei jeder Bewegung rasend schnell an.

Sie können Ihr Längsgewölbe sehr gut selbst beurteilen. Normalerweise ist es im Stand an seiner höchsten Stelle ein bis zwei Finger breit über dem Boden. Ist das Gewölbe deutlich abgeflacht, kann das auf muskuläre Ungleichgewichte oder Achsenfehlstellungen hinweisen. Ein abgeflachtes Längsgewölbe findet man typischerweise beim Knick-Senkfuß (Kapitel Knick-Senkfuß, Seite 88). Das Längsgewölbe kann aber auch erhöht sein. Dies bezeichnet man als Hohlfuß.

## Fußbeweglichkeit – ein komplexes Getriebe

Damit wir uns fortbewegen können, arbeiten Gelenke und Muskeln am Fuß minutiös zusammen. Der Aufbau des Fußes ist ein echtes Wunderwerk, denn er ermöglicht uns gleichzeitig aktive Mobilität, große Flexibilität und sichere Stabilität. Neben der Beugung (Plantarflexion: Senken des Fußes und der Zehen in Richtung Fußsohle) und der Streckung (Dorsalextension: Heben des Fußes und der Zehen in Richtung Fußrücken) können wir auch den Fußinnenrand (Inversion) sowie den Fußaußenrand (Eversion) anheben. Durch das Zusammenspiel der vielen Gelenke sind nicht nur Bewegungen in einer Richtungsebene (Heben und Senken) möglich, sondern auch Kipp- und Drehbewegungen sowie Schrägstellungen des Fußes.

## Wie beweglich sollen die Fußgelenke sein?

Für die Beweglichkeit der Fußgelenke gibt es Normalwerte. Wenn Sie eine Einschränkung und Verringerung des Bewegungsumfangs feststellen, kann dies auf eine Veränderung im Gelenk hinweisen, z. B. Gelenkverschleiß (Arthrose). Es gibt natürlich auch das Gegenteil, nämlich eine Gelenkbeweglichkeit über das normale Maß hinaus. Diese Überbeweglichkeit nennt man auch Instabilität. Gelenke können instabil werden, wenn die Bänder, die das Gelenk normalerweise stabilisieren, z. B. durch eine Verletzung beschädigt wurden. Ein typisches Beispiel hierfür kennen Sie bestimmt: den Außenbandriss am Sprunggelenk nach einem Umknicken.

Sie können anhand der Tests (Test 3, Seite 36, Test 6, Seite 40, Test 8, Seite 42) und der folgenden Tabelle überprüfen, ob Ihre Fußgelenke eine normale Beweglichkeit haben. Heben und senken Sie dazu Ihren

Fußlängsgewölbe auf der Fußinnenseite

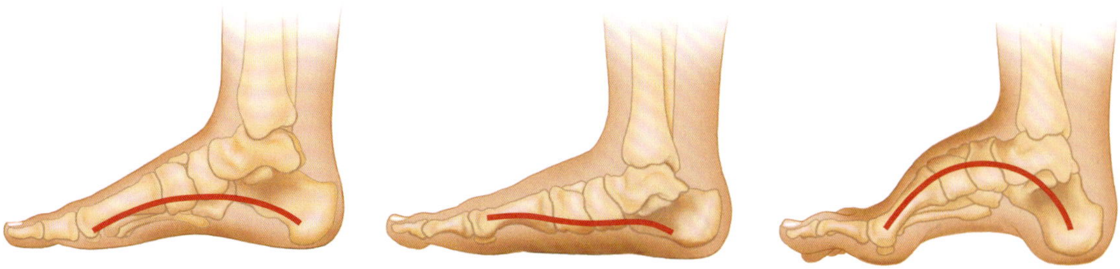

**a** normal **b** abgeflacht beim Knick-Senkfuß **c** überhöht beim Hohlfuß

Larsen C. Gut zu Fuß ein Leben lang.
5. Aufl. Stuttgart: TRIAS Verlag; 2019

Fuß, so weit es geht. Das Bewegungsausmaß der Zehengelenke können Sie testen, indem Sie Ihre Zehen nacheinander einzeln mit den Fingern so weit wie möglich nach oben und nach unten biegen. Hierbei sind zwei Aspekte sehr wichtig:

- Die angegeben Normalwerte sind Durchschnittswerte. Als Individuen lassen sich Menschen nicht in jede Norm pressen. Es gibt Menschen, die von Natur aus biegsamer und flexibler sind, und Menschen, die eben weniger beweglich sind. Weicht Ihre Gelenkbeweglichkeit von den Normwerten ab, muss dies nicht zwangsläufig immer Grund zur Besorgnis sein.

## Normalwerte der Fußbeweglichkeit

| Bereiche | Grad |
|---|---|
| Streckung im oberen Sprunggelenk | 20–30° |
| Beugung im oberen Sprunggelenk | 40–50° |
| Inversion (Anhebung Fußinnenseite) | 20–25° |
| Eversion (Anhebung Fußaußenseite) | 10–15° |
| Streckung in den Kleinzehengrundgelenken | 60–80° |
| Beugung in den Kleinzehengrundgelenken | 40–50° |
| Streckung im Großzehengrundgelenk | 50–70° |
| Beugung im Großzehengrundgelenk | 20–40° |

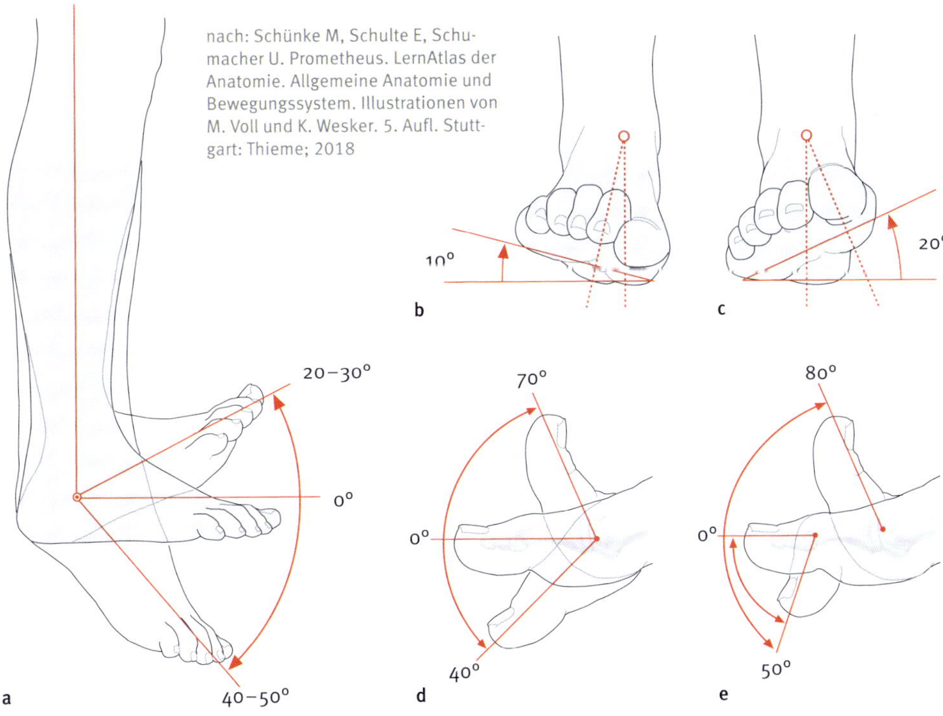


Normalwerte der Beweglichkeit des Sprunggelenks und der Fußgelenke a) Sprunggelenk b) Fußaußenseite c) Fußinnenseite d) Großzehe e) Kleinzehen

nach: Schünke M, Schulte E, Schumacher U. Prometheus. LernAtlas der Anatomie. Allgemeine Anatomie und Bewegungssystem. Illustrationen von M. Voll und K. Wesker. 5. Aufl. Stuttgart: Thieme; 2018

- Untersuchen Sie stets beide Füße. Führen Sie immer einen Vergleich zwischen der linken und der rechten Seite durch. Stellen Sie eine Veränderung am Bewegungsumfang fest und ist dieser seitengleich, spricht dies eher gegen eine krankhafte Ursache.

## Gehen – die raffinierte Biomechanik

Die wichtigste Aufgabe der Füße ist das Gehen. Die uns so natürlich erscheinende Bewegung ist ein sich stetig wiederholendes Bewegungsmuster, das automatisch abläuft, ohne dass wir viel darüber nachdenken. Man spricht deshalb auch von einem Gangzyklus. Bei jedem Gangzyklus wird eine bestimmte Abfolge von Phasen durchlaufen. Beim Gehen unterscheidet man die Standphase von der Schwungphase. Die Standphase nimmt etwa 60 Prozent des Gangzyklus ein. Während der Standphase hat der Fuß Bodenkontakt.

Die übrigen 40 Prozent des Gangzyklus entfallen auf die Schwungphase, in der sich der Fuß in der Luft befindet und nicht belastet wird. In der Stand- und der Schwungphase werden in einer bestimmten Reihenfolge verschiedene Bewegungen durchgeführt, sodass sich insgesamt acht unterschiedliche Phasen aneinanderreihen. Die einzelnen Phasen gehen fließend ineinander über, sodass eine kontinuierliche, flüssige Bewegung entsteht.

**I Initialer Bodenkontakt** Der Gangzyklus wird dadurch eingeleitet, dass die Ferse auf den Boden aufsetzt.

Verschiedene Phasen des Gangzyklus

Bartrow K. Lucky Feet. Stuttgart: TRIAS Verlag; 2019

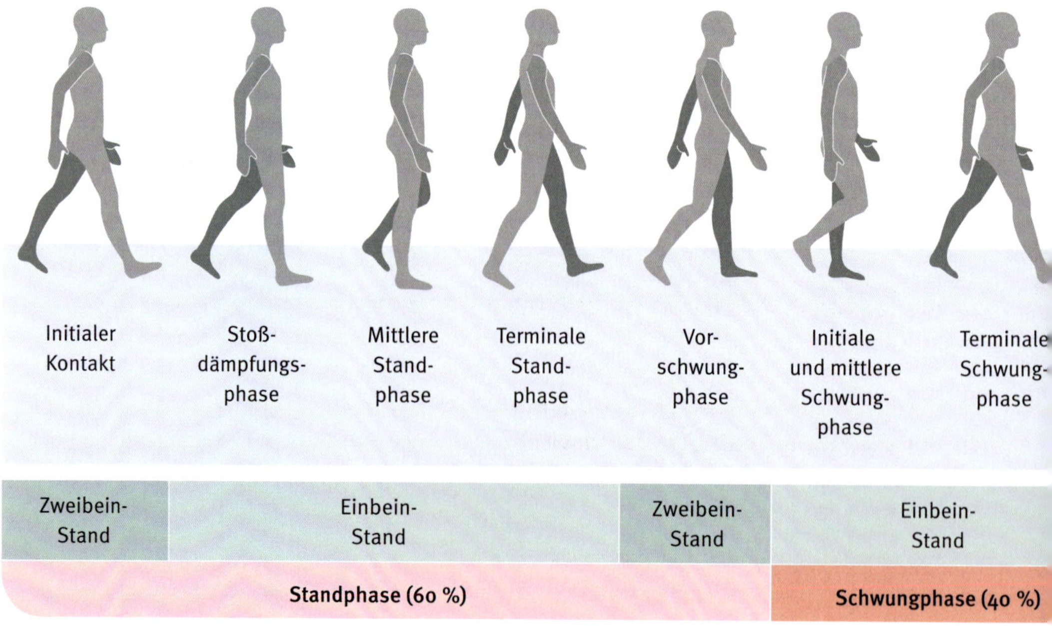

## Idealkontakte – Verfügen Sie über gute Kontakte?

Wenn Sie das Kapitel schon aufmerksam gelesen haben, wissen Sie, um was für ein faszinierendes Wunderwerk es sich bei unseren Füßen handelt und welch ein komplexes Zusammenspiel von Knochen, Bändern, Gelenken, Faszien und Muskeln nötig ist, um all den kleinen und großen Anforderungen in Alltag und Sport gewachsen zu sein. In den Übungen werden Sie häufiger darum gebeten, einen »Idealkontakt« mit dem Fuß zum Boden aufzubauen. Um sich darunter etwas vorstellen zu können, schauen Sie sich noch einmal die Abbildung im Kapitel Gehen (Seite 26) an. Das Ziel ist es, in den Übungen diesen Normalabdruck herzustellen. So stellen Sie sicher, dass Ihre Füße ideal belastet werden, während Sie trainieren, und Sie gewöhnen sich damit eine gesündere Fußhaltung an, die Ihre Füße auf lange Sicht fit hält. Außerdem verbessern Sie Ihre Wahrnehmung für Ihre biomechanischen Wunderwerke.

### Spurensuche für Idealkontakte

Wenn Sie am Anfang noch kein ausreichendes Gespür für den Idealkontakt Ihrer Füße zum Boden haben, können Sie sich zur »Fährtenleserin in eigener Sache« entwickeln. Achten Sie doch einmal nach dem Duschen, im Schwimmbad oder der Sauna darauf, welche Spuren Ihre feuchten Füße auf dem Boden hinterlassen. Sehen Sie aus wie der Normalabdruck? Sie können auch gezielt Ihre Füße anfeuchten und sich dann auf ein Löschpapier oder ein Handtuch stellen, um zu sehen wie Sie Ihre Füße belasten. Machen Sie doch ein Foto von dem Abdruck und wiederholen Sie das Ganze nach acht- bis zwölfwöchigem Training. Vielleicht können Sie schon sehen, wie Sie einen besseren Abdruck hinterlassen.

**II Stoßdämpfungsphase** Die gesamte Fußsohle nimmt Bodenkontakt auf. Hierbei findet die Dämpfung des Körpergewichts statt.

**III Mittlere Standphase** Das Körpergewicht wird nach vorne auf den Vorfuß verlagert. Es kommt zu einer Vorwärtsbewegung bzw. zu einem Vorwärtsschub des Körpers.

**IV Terminale Standphase** Durch die weitere Vorwärtsbewegung wird das Körpergewicht so weit nach vorne verlagert, dass sich die Ferse vom Boden löst und abhebt.

**V Vorschwungphase** Die Zehen drücken sich kraftvoll vom Boden ab und schieben den Körper nach vorne.

**VI Initiale Schwungphase** Die Zehen lösen sich vom Boden. Das Körpergewicht geht vollständig auf das andere Bein über.

**VII Mittlere Schwungphase** Das entlastete Bein wird von der hinteren Position nach vorne bewegt. Dabei befinden sich das Kniegelenk und das Hüftgelenk in leichter Beugestellung.

**VIII Terminale Schwungphase** Das Bein und der Fuß befinden sich nun wieder vorne. Das

## Fußabdrücke geben Auskunft

Die anatomische Fußlängsachse ist die Linie zwischen der Mitte des Fersenbeins und der zweiten Zehe. Sie zeigt beim Vorwärtsgehen einen Winkel von 10–12° nach außen.

Bei der Pedographie werden die Druckwerte durch Farben abgebildet. Rote und pinke Areale spiegeln hohe Druckwerte wider. Bei einer normalen Druckverteilung am Fuß wird beim Auftreten die Ferse belastet. Der Fuß rollt anschließend mittig über den Vorfuß ab und stößt sich zum Schluss mit der Großzehe ab.

Beim Knick-Senkfuß ist die Form des Fußabdrucks verändert. Der Fuß wird vermehrt auf der Innenseite aufgesetzt. Neben dem veränderten Abdruck der Fußsohle ist auch eine Verschiebung der Druckverteilung erkennbar. Der Fuß wird im vorderen Teil verstärkt auf der Innenseite belastet.

a) Funktionelle und anatomische Längsachse des Fußes b) Fußabdruck eines gesunden Fußes c) Fußabdruck beim Knick-Senkfuß

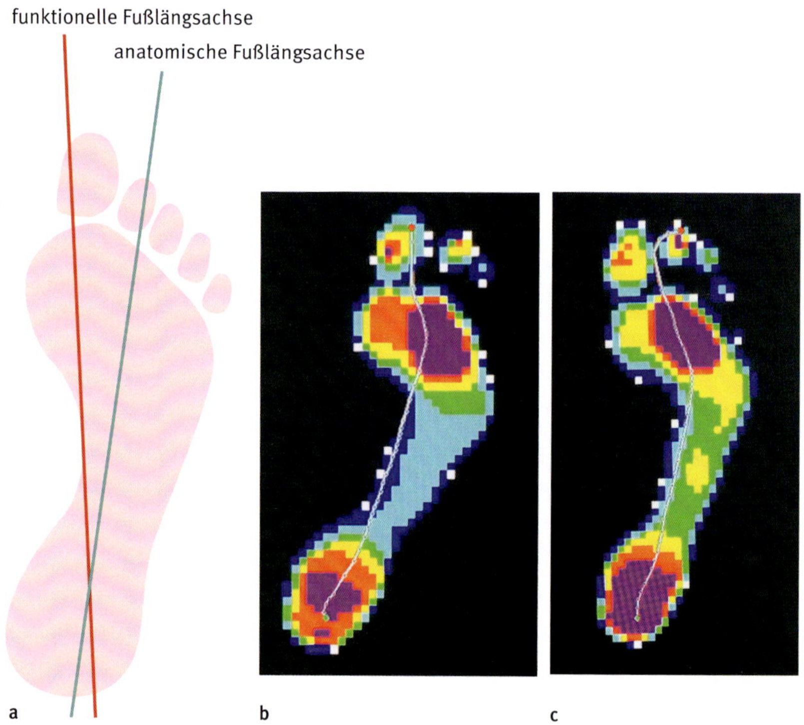

Kniegelenk ist gestreckt. Die Bein- und die Fußmuskulatur bereiten sich auf den erneuten Bodenkontakt vor.

## Die Belastung des Fußes messen

Nicht nur die Abfolge des Bewegungsmusters beim Gehen ist messbar, sondern auch das Abrollverhalten des Fußes und die Druckverteilung an der Fußsohle beim Auftreten und Abrollen. Die geeignete Untersuchungsmethode, um diese Informationen zu erhalten, ist die sogenannte Pedographie (Fußdruckmessung). Bei dieser Technik geht der Patient mehrfach barfuß mit normalem Schritt über eine Messplatte, die über eine Vielzahl von Sensoren verfügt. Diese Sensoren messen den Druck, mit dem der Fuß aufgesetzt wird. Die unterschiedlichen Druckintensitäten werden in verschiedenen Farben wiedergegeben. Auf diese Weise kann bei der Untersuchung festgestellt und sichtbar gemacht werden, in welchen Zonen Ihres Fußes hoher Belastungsdruck herrscht und wo der Druck niedrig ist. Die Auswertung zeigt an, ob an Ihrem Fuß möglicherweise Bereiche überlastet werden oder Areale belastet werden, an denen normalerweise keine Belastung erfolgen sollte. Außerdem zeichnet sich bei dieser Untersuchung die Form der Fußsohle ab und wie der Fuß beim Gehen abrollt. Wie bei der Gelenkbeweglichkeit gibt es auch für die Druckverteilung und die Druckwerte Normwerte. Ihr Fußabdruck wird mit dem durchschnittlichen Normalbild verglichen. So können bei Ihnen Abweichungen festgestellt und Fehlbelastungen diagnostiziert werden. Insbesondere beim Spreizfuß, Knick-Senkfuß sowie beim Hohlfuß zeigen sich in der Pedographie starke Veränderungen der Druckverteilung.

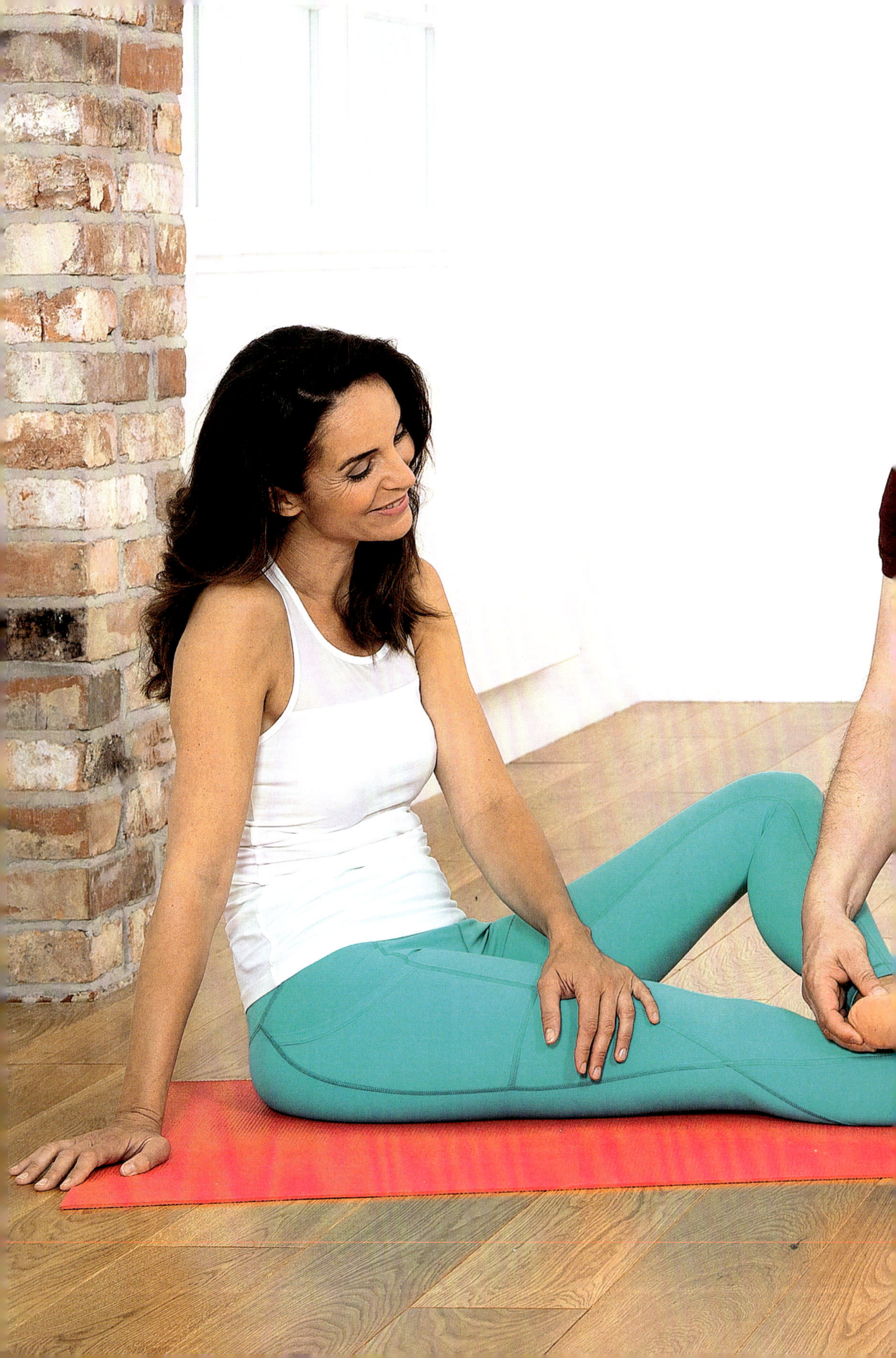

# Ihre Füße auf dem Prüfstand

Wie belastbar, wie beweglich oder wie eingeschränkt sind meine Füße nun eigentlich? Wie geht es ihnen wirklich? Simple Tests verraten Ihnen viel über deren Zustand – und sind der erste Schritt in Richtung fitte Füße.

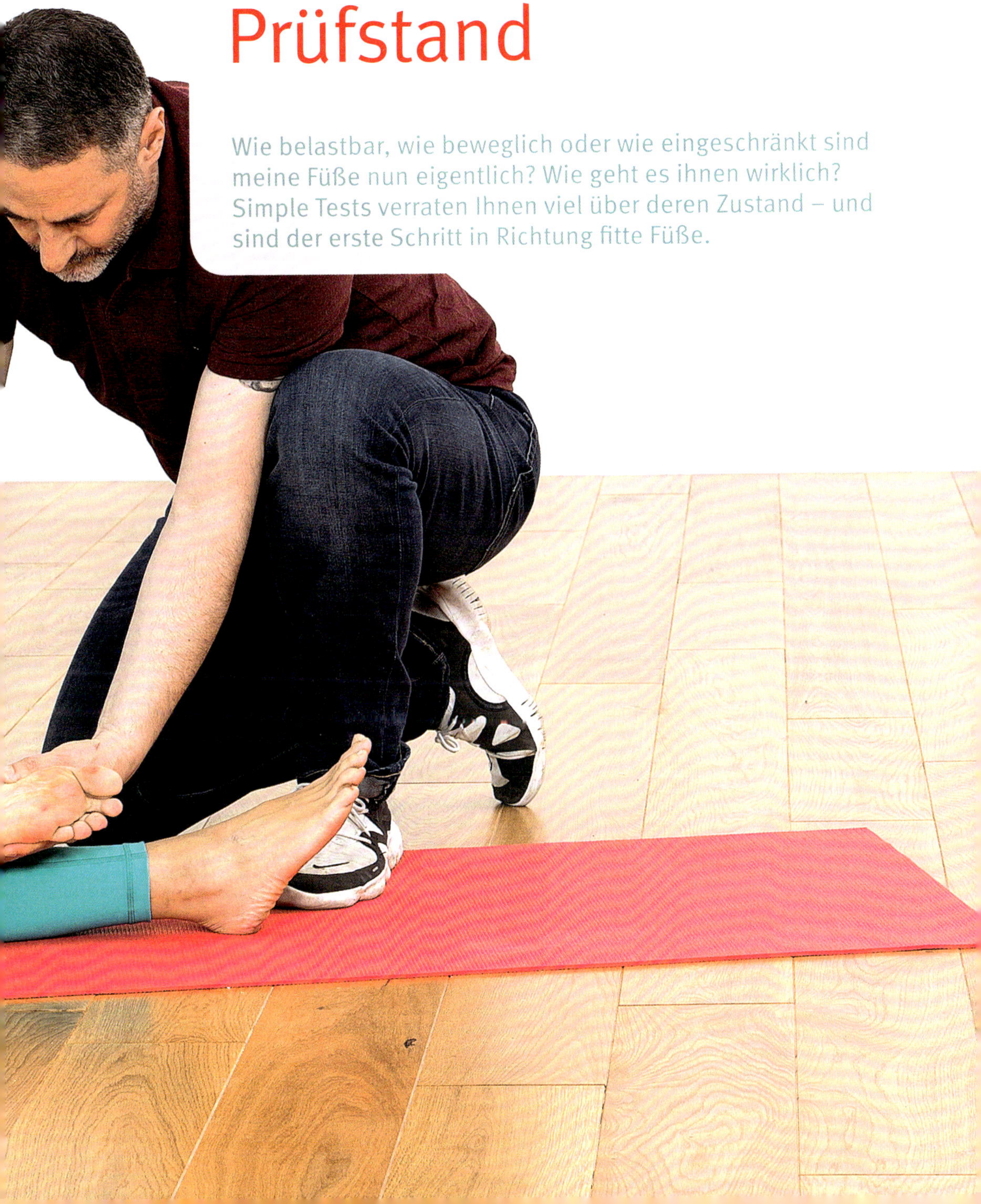

# Wie gut kennen Sie Ihre Füße?

Abgeschirmt durch Strümpfe und Schuhe tragen uns die Füße unbeachtet durch viele Lebenslagen – dabei sind sie vielseitige Alleskönner. Ihre Leistungen bemerken und schätzen wir erst, wenn diese eingeschränkt sind.

Während wir unsere Hände meist im Blick haben, wenn sie ihre Arbeit erfüllen, und sie somit fast ständig unsere Aufmerksamkeit genießen, sind unsere Füße zu einem Schattendasein verdammt. Die meisten ihrer wichtigen Leistungen vollbringen unsere fleißigen Helfer im Verborgenen und oft nehmen wir die Füße erst wahr, wenn sie nach großen Herausforderungen müde sind oder sogar schmerzen. Natürlich berühren wir die Füße bei der täglichen Körperpflege, wenn wir sie abtrocknen, eincremen oder die Nägel schneiden, und wir spüren sie auf angenehme Weise, wenn wir im Sommer barfuß über einen Rasen laufen oder einen schönen Strandspaziergang machen.

Am besten lassen sich Bedürfnisse und der aktuelle Zustand unseres Körpers durch Beobachtung, Berührung und Bewegung aufspüren. Deshalb bieten wir Ihnen an dieser Stelle einfache Beweglichkeitstests, mit deren Hilfe Sie herausfinden, wie es wirklich um Ihre Füße steht. Mit Ihren Händen können Sie sich auf die Suche nach Spannungspunkten in den Füßen begeben und diese mit den entsprechenden Übungen lösen. Gerne können Sie diese Tests per Video dokumentieren und so über einen Zeitraum Ihre persönlichen Trainingserfolge sichtbar machen.

Nehmen Sie sich auch unabhängig von den hier vorgeschlagenen Testungen regelmäßig die Zeit, Ihre Füße bewusst wahrzunehmen. Wie fühlen sie sich in verschiedenen Alltagssituationen an? Enge Schuhe können auf Dauer zu Fehlstellungen und schmerzhaften Muskelverkürzungen führen. Wenn Sie ständig einen Fuß unter den Bürostuhl klemmen, während Sie in Besprechungen sitzen oder konzentriert am Computer arbeiten, kann das zu schmerzhaften Reizungen Ihrer Achillessehnen führen. Erst wenn Sie bewusst wahrnehmen, wann Sie Ihre Füße durch einseitige Haltungen quälen, können Sie solchen schlechten Gewohnheiten entgegentreten. So kann sich Ihr Alltag immer mehr zu einer Wohltat für Ihre Füße entwickeln.

## Anwendung der Tests

Die Testungen sind bewusst so ausgewählt, dass sie ohne viele Hilfsmittel durchgeführt werden können. Im Anschluss an die Testbeschreibungen finden Sie eine Tabelle, mit der Sie die Ergebnisse dokumentieren können. Wir schlagen vor, die Testungen nach sechs und zwölf Wochen zu wiederholen, denn es motiviert, die Fortschritte im Training und der Selbstbehandlung schriftlich festzuhalten. Wenn Sie sich zur Dokumentation per Video entscheiden, könnten folgende Tipps hilfreich sein:

Wählen Sie idealerweise für das erste und die folgenden Aufnahmen vergleichbare Bedingungen. So ist es am besten, wenn gleiche Lichtverhältnisse herrschen. Also auch gerne am Tag die Deckenleuchte einschalten. Positionieren Sie sich am selben Ort im Raum und achten Sie darauf, dass der Blickwinkel und die Entfernung der Kamera zu den Füßen bei beiden Aufnahmen gleich sind. Je ähnlicher die Bedingungen der ersten und der Folgeaufnahmen sind, desto zuverlässiger sind die Vergleiche, die Sie zwischen ihnen ziehen können.

### Worauf Sie während der Tests achten

Wenn Sie Bewegungsausschläge überprüfen, können Sie registrieren, ob beide Seiten das gleiche Ausmaß erreichen. Genauso wichtig ist es aber zu spüren, wie sich die Bewegung anfühlt. Ist es vielleicht anstrengender, mit dem linken Fuß in eine vollständige Bewegung zu gehen als mit dem rechten? Möglicherweise nehmen Sie auch Spannungen in Ihren Muskeln oder Faszien wahr. Während Sie die Fußspitzen hochziehen, könnte ein Ziehen in der Wade auftreten, das auf eine Verspannung oder Verkürzung hindeutet. Auch solche Beobachtungen sollten Sie in der Verlaufsdokumentation notieren. Schließlich ist es eine schöne Belohnung, wenn Sie spüren, wie Ihre Muskeln durch fleißiges Üben geschmeidiger werden.

Auch Ausweichbewegungen sollten bewusst registriert und vermieden werden. Sie finden meist in den direkt angrenzenden Körperabschnitten statt. So kann es z. B. passieren, dass beim Versuch, die Außenkante des Fußes zu heben, das Bein nach innen dreht. Stoppen Sie die Bewegung des Fußes, bevor die Ausweichbewegung einsetzt, und notieren Sie das Ergebnis in der Verlaufsdokumentation. Schreiben Sie auch auf, dass eine Tendenz zum Ausweichen vorlag. Mit verbessertem Trainingszustand Ihrer Füße werden solche unerwünschten Begleitbewegungen ausbleiben. Physiotherapeuten sprechen dann von einer höheren Bewegungsqualität.

Wie Sie sehen, können Ihnen die Tests hervorragend dabei helfen, die Erfolge Ihres Trainings bewusster zu spüren und Ihren eigenen Körper besser kennenzulernen. So werden Sie viel motivierter und regelmäßiger üben und auch im Alltag von Ihrem besseren Körperbewusstsein profitieren.

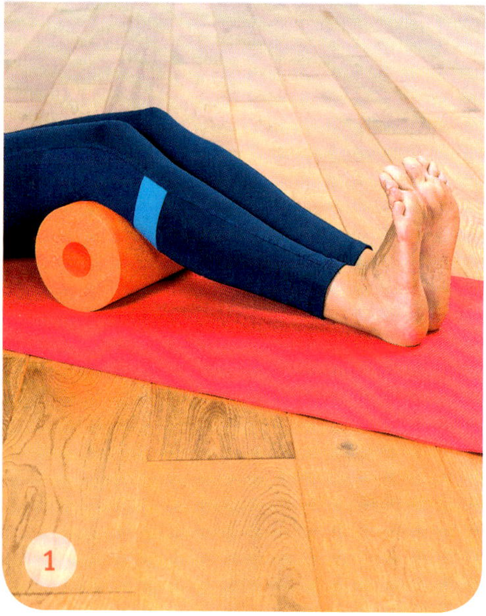

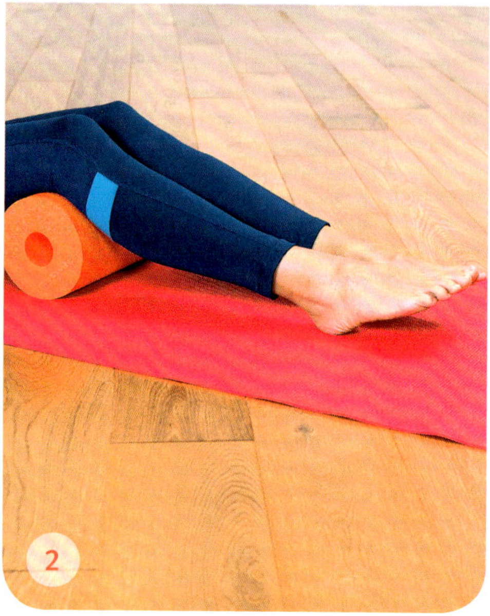

# Test 1: Beweglichkeit der Sprunggelenke

**Ziel** Beurteilung der Streckung (Dorsalextension) und der Beugung (Plantarflexion) im Sprunggelenk.

**Hilfsmittel** Kissen zur Unterstützung unter den Knien.

**Ausgangsstellung** Langsitz mit unterlagerten Knien.

**Ausführung**

- Ziehen Sie die Fußspitzen hoch in Richtung Körper (1) und strecken Sie sie danach, so weit es Ihnen gelingt, vom Körper weg (2).
- Beobachten Sie, ob die Füße den gleichen Bewegungsausschlag erreichen und ob eventuell Abweichungen in den Beinachsen wie Drehungen nach innen oder außen auftreten. Durch solche Bewegungen versucht Ihr Körper, die eingeschränkte Beweglichkeit der Füße auszugleichen.

**Funktion dieser Bewegungen** Die Streckung und die Beugung im oberen Sprunggelenk unterstützen Sie in vielen Alltagssituationen: wenn Sie treppauf, treppab oder in die Hocke gehen oder schneller laufen. Kräftige Streck- und Beugebewegungen halten die Wadenmuskulatur geschmeidig und verbessern die Durchblutung der Unterschenkel. Deshalb nennt man diese Übung auch »Wadenpumpe«. Sie schützt vor müden Beinen und der Entstehung von Krampfadern.

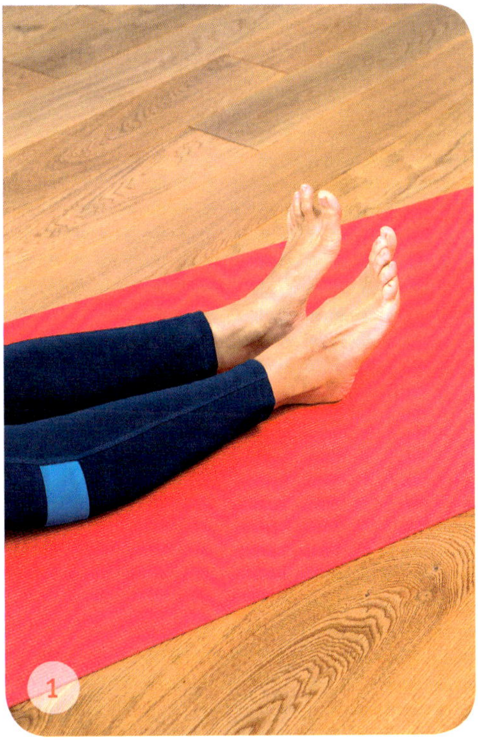


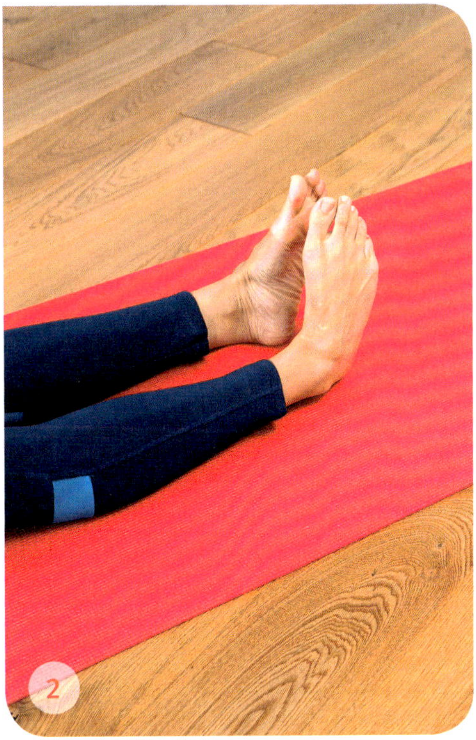


## Test 2: Fußkippung

**Ziel** Beurteilung der Kippbewegungen nach innen (Inversion) und außen (Eversion).

**Hilfsmittel** Kissen zur Unterstützung unter den Knien.

**Ausgangsstellung** Langsitz auf dem Bett oder Sofa mit unterlagerten Knien. Die Füße liegen hüftbreit, die Knie zeigen zur Decke.

**Ausführung**

- Richten Sie die Füße so aus, dass der Fußrücken im 90°-Winkel zum Unterschenkel steht. Ziehen Sie nun bitte die Außenkanten seitlich hoch, ohne in eine X-Bein-Stellung auszuweichen (1).
- Ziehen Sie dann die Innenkanten seitlich hoch, ohne in eine O-Beinstellung auszuweichen (2).
- Beobachten Sie, ob die Füße den gleichen Bewegungsausschlag erreichen und ob Abweichungen in den Beinachsen auftreten. Spüren Sie, ob die Bewegung auf beiden Seiten leichtfällt.

**Funktion dieser Bewegungen** Kippbewegungen der Füße helfen, Unebenheiten des Untergrundes auszugleichen. So gelingt es, auch auf schwierigem Terrain das Gleichgewicht zu halten. Bei Sportarten mit schnellen Richtungswechseln (Tennis, Fußball, Volleyball) helfen diese Bewegungen, den Fuß und das Sprunggelenk besser zu stabilisieren.

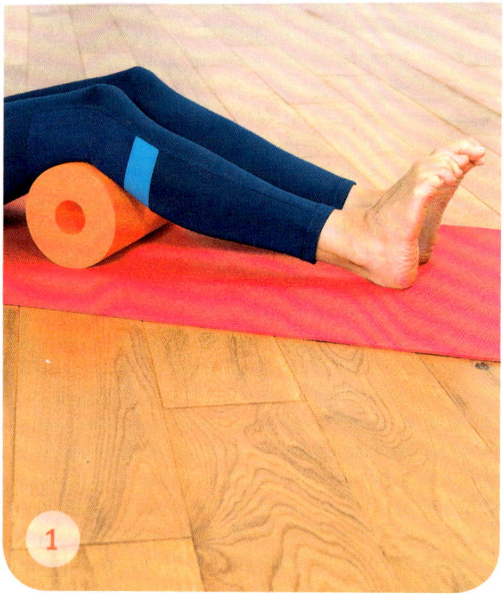


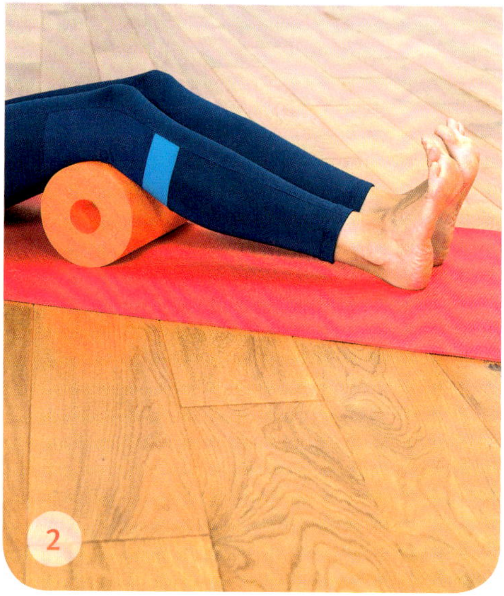


## Test 3: Beweglichkeit der Zehen

**Ziel** Zehenbeweglichkeit in Streckung (Extension) und Beugung (Flexion).

**Hilfsmittel** Kissen zur Unterstützung unter den Knien.

**Ausgangsstellung** Langsitz mit ausgestreckten Beinen und unterlagerten Knien. Die Füße hüftbreit, die Knie zeigen zur Decke.

**Ausführung**

- Richten Sie die Füße so aus, dass der Fußrücken im 90°-Winkel zum Unterschenkel steht. Rollen Sie Ihre Zehen, so weit es Ihnen gelingt, ein **(1)**.
- Beobachten Sie, ob die Füße den gleichen Bewegungsausschlag erreichen und ob Achsabweichungen auftreten. Spüren Sie, ob die Bewegung auf beiden Seiten gleichermaßen leichtfällt. Treten in der maximalen Beugung Krämpfe in der Fußsohle auf, deutet das auf Verspannungen hin.
- Danach strecken Sie die Zehen zu sich und wenden die gleichen Beurteilungskriterien an **(2)**. Können Sie alle Zehen ausstrecken? Verharren manche in einer leichten Beugung? Oder weichen einzelne in der Streckbewegung nach rechts oder links aus?

**Funktion dieser Bewegungen** Eine gute Streckung der Zehen ist wichtig für eine gesunde Abrollbewegung der Füße. Sie benötigen sie bei jedem Schritt. Das Einrollen der Zehen ist beim Fersensitz wichtig.

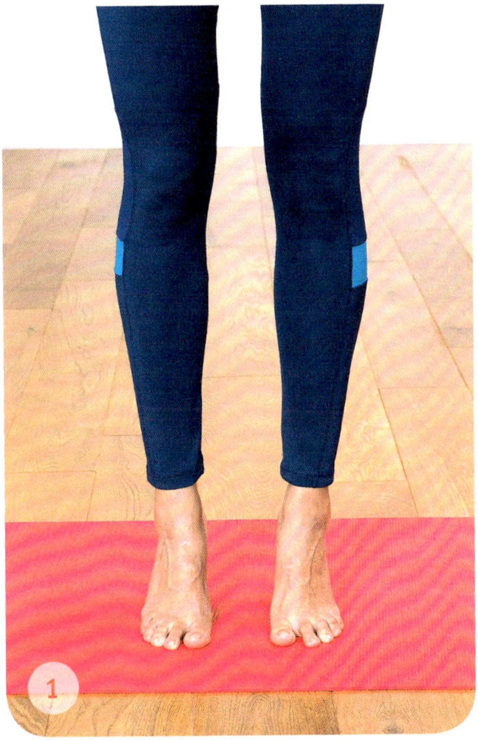


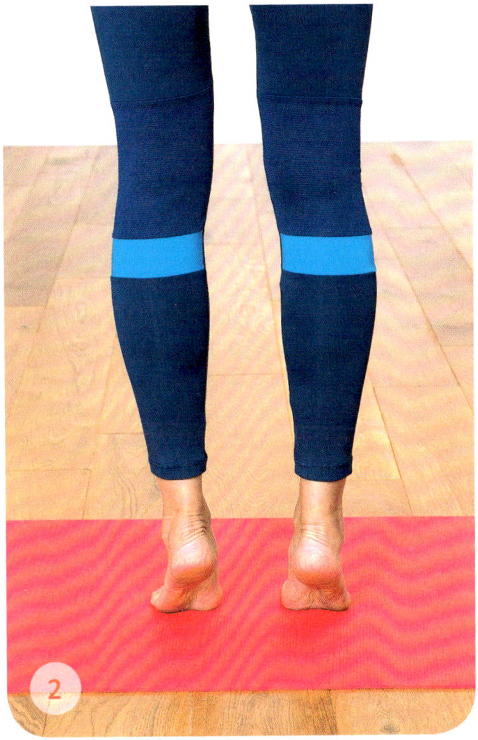


## Test 4: Zehenstand

**Ziel** Beurteilung der Fußachsen unter Belastung.

**Hilfsmittel** ggf. ein stabiles Möbelstück oder eine Wand zum Festhalten.

**Ausgangsstellung** Im Stand. Die Füße stehen hüftbreit auseinander.

**Ausführung**

- Starten Sie aus dem Stand und bewegen Sie sich langsam nach oben in den Zehenstand (1).
- Beobachten Sie, ob die Füße den gleichen Bewegungsausschlag erreichen und ob Achsabweichungen wie eine X- oder O-Bein-Stellung auftreten (2). Hier achten Sie bitte besonders darauf, ob es Ihnen gelingt, Ihr Gewicht gleichmäßig auf den Vorfuß zu bringen, oder ob ein Abknicken in Richtung der Kleinzehe stattfindet. Spüren Sie, ob die Bewegung auf beiden Seiten leichtfällt.

**Funktion dieser Bewegung** Ein kraftvoller Abdruck am Ende der Standbeinphase gibt Ihnen ein dynamisches Gangbild. Wird die Bewegung durch muskuläre Spannungen abgefälscht, leiden die Füße, insbesondere die Zehen.

# Test 5: Beweglichkeit der hinteren Muskelkette

**Ziel** Beurteilung der hinteren Beinmuskelkette.

**Ausgangsstellung** Vierfüßlerstand oder »Bärenstand« bzw. Herabschauender Hund. Die Füße stehen hüftbreit auseinander, die Hände liegen schulterbreit auseinander auf dem Fußboden. Alternativ können Sie sich mit den Armen auf einem Stuhl abstützen.

**Ausführung**

- Begeben Sie sich in die oben dargestellte Position des Herabschauenden Hundes. Verlagern Sie Ihr Gewicht nach hinten zu den Füßen, bis Sie ein sanftes Dehnungsgefühl in der Rückseite Ihrer Beine spüren **(1)**.
- Heben Sie dann vorsichtig die Fersen ab und stellen Sie sie etwas mehr nach innen oder außen gerichtet wieder auf den Boden **(2)**.
- Spüren Sie, ob in einer bestimmten Position ein besonders deutliches und angenehmes Dehnungsgefühl entsteht. Registrieren Sie, ob sich die Dehnung auf beiden Seiten gleich anfühlt oder eine Seite stärker verspannt ist als die andere. Dieser Test ist auch hervorragend als Übung geeignet.

**Funktion dieser Bewegung** Die hintere Muskel-Faszien-Kette der Beine ist wichtig, wenn Sie im Alltag etwas vom Boden aufheben möchten. Bei allen Laufsportarten dient sie als wichtige Überträgerin von Kräften, die zwischen den Füßen und dem Becken verteilt werden müssen.

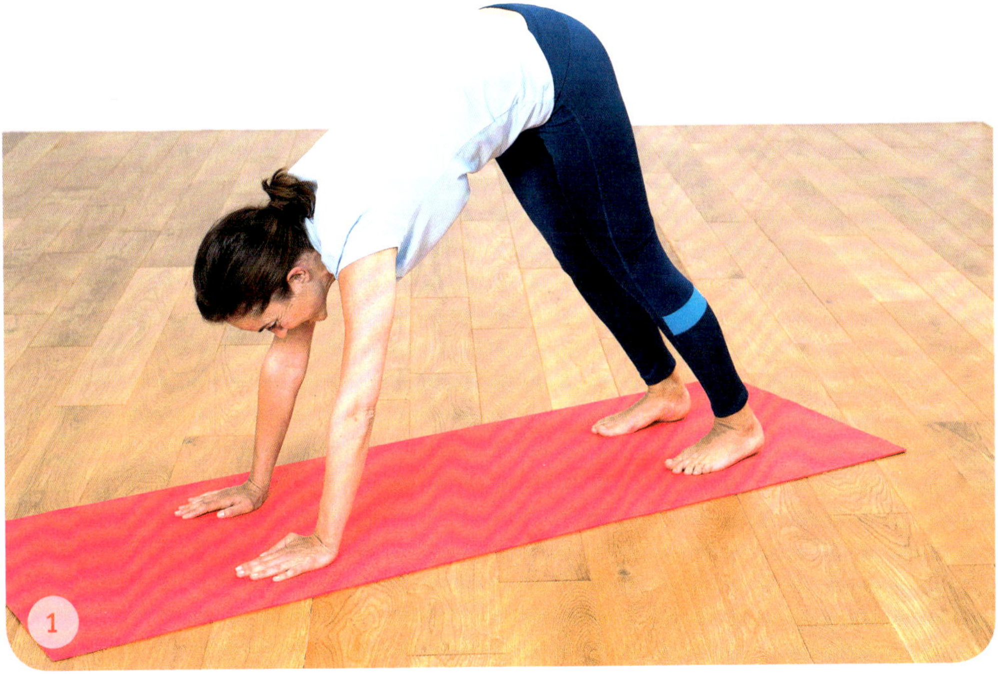

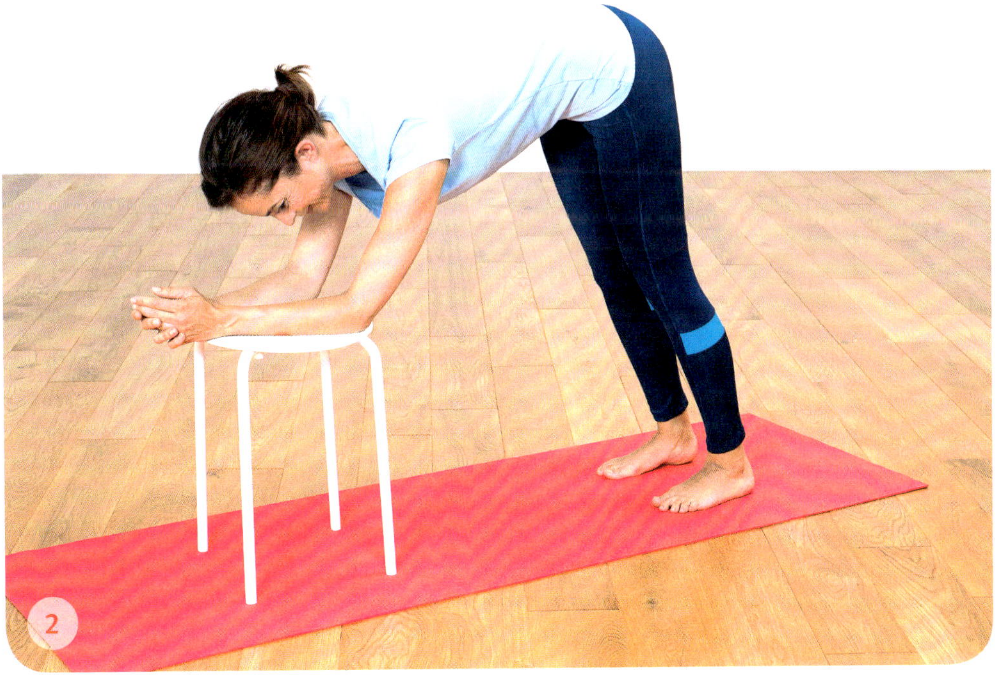

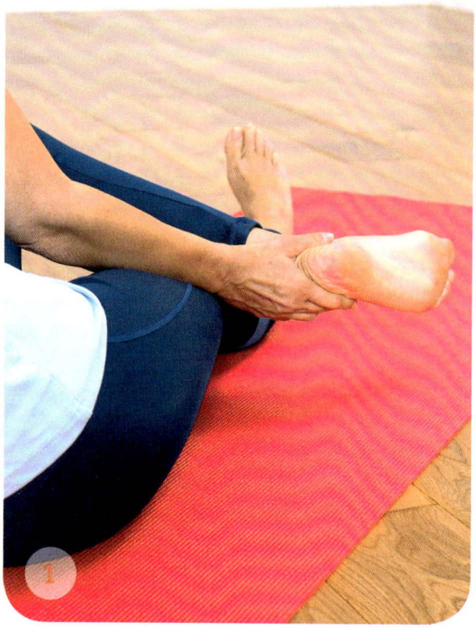

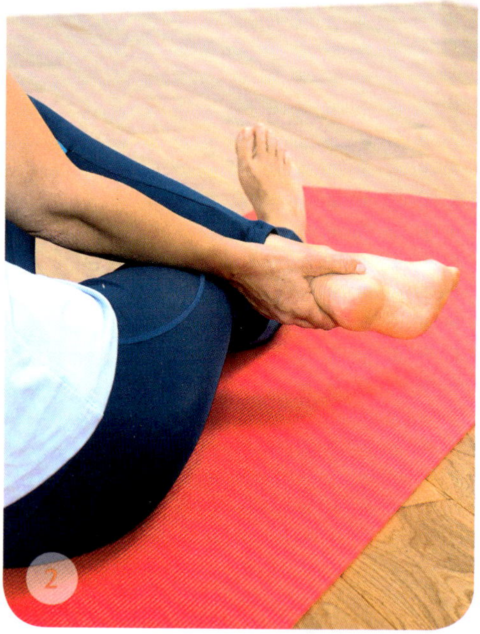

# Test 6: Fersenbeweglichkeit

**Ziel** Gezielte Beurteilung der Fersenbeweglichkeit.

**Hilfsmittel** Bei Bedarf Stuhl oder Hocker.

**Ausgangsstellung** Sitzend, ein Bein über das andere geschlagen.

**Ausführung**
- Setzen Sie sich und schlagen Sie ein Bein über das andere. Der Fuß darf locker herabhängen.
- Umgreifen Sie nun die Ferse des obenliegenden Fußes mit der gegenüberliegenden Hand. Kippen Sie nun das Fersenbein nach innen (quasi in eine O-Stellung) **(1)** und dann nach außen in eine X-Stellung **(2)**.
- Registrieren Sie Spannungen und die Grenze, an der die Bewegung am Ende stoppt. Danach machen Sie die gleichen Bewegungen mit dem anderen Fuß. Denn hier kommt es besonders auf den Seitenvergleich an! Notieren Sie nur deutlich auffällige Unbeweglichkeiten. Auch dieser Test kann zur Eigenbehandlung von Achillessehnenbeschwerden eingesetzt werden.

**Funktion dieser Bewegung** Die freie Beweglichkeit des Fersenbeins kann darüber entscheiden, ob ein Fersensporn Sie quält oder ausgeglichen wird. Achillessehnenbeschwerden werden oft von Einschränkungen der Fersenbeweglichkeit begleitet und durch sie verschlimmert.

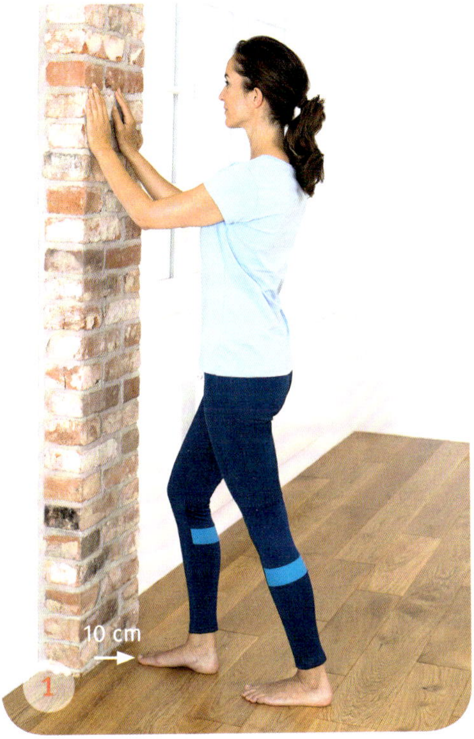


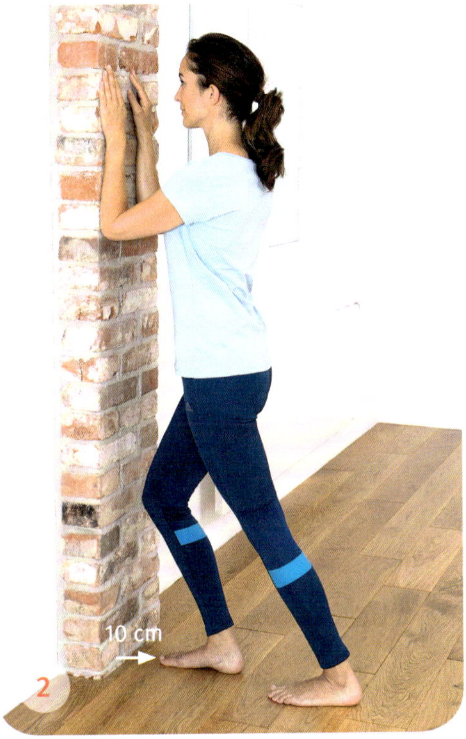


## Test 7: »Knie zur Wand« – Beweglichkeit der Fußsohle und des Sprunggelenks

**Ziel** Beurteilung der Beweglichkeit von kurzen Wadenmuskeln, Fußsohle und Sprunggelenk.

**Hilfsmittel** Zentimetermaß, Türrahmen oder Wand.

**Ausgangsstellung** Stehend, mit den Händen an der Wand abgestützt.

**Ausführung**

- Stellen Sie sich in Schrittstellung vor eine Wand. Die Großzehe des vorderen Fußes ist 10 Zentimeter von der Wand entfernt (1).
- Schieben Sie nun das Knie gerade über den vorne stehenden Fuß und versuchen Sie, mit ihm die Wand zu berühren (2). Wichtig: Heben Sie dabei bitte nicht die Ferse ab, die Ferse bleibt am Boden haften!
- Spüren Sie, wie sich die Bewegung anfühlt. Sollte zwischen Knie und Wand ein Abstand bleiben, messen Sie ihn in Zentimetern oder Fingerbreiten. Achten Sie darauf, ob Ihr Knie auf dem Weg zur Wand nach innen oder außen abweichen will.

**Funktion dieser Bewegung** Die Streckung im Sprunggelenk unter Belastung ist wichtig, wenn Sie Treppen hinuntergehen oder bergab laufen. In vielen Start-Stopp-Sportarten ist diese Bewegung sehr wichtig.

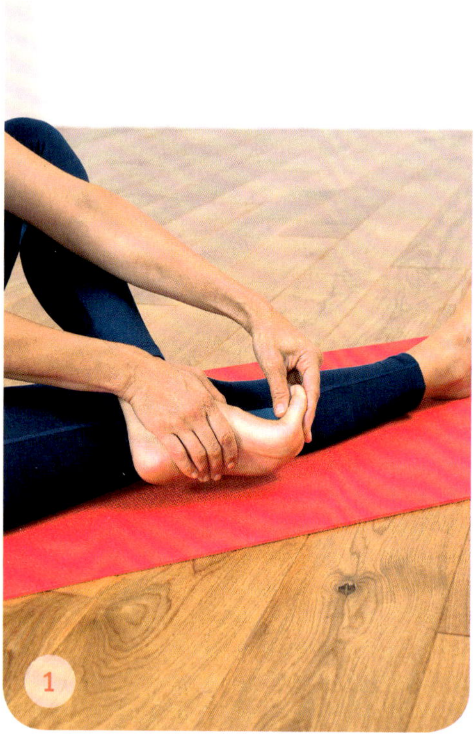


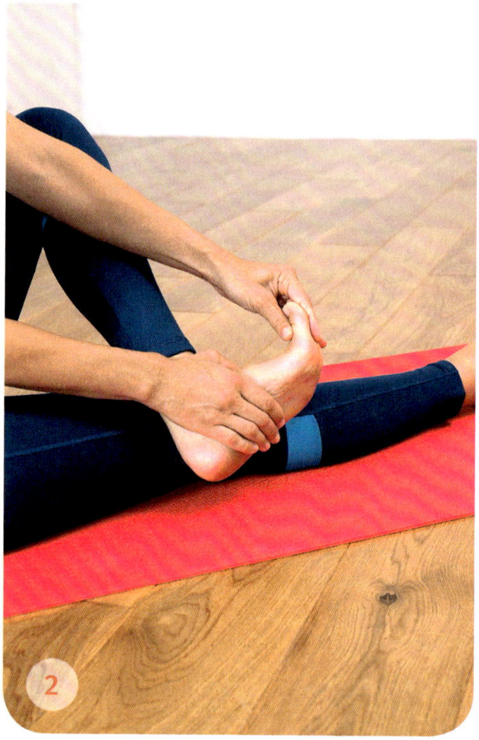


# Test 8: Streckung der Großzehe

**Ziel** Beurteilung der Dehnungsfähigkeit des langen Großzehenbeugers (M. flexor hallucis longus).

**Hilfsmittel** Bei Bedarf Stuhl oder Hocker.

**Ausgangsstellung** Sitzend, ein Bein über das andere gelegt.

**Ausführung**

- Setzen Sie sich auf einen Stuhl und legen Sie ein Bein über das andere.
- Greifen Sie mit der gleichseitigen Hand über die Großzehe und führen Sie sie in die Streckbewegung **(1)**.
- Führen Sie nun im oberen Sprunggelenk eine Streckung (Dorsalextension) aus **(2)**.
- Beobachten Sie, wie weit Sie den Fuß in die Streckung bewegen können, und registrieren Sie Seitenunterschiede. Spüren Sie ein Ziehen unter der Fußsohle oder neben der Achillessehne? Bitte notieren Sie Auffälligkeiten in der Verlaufstabelle.

**Funktion dieser Bewegung** Die Streckung der Großzehe wird für eine fließende Abrollbewegung des Fußes benötigt. Bei Läuferinnen und Läufern kann es zu Verspannungen des Muskels kommen. Diese Verspannungen können Schmerzen im Bereich der Fußsohle oder der Achillessehnenregion auslösen.

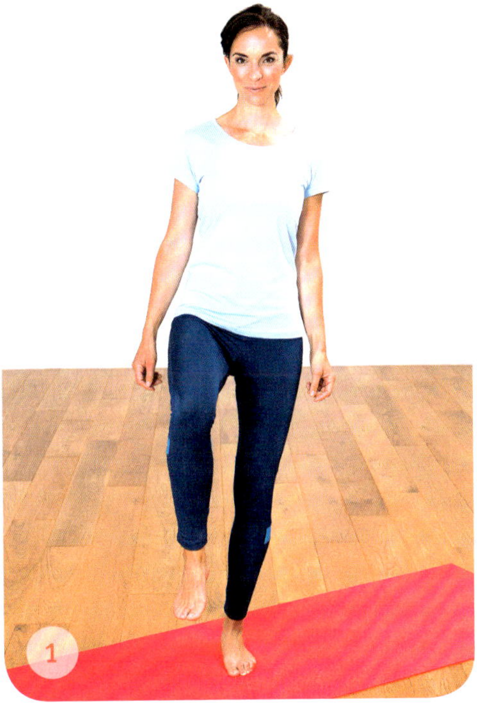


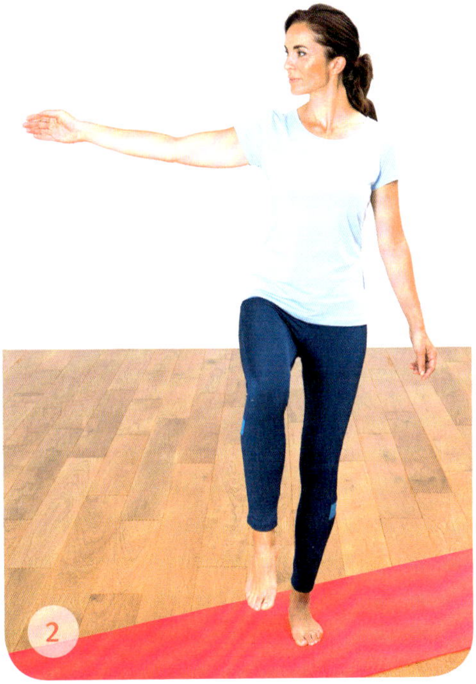


# Test 9: Gleichgewicht Einbeinstand

**Ziel** Beurteilung Ihres Gleichgewichtes und der Stabilität der Füße im Einbeinstand.

**Hilfsmittel** Ggf. ein stabiles Möbelstück zum Festhalten.

**Ausgangsstellung** Stehend auf einem Bein.

**Ausführung**

- Stellen Sie sich auf ein Bein. Halten Sie den Fuß des anderen Beines dicht über dem Boden (1). Wenn Sie sich unsicher fühlen, können Sie eine Hand in der Nähe eines Möbelstückes lassen, um sich ggf. festzuhalten.
- Achten Sie darauf, dass Ihr Fuß Idealkontakt zum Boden behält. Berühren Sie mit dem anderen Fuß den Boden oder verlieren Sie Ihre Idealkontakte (Kapitel Gehen, Seite 26) im Standfuß, ist die Übung beendet.
- Notieren Sie die Zeit, die Sie sicher im Einbeinstand verbringen können.

**Erhöhter Schwierigkeitsgrad** Bewegen Sie Ihren Kopf während des Tests nach rechts und links (2).

**Funktion dieser Haltung** Bei jedem Schritt, den Sie zurücklegen, befinden Sie sich kurzzeitig im Einbeinstand. Wenn Sie über einen guten Gleichgewichtssinn und reaktionsfähige Fußmuskeln verfügen, mindern Sie das Verletzungsrisiko im Alltag und bei sportlichen Herausforderungen.

# Test 10: Füße begreifen

**Ziel** Beurteilung der Gewebeelastizität, der Beweglichkeit der Mittelfußknochen an sich und Aufspüren von Spannungszentren in der Fußsohle.

**Hilfsmittel** Bei Bedarf Stuhl oder Hocker.

**Ausgangsstellung** Sitzend, ein Bein über das andere gelegt.

**Ausführung**

- Umgreifen Sie Ihren Fuß mit beiden Händen, so dass Ihre Daumen die Fußsohle und die Fingerkuppen den Fußrücken berühren (1).
- Drücken Sie mit den Daumen in die Fußsohle und versuchen Sie, viele verschiedene Punkte zu berühren (2). Hier hilft systematisches Vorgehen. Sie können unter den Zehen beginnen und sich zur Ferse vorarbeiten. Berühren Sie dabei ein Spannungszentrum, wird es mit einem angenehmen Druckschmerz reagieren. Notieren Sie die Zahl der Spannungspunkte.
- Während dieses Testes können Sie den Fuß auch sanft in unterschiedliche Richtungen verformen und registrieren, wie sich das im Seitenvergleich anfühlt.
- Mit diesem Test brauchen Sie etwas Geduld. Vielleicht haben Sie anfangs das Gefühl, nicht viel zu spüren. Notieren Sie einfach alles, was Ihnen deutlich auffällt. Je öfter Sie Ihre Füße berühren, desto feinsinniger wird Ihre Wahrnehmung.

**Funktion dieser Berührung** Sie trainieren Ihre Körperwahrnehmung und Ihren Tastsinn. Nicht vergessen: Es ist noch kein Meister vom Himmel gefallen! Anfangs werden Sie nur deutliche Unterschiede spüren. Mit zunehmender Erfahrung erhalten Sie ein feines Gespür für Ihre Füße und einen gut geschulten Tastsinn.

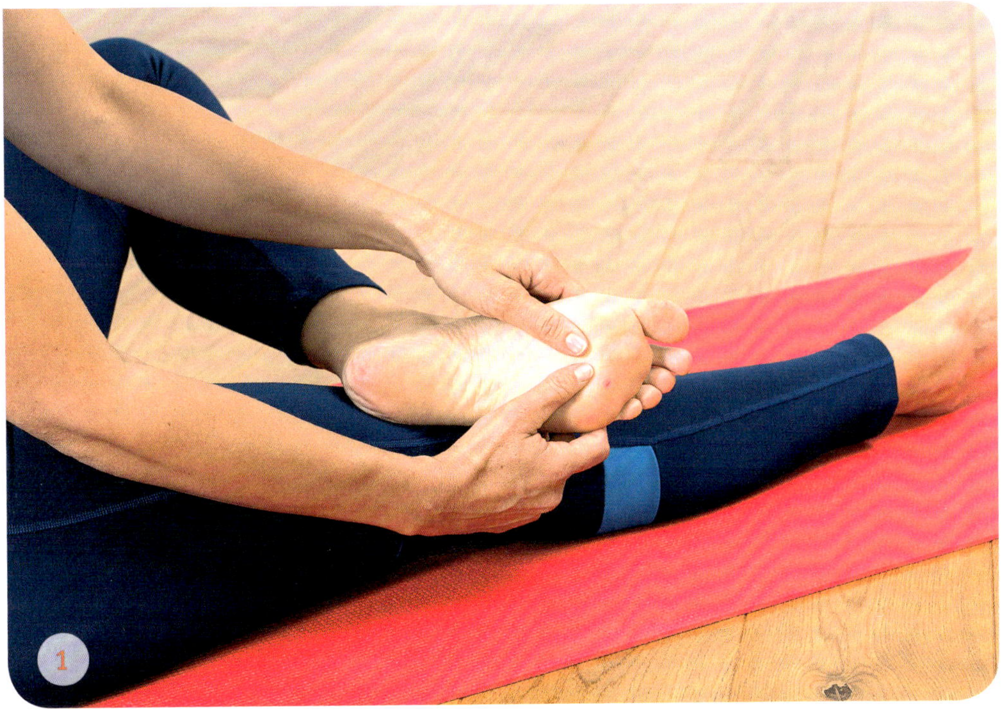
1

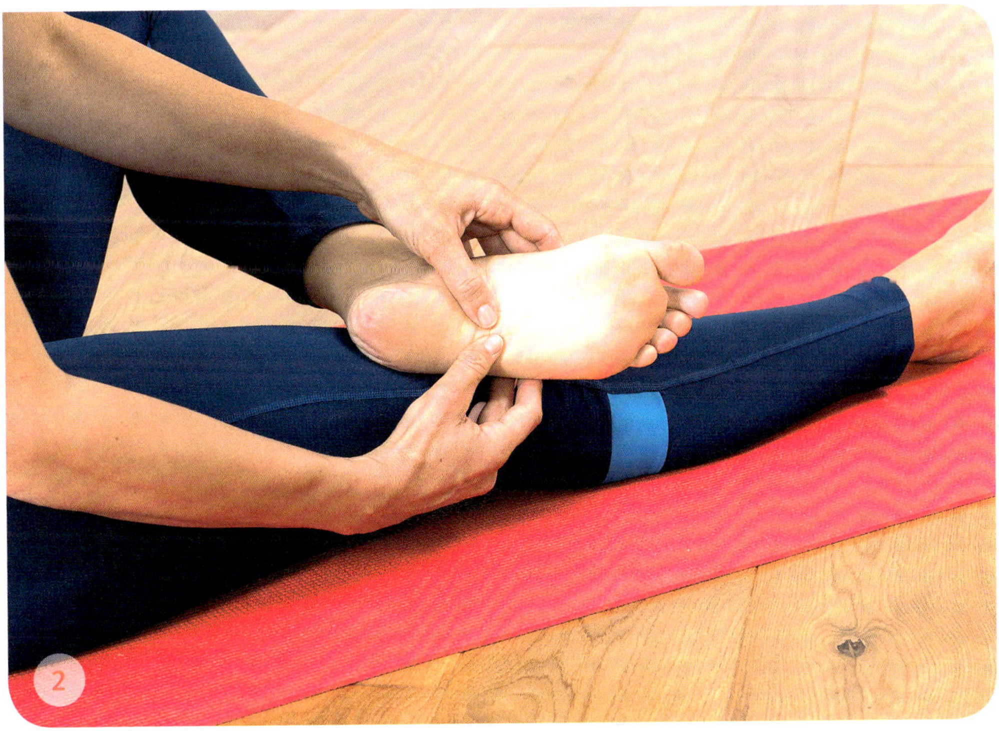
2

## So geht es meinen Füßen – Verlaufsdokumentation

Es ist gut zu wissen, wo man herkommt, um zu wissen, wo man hin will.

Oftmals vergessen wir in einem Veränderungsprozess, wie eigentlich die Ausgangssituation war und was unser Ziel ist. Dies gilt insbesondere, wenn sich Veränderungen schrittweise und langsam vollziehen. Wir empfehlen Ihnen daher, vor Beginn Ihres Übungsprogramms Ihren Ausgangsstatus schriftlich festzuhalten. Auch im weiteren Verlauf ist es sinnvoll, den Befund regelmäßig zu überprüfen und zu dokumentieren. Dies hilft Ihnen, sich Ihre Fortschritte vor Augen zu führen. Sie können auf diese Weise auch feststellen, welche Übungen ggf. intensiviert werden sollten, und Ihr Übungsprogramm entsprechend anpassen.

» Spannungspunkte
» Einbeinstand – Gleichgewicht

Verlaufsdokumentation Füße

| | 1. Tag | | 6. Woche | | 12. Woche | |
|---|---|---|---|---|---|---|
| | links | rechts | links | rechts | links | rechts |
| Bewegungsgröße | | | | | | |
| Spannung | | | | | | |
| Ausweichbewegung | | | | | | |
| Schmerz | | | | | | |

Ø : normale Beweglichkeit, keine Spannung, keine Ausweichbewegung und kein Schmerz
– : leicht eingeschränkte Beweglichkeit, mäßige Spannung
–– : deutlich eingeschränkte Beweglichkeit, deutliche Spannung
AB : Ausweichbewegung tendenziell vorhanden, muss aktiv vermieden werden
ϟ : leichter Schmerz vorhanden, Bewegung möglich

| 1. Tag | | 6. Woche | | 12. Woche | |
|---|---|---|---|---|---|
| rechts | links | rechts | links | rechts | links |

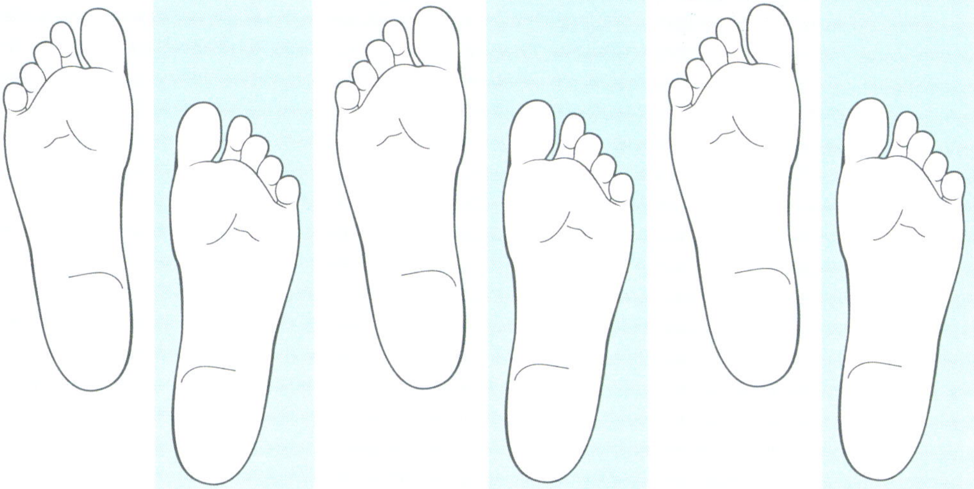

Zeichnen Sie hier bitte die von Ihnen ertasteten Spannungspunkte ein.
Kontrollieren Sie zu den angegebenen Zeiten Ihre Fortschritte.

| | 1. Tag | | 6. Woche | | 12. Woche | |
|---|---|---|---|---|---|---|
| | links | rechts | links | rechts | links | rechts |
| **Gleichgewicht** | | | | | | |
| **Schmerz** | | | | | | |

☺ : Gleichgewicht im Einbeinstand gut möglich (über 30 Sekunden)
☹ : Gleichgewicht im Einbeinstand nicht gut möglich (0 bis 30 Sekunden)
\+ : leichter Schmerz
++ : deutlicher Schmerz

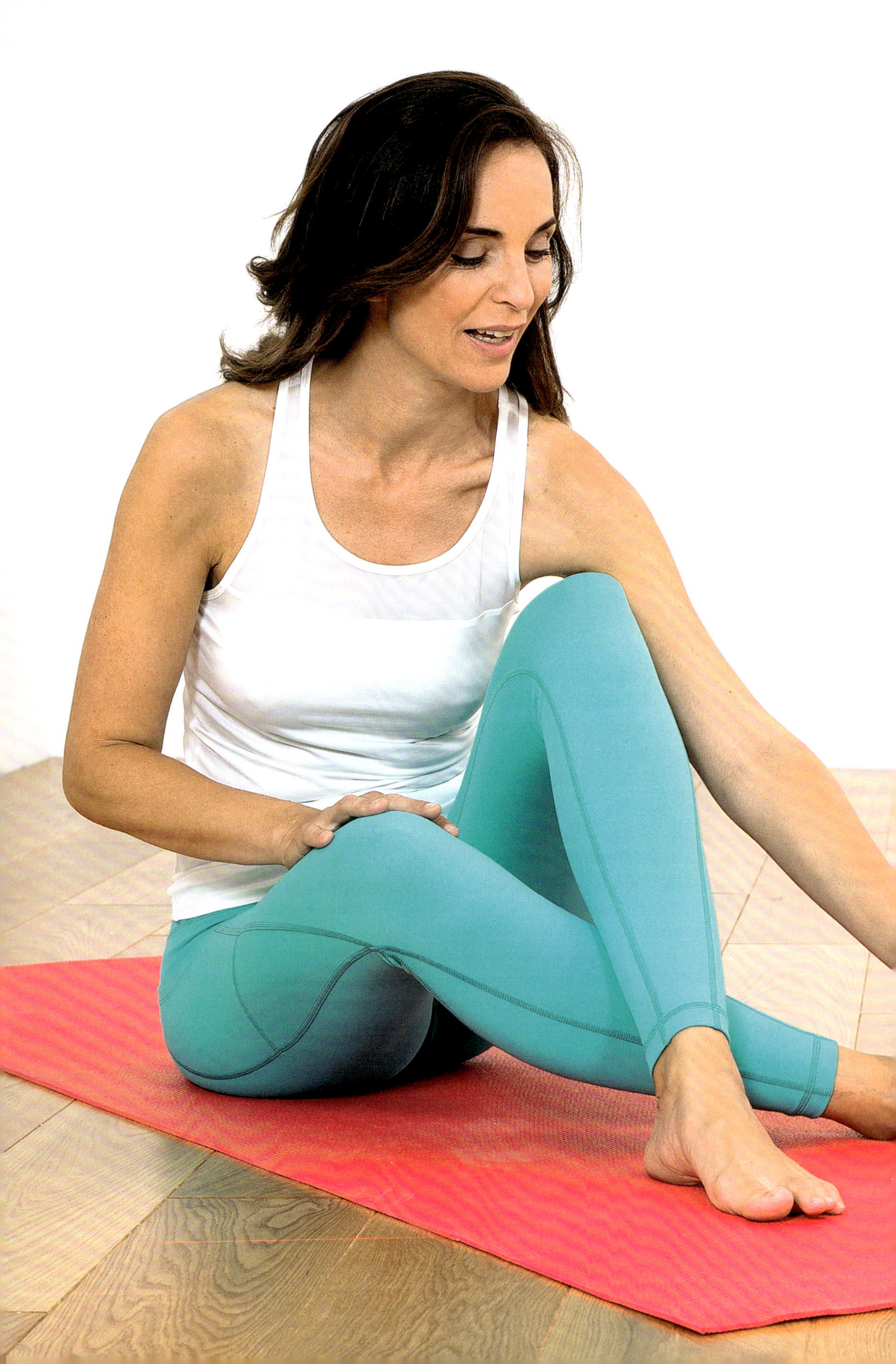

# Wenn Füße schmerzen

Kommen Sie Ihren Schmerzen auf die Spur. Denn oft sind es eingefahrene falsche Bewegungsmuster, zu enge Schuhe oder kaum merkliche Veränderungen an Muskeln oder Knochen, die nach Jahren zu empfindlichen Schmerzen führen.

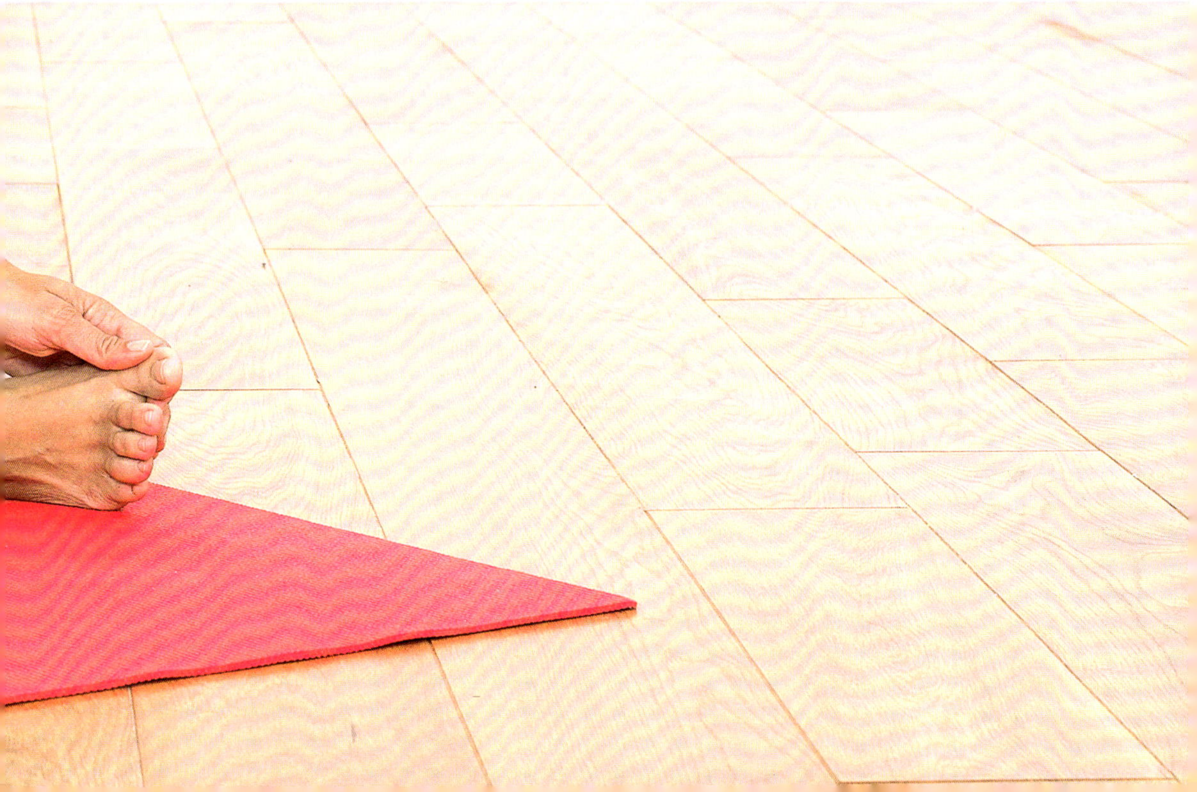

# Wenn nichts mehr geht

Füße sind geduldig – bis sie durch Schmerzsignale auf sich aufmerksam machen. Die häufigsten Krankheitsbilder und ihre typischen Symptome lernen Sie hier kennen. Was tut warum weh und wie sehen die ersten Behandlungsschritte aus?

Wenn jeder Schritt zur Qual wird, bemerken wir plötzlich, wie sehr wir auf unsere Füße angewiesen sind. Womöglich müssen Sie nicht nur auf Ihren geliebten Sport verzichten, sondern spüren auch im Alltag eine starke Einschränkung. Egal, ob Sie morgens noch schnell den Bus erreichen oder bei der Feier am Wochenende eine kesse Sohle aufs Parkett legen wollen, jeder Schritt wird beschwerlich. Wenn die Gehstrecke und Ihre Aktivität eingeschränkt sind und Sie überlegen, ob Sie die Treppe oder doch lieber den Fahrstuhl nehmen, empfinden Sie dies als Einbuße Ihrer Lebensqualität. Oftmals beginnen die Beschwerden sporadisch: Es zwickt mal hier und zieht mal da. Zu schnell ist das wieder vergessen. Dann nehmen die Schmerzen meist langsam und schleichend zu. Erst wenn sie permanent spürbar sind und unsere Gewohnheiten einschränken, nehmen wir im wahrsten Sinne des Wortes »die Füße in die Hand« und suchen Rat.

## Typische Symptome

Die gesundheitlichen Probleme am Fuß sind mannigfaltig.

**Verformung** Manchmal kann die erste wahrnehmbare Veränderung eine Verformung sein. Ein klassisches Beispiel für ein Überbein ist der sogenannte Hallux valgus (Kapitel Hallux valgus, Seite 102), bei dem die Großzehe nach außen abweicht. Im Anfangsstadium bemerken die Betroffenen zunächst nur eine leichte Fehlstellung der Zehe, ohne dass damit Schmerzen verbunden sind.

Verformungen können auch bei sog. »Überbeinen« auftreten. Solche Überbeine können entweder vom Knochen ausgehen (sog. Exostosen) oder vom Weichteilgewebe, z. B. als sog. Ganglion. Ein Ganglion ist eine Geschwulstbildung, die meist von der Gelenkkapsel oder der Sehnenscheide ausgeht und so prall mit Flüssigkeit gefüllt ist, dass es sich sehr hart und fast wie Knochen anfühlen kann. Meist entsteht diese Veränderung durch Überlastung oder nach einem Unfall, wenn die Kapsel oder die Sehnenscheide ein wenig einreißen und anschließend wieder verheilen. Die Exostose und das Ganglion haben etwas gemeinsam: Sie sind vollkommen gutartige Veränderungen. Auch wenn diese Überbeine nicht bösartig sind, können sie mit zunehmender Größe lästig werden. Im wahrsten Sinne des Wortes drückt dann der Schuh!

**Schwellung** Ein weiteres Phänomen ist die Schwellung. Entweder tritt sie ganz akut nach einer Verletzung auf, z. B. bei einer Prellung des Fußes oder bei einer Zerrung durch Umknicken, oder schleichend. Wenn sich die Schwellung allmählich entwickelt und keine Verletzung vorlag, kann sie ein Zeichen für eine Überlastung sein. Bemerken Sie zusätzlich zu der Schwellung eine Rötung, ist dies oft ein Zeichen für eine Entzündung.

**Schmerzen** Das deutlichste und das Symptom mit der stärksten Einschränkung sind Schmerzen. Die Dauer und die Art der Schmerzen sowie die Situation, in der sie auftreten, liefern einen wichtigen Hinweis auf die Ursache und die Erkrankung. Man unterscheidet Schmerzen, die nur bei Belastung des Fußes vorkommen, von Schmerzen, die auch im Ruhezustand auftreten. Schmerzen können entweder konstant oder nur sporadisch und wechselhaft spürbar sein. Darüber hinaus können verschiedene Schmerzqualitäten benannt werden: dumpf, spitz, stechend, pochend, brennend, ziehend oder gar kribbelnd.

**Beweglichkeit** Besonders spürbar sind zudem Veränderungen der Gelenkbeweglichkeit. Wenn der Fuß nicht mehr flexibel ist und sich wie steif anfühlt, können die gewohnten Bewegungsabläufe nicht mehr durchgeführt werden. Besteht eine solche Einschränkung am Fuß oder am Sprunggelenk, gilt es im alltäglichen Leben oftmals, die Mobilität anzupassen und manchmal sogar auf die sportlichen Aktivitäten zu verzichten. Ein Grund für eine verminderte Gelenkbeweglichkeit ist oft die Arthrose (Gelenkverschleiß).

**Gelenkinstabilität** Ein Gelenk kann aber auch über das normale Maß hinaus beweglich bzw. locker sein. Dies wird als Gelenkinstabilität bezeichnet und macht sich bemerkbar, wenn Sie sich auf unebenem Untergrund wie einer Wiese oder Kopfsteinpflaster unsicher fühlen und häufig umknicken.

## Was kann Schmerzen verursachen?

Prinzipiell können alle anatomischen Strukturen des Fußes Ursache für Schmerzen und die o. g. Symptome sein. Die Probleme können durch die Gelenke am Fuß, die Muskeln, die Sehnen und die Bänder entstehen. Aber nicht immer ist nur ein Gefüge der Ursprung für die Fußbeschwerden. Häufig liegt eine Kombination aus mehreren Faktoren vor.

Mediziner unterscheiden zwischen funktionellen Störungen und strukturellen Schäden. Letzteres bedeutet, dass das Gewebe bzw. der Knochen tatsächlich nicht mehr die normale Form und Beschaffenheit besitzen, d. h., die Struktur ist beschädigt. Bei funktionellen Problemen hingegen sind die Gelenke und Knochen, die Bänder und auch die Muskeln und Sehnen allesamt intakt, arbeiten aber nicht regelgerecht, d. h., das Zusammenspiel ist gestört.

# Arthrose

Arthrose ist den meisten Menschen ein Begriff. Gerne werden umgangssprachlich auch Bezeichnungen wie »Gelenkverschleiß« oder »Gelenkabnutzung« verwendet. Wenn Sie dies hören, haben Sie gewiss beklemmende Bilder vor Augen. Deshalb ist es uns wichtig, Ihnen diese Diagnose und deren Entstehung verständlich zu erklären und Ihnen zu zeigen, dass es gute Behandlungsmöglichkeiten gibt und Möglichkeiten, Symptome zu lindern.

## Arthrose – was ist das genau?

Arthrose ist eine der weltweit häufigsten Gelenkerkrankungen. Allein in Deutschland sind nach Schätzungen bis zu acht Millionen Menschen von einer Arthrose betroffen – also fast jeder Zehnte. Bei mehr als 90 Prozent der über 65-Jährigen und bei knapp einem Viertel der Menschen Mitte 30 lässt sich eine Arthrose nachweisen. Meist sind die großen Gelenke wie das Kniegelenk und das Hüftgelenk betroffen. Aber auch der Fuß ist oftmals betroffen. Nicht nur an den Sprunggelenken kann der Gelenkverschleiß auftreten, sondern auch an den kleinen Gelenken in der Fußwurzel- und Mittelfußregion oder gar die Zehengelenke. Nicht selten sind sogar mehrere Gelenke gleichzeitig am Fuß involviert.

In einem gesunden Gelenk sind die Knochenenden von einer Knorpelschicht überzogen. Diese Schutzschicht ist je nach Gelenk etwa ein bis vier Millimeter dick. Sie dient als Stoßdämpfer, der die Belastungen im Gelenk abfedert und gleichmäßig verteilt, und verhindert, dass die Knochen aufeinander reiben. Die Gelenkhöhle wird von einer Gelenkkapsel umschlossen. Diese Gelenkkapsel ist von Gelenkinnenhaut (Synovialhaut) ausgekleidet. Die Synovialhaut produziert die sogenannte Synovialflüssigkeit, die einerseits als eine Art »Gelenkschmiere« fungiert und andererseits den Knorpel ernährt.

Die Arthrose ist eine degenerative Gelenkerkrankung, d. h., die Knorpelschicht wird schadhaft. Untersucht man den Knorpelbelag von Arthrosepatienten unter dem Mikroskop, stellt man im Anfangsstadium der Arthrose ein vermindertes Wasserbindungsvermögen des Knorpels fest. Der Knorpel verliert also an Elastizität. Gleichzeitig führt ein gestörter Knorpelstoffwechsel dazu, dass die Kollagenfasern an der Knorpeloberfläche zerstört werden. Die schützende elastische Schicht verschleißt und reibt sich ab. Zunächst sind diese Veränderungen nur oberflächlich. Im weiteren Verlauf nimmt der Knorpelschaden immer weiter zu: Das Gewebe zerfasert immer tiefer und ausgedehnter, bis der Knorpel vollständig abgerieben ist. Diese Entwicklung tritt nicht plötzlich ein, sondern entsteht in der Regel über einen längeren Zeitraum hinweg schleichend, bevor Sie die ersten Beschwerden bemerken. Dabei durchläuft die Krankheit meist folgende typische Entwicklungsstadien:

**Stadium 1** Der Knorpel wird weicher und etwas rau. Es entstehen leichte oberflächliche Auffaserungen an der Knorpeloberfläche.

**Stadium 2** Die Auffaserungen reichen tiefer in den Knorpel. Dadurch verliert er seine Funktion und kann den Druck bei Belastungen schlechter abpuffern und verteilen. Dies beschleunigt das Voranschreiten der Arthrose. Die Gelenkinnenhaut kann gereizt sein.

**Stadium 3:** Die Auffaserung nimmt immer weiter zu. Der Knorpel wird immer dünner und die Schäden dehnen sich aus. Durch die Ausdünnung der Knorpelschicht wird der Gelenkspalt – der Abstand zwischen den Knochen – kleiner. Durch die fehlende Pufferung der Knorpelschicht steigt die Belastung des Knochens. Diesen Druck versucht der Knochen auszugleichen, indem er Knochenauswüchse bildet, sogenannte Osteophyten. Dadurch verändert sich die normale Form des Gelenks. Gleichzeitig nimmt die Entzündung der Gelenkinnenhaut zu.

**Stadium 4** In diesem Spätstadium hat sich ein vollständiger Substanzverlust des Knorpels entwickelt. Nun reibt Knochen auf Knochen direkt ungeschützt. Oftmals liegt zu diesem Zeitpunkt zusätzlich zu den oben geschilderten Beschwerden eine Einschränkung der normalen Gelenkbeweglichkeit vor.

Das abgeschliffene Knorpelmaterial (Knorpeldetritus) in der Gelenkflüssigkeit kann die Gelenkinnenhaut reizen und Entzündungsreaktionen hervorrufen (Synovialitis). Die Entzündung löst eine überschießende Produktion von Gelenkflüssigkeit aus: Es kommt zu einem Gelenkerguss. Dies äußert sich als eine Schwellung und eine Überwärmung des Gelenks.

## Ursachen – wie entsteht Arthrose?

Prinzipiell unterscheidet man bei der Arthrose zwischen einer primären Arthrose und einer sekundären Arthrose.

**Primäre Arthrose** Eine primäre Arthrose liegt dann vor, wenn sich der Verschleiß

Die vier Stadien der Arthrose

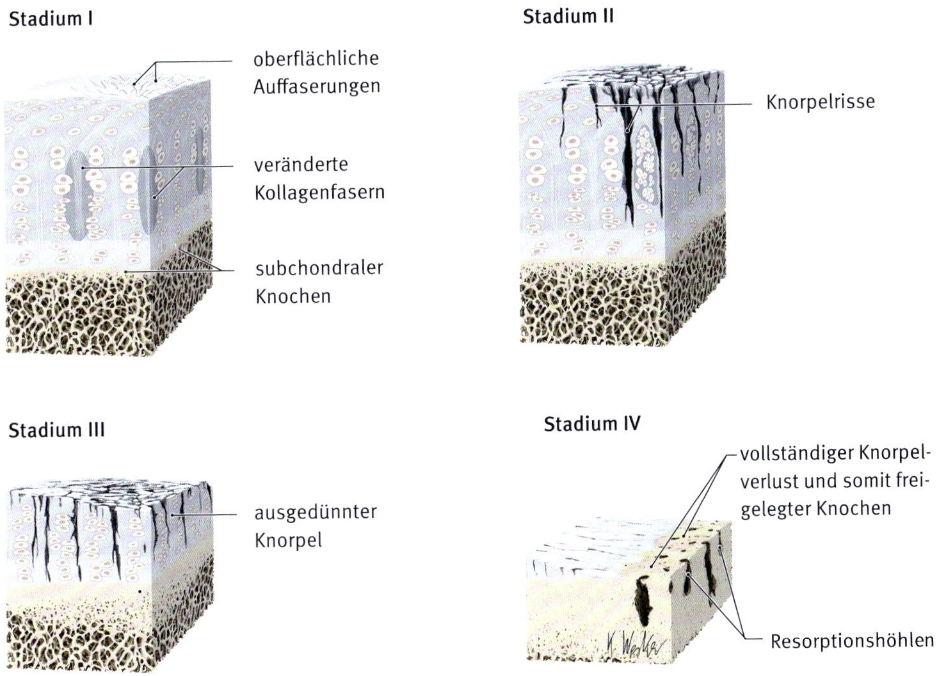


Schünke M, Schulte E, Schumacher U. Prometheus. LernAtlas der Anatomie. Allgemeine Anatomie und Bewegungssystem. Illustrationen von M. Voll und K. Wesker. 5. Aufl. Stuttgart: Thieme; 2018

ohne ersichtlichen Grund an einem Gelenk entwickelt. Die Ursachen sind in diesem Fall nicht klar. Vermutlich spielt eine genetische Veranlagung oder eine altersbedingte biologische Qualitätsabnahme des Knorpelgewebes eine Rolle. Die primäre Arthrose betrifft vor allem Menschen ab dem 50. bis 60. Lebensjahr.

**Sekundäre Arthrose** Bei der sekundären Arthrose hingegen findet man als Grund eindeutige Risikofaktoren oder Ursachen, welche den Gelenkschaden fördern:

- angeborene Fehlstellungen des Gelenks: Eine Schiefstellung eines Gelenks führt zu einer ungleichmäßigen Verteilung der Belastungen an der Gelenkfläche. In der Folge werden einige Areale stärker belastet als normal. Diese Überbelastung führt zu einer Überbeanspruchung und Beschädigung des Knorpels.
- Verletzungen und Unfälle: Wenn Knochenbrüche in Fehlstellung verheilen oder bei einem Bruch die Gelenkfläche zerstört wird, kommt es ebenfalls zu einer ungleichmäßige Druckverteilung im Gelenk mit lokalisierten Überlastungsfolgen.
- Übergewicht: Je mehr Kilos die Waage anzeigt, desto mehr Last müssen Ihre Gelenke tragen. Das gilt insbesondere für die Füße. Schweres Übergewicht und außergewöhnlich hohe Belastungen (wie z. B. intensiver Leistungssport) stellen daher einen wichtigen Risikofaktor für eine Arthrose-Entstehung dar.
- rheumatische Erkrankung: Bei Rheumatikern beschädigen chronische Entzündungsprozesse in den Gelenken die Knorpeloberfläche.
- Gicht: Die Gichterkrankung ist eine Stoffwechselstörung, bei welcher die Harnsäure im Blut nicht abgebaut werden kann. Der erhöhte Harnsäurespiegel im Blut führt zu einer Ablagerung von Harnsäurekristallen im Gelenk. Diese Kristalle führen zu schmerzhaften Entzündungsreaktionen im Gelenk und zu einer Zerstörung der Knorpelflächen.

## Symptome – wie fühlt sich das an?

Die Arthrose-Entwicklung ist ein langsam schleichender Prozess. Symptome verspüren Sie nicht sofort. Wenn der Knorpelschaden noch nicht stark ausgeprägt ist und der Knorpel keine tiefen Schäden aufweist, werden Sie kaum eine Veränderung wahrnehmen. Die ersten Beschwerden im betroffenen Gelenk sind meist nur leicht ausgeprägt und treten sporadisch. Zu Beginn spüren Sie hin und wieder bei der Belastung des Gelenks einen Schmerz. Anfänglich treten nur Anlaufschmerzen auf, wenn Sie nach längeren Ruhepausen den Fuß belasten. Manche Betroffene berichten über Wetterfühligkeit. Schreitet der Gelenkverschleiß fort, treten die Beschwerden schon nach leichten Bewegungen und im Ruhezustand auf. Oftmals ist aufgrund der Reizung der Gelenkinnenhaut eine Schwellung am betroffenen Gelenk erkennbar. In diesem Stadium ist der Schmerz meist dauerhaft vorhanden. Kommt es im weiteren Verlauf zu Reaktionen am Knochen mit einer Osteophytenbildung (Knochenanbau), wird eine zunehmende Verformung des Gelenks erkennbar. Die Knochenhöcker sind deutlich tastbar und sichtbar. Neben den Schmerzen tritt allmählich ein Funktionsverlust an dem erkrankten Gelenk auf: Der Bewegungsradius nimmt ab und das Gelenk wird immer steifer.

## Therapie – was wird getan?

Die Diagnose beginnt mit einem ausführlichen Gespräch, in dem Sie dem Arzt Ihre Gelenkbeschwerden schildern. Der nächste Schritt ist eine klinische Untersuchung des betroffenen Gelenks erforderlich. Geprüft wird hierbei die Funktion des Gelenks: die Beweglichkeit, die Schwellung, die umgebende Muskulatur und die Stabilität der Bänder. In der Regel bedarf es zusätzlich bildgebender Untersuchungen, um die Diagnose zu bestätigen. Hierzu eignen sich meist Röntgenaufnahmen. Im Anfangsstadium, wenn nur der Knorpel beschädigt ist und noch keine Veränderungen am Knochen vorliegen, kann das Röntgenbild noch vollkommen normal aussehen. In diesen Fällen ist eine Magnetresonanztomographie (MRT) hilfreich, um die degenerativen Veränderungen frühzeitig zu erkennen.

Prinzipiell ist eine Gelenkarthrose nach heutigem Stand der Medizin nicht reversibel. Die Schäden am Knorpel und Knochen sind nicht rückgängig zu machen. Diese Botschaft führt bei Patienten verständlicherweise meist zu Betroffenheit. Aber es gibt auch positive Nachrichten: Je nach Stadium der Erkrankung gibt es gute Behandlungsmöglichkeiten. Die Uhr kann nicht zurückgedreht werden, aber die Symptome können gelindert werden, so dass trotz der Arthrose Ihre Lebensqualität zurückgewonnen werden kann. Eine Vielzahl von nichtoperativen Maßnahmen kann den Verlauf einer Arthrose eindämmen und den Schmerzen entgegenwirken.

**Physiotherapie** Mit Krankengymnastik lässt sich die Beweglichkeit von Gelenken gezielt fördern. Entscheidend für den Therapieerfolg ist, dass Sie die erlernten Übungen regelmäßig durchführen. Halten Sie Ihre Gelenke beweglich und stärken Sie Ihre Muskulatur, um Ihre Gelenke zu entlasten und zu stabilisieren.

**Physikalische Therapie** Wärme- und Kälteanwendungen sowie Elektrotherapie können die Durchblutung am betroffenen Gelenk verbessern und auf diese Weise Schmerzen lindern. Wärmebehandlungen lockern die Muskulatur. Dies empfinden die meisten Patienten als sehr wohltuend. Kälteanwendungen hingegen sind sinnvoll, um in einem akuten Entzündungsschub die Schwellung und Überwärmung am Gelenk zu lindern.

**Moderate Bewegungen** Als Arthrosepatient sollten Sie das betroffene Gelenk regelmäßig bewegen. Das trägt ebenfalls dazu bei, die Beweglichkeit zu erhalten. Darüber hinaus fördert Bewegung den Gelenkstoffwechsel, so dass der Knorpel mit Nährstoffen aus der Gelenkflüssigkeit versorgt wird. Dies wirkt dem weiteren Knorpelabbau entgegen. Wichtig sind schonende Bewegungsarten wie Radfahren, Nordic Walking und Schwimmen.

**Empfohlene Übungen bei Arthrose der Fuß- oder Sprunggelenke** Alltag: Fußerwachen (Seite 122), Fußdirigent (Seite 126), Seiltanz im Dunkeln (Seite 136)
Spezial: Entspannte Fußsohle (Seite 142), Zehenglück (Seite 150), Aufwärts in Balance (Seite 152), Twister (Seite 154)
Test als Übung: Test 1 (Seite 34), 3 (Seite 36), 6 (Seite 40), 8 (Seite 42), 10 (Seite 44)

**Hilfsmittel** Bei Arthrose am Fuß oder Sprunggelenk können je nach Arthroseform und Lokalisation verschiedene Einlagen, orthopädische Schuhzurichtungen und Bandagen dazu beitragen, die Gelenke zu entlasten und die Beschwerden zu vermindern.

**Schmerztherapie** In der Akutphase und auch als kontinuierliche Begleittherapie

kann die Einnahme von Schmerzmitteln hilfreich sein. Oftmals scheuen sich Patienten vor einer Tabletteneinnahme. Die Vorteile sind gegen mögliche Nebenwirkungen abzuwägen. Nicht immer schätzen Patienten das Verhältnis von Risiko zu Gewinn an Lebensqualität richtig ein. Hierzu ist eine ärztliche Beratung erforderlich. Die Medikamenteneinnahme sollte natürlich ärztlich angeordnet und überwacht werden.
Ein schmerzlindernder Effekt wird auch der Akupunktur zugesprochen.

**Injektionen** Schmerzlindernde Mittel können auch direkt in das betroffene Gelenk injiziert (gespritzt) werden. Die Wirksamkeit von sogenannten Hyaluronsäure-Injektionen oder Injektionen mit patienteneigenem Plasma zum Knorpelaufbau ist wissenschaftlich noch nicht eindeutig belegt. Es werden jedoch viele gute Ergebnisse im Sinne einer Schmerzreduktion und Funktionsverbesserung beschrieben. Wichtig ist, dass die Applikation des Mittels in das Gelenk unter hohen sterilen Hygienestandards erfolgt.

**Gewichtsreduktion** Es ist nie zu spät, mit dem Abnehmen anzufangen, wenn Sie Übergewicht haben. Jedes Kilogramm, dass Sie weniger tragen müssen, entlastet das beschädigte Gelenk.

**Ernährung** Mittlerweile ist unbestritten, dass eine bewusste Ernährung einen positiven Einfluss auf den Arthroseschmerz hat. Dabei geht es nicht nur um die Entlastung der Gelenke durch Abbau überflüssiger Kilos. Bestimmte Lebensmittel fördern entzündliche Prozesse im Körper. Dazu zählen z. B. Schweinefleisch, Zucker und Weizenmehl. Diese von Ihrem Speiseplan zu streichen kann sich günstig auf den entzündlichen Gelenkschmerz bei der Arthrose auswirken. Darüber hinaus wurde in verschiedenen Studien festgestellt, dass die zusätzliche Einnahme von Nahrungsergänzungsstoffen wie z. B. Chondroitin, Glucosamin, Hyaluron, Omega-3-Fettsäuren, Grünlippmuschelextrakt, Kurkuma schmerzlindernd wirken soll. Bevor Sie mit solch einer Einnahme beginnen, sollten Sie hierzu vorab in jedem Fall fachkundigen Rat z. B. bei Ihrem Arzt oder bei einer Ernährungsberatung einholen.

## Operationen

Helfen die genannten konservativen Therapiemaßnahmen nicht, wird meist ein operativer Eingriff nötig. Nachfolgend sind einige Operationsmethoden dargestellt.

**Arthroskopie (Gelenkspiegelung)** Bei diesem Verfahren handelt es sich um eine minimalinvasive Schlüsselloch-Operation. Über zwei kleine Wunden werden eine dünne Kamera (2–4 mm Durchmesser) und verschiedene Instrumente in das Gelenk eingeführt, um das betroffene Gelenk auszuspülen und die rauen Knorpeloberflächen zu glätten. Gleichzeitig können die entzündete Gelenkinnenhaut und auch Osteophyten entfernt werden.

**Knochenmarkstimulation** Bei dieser OP-Methode wird der geschädigte Gelenkbereich gesäubert und anschließend mit einem feinen Bohrer (1–1,5 mm) angebohrt, bis in die tiefen Bereiche des Knochenmarks. Es werden kleine punktförmige Blutungen aus dem Knochen erzeugt. In der defekten Stelle bildet sich ein Blutgerinnsel, das sich über mehrere Wochen in knorpelähnliches Gewebe umwandelt. Die Zone mit dem Knorpelverlust kann dadurch mit Gewebe aufgefüllt werden. Dies ist allerdings kein originales Knorpelgewebe, sondern Ersatzgewebe. Die Knochenmarkstimulation kann nur bei begrenzten Knorpel- und Knochenschäden angewendet werden. Ist die Arthrose schon weit fortgeschritten und sind mehrere Areale eines Gelenks betroffen, ist dieses Verfahren nicht mehr geeignet.

**Umstellungsoperation** Liegt eine Fehlstellung als Ursache einer Arthrose vor, kann an bestimmten Regionen des Sprunggelenks und Fußes eine Achsenkorrektur durch eine Knochenbegradigung durchgeführt werden. Dadurch werden die überlasteten und verschlissenen Areale des Gelenks entlastet.

**Gelenkersatz** Am oberen Sprunggelenk und am Großzehengrundgelenk ist der Ersatz mit einem Kunstgelenk möglich. Hierbei müssen allerdings bestimmte Voraussetzungen erfüllt sein, damit dies technisch machbar ist. Aufgrund der biomechanischen Gegebenheiten ist der Gelenkersatz am Sprunggelenk und Fuß im Vergleich zum Knie- oder Hüftgelenk eine Herausforderung. Insgesamt sind die Fallzahlen deutlich geringer im Vergleich zu den Knie- und Hüftprothesen.

**Versteifungsoperation** Das Wort »Gelenkversteifung« lässt viele Patienten zunächst zurückschrecken, verbinden die meisten doch damit eine starke Mobilitätseinschränkung. Dies ist allerdings nicht immer so ausgeprägt, wie es sich Betroffene oftmals ausmalen. Die Auswirkungen hängen sehr stark davon ab, welches Gelenk ruhig gestellt werden soll. Nach manchen Versteifungsoperationen sind leichte sportliche Aktivitäten durchaus ausführbar.

Welches Verfahren möglich und sinnvoll ist, hängt davon ab, welches Fußgelenk genau betroffen ist und wie weit die Gelenkarthrose fortgeschritten ist. Sie werden dazu individuell von Ihrem behandelnden Arzt beraten.

## Sprunggelenkinstabilität: umgeknickt – ein Bänderriss?

Wem ist das nicht schon mal passiert? Fast jeder von uns ist schon einmal mit dem Fuß umgeknickt – egal ob bei einer kleinen Unachtsamkeit im Alltag oder einer unglücklichen Bewegung beim Sport. Das Umknicken des Fußes ist eine der häufigsten Sportverletzungen überhaupt. Durchschnittlich verletzt sich dadurch von 10.000 Menschen einer pro Tag. Für eine Großstadt wie München, in der ca. 1,5 Mio. Menschen leben, bedeutet dies, dass täglich 150 Einwohner einen Bänderriss haben.

### Anatomie – was schmerzt genau und warum?

Im Allgemeinen sagen wir, wir sind mit dem Fuß umgeknickt. Das entspricht unserer äußeren Wahrnehmung: Der Fuß kantet und dreht nach außen. Als Folge aber tritt eine Verletzung am Sprunggelenk auf, nämlich an den Außenbändern. Genau genommen han-

Bandapparat am Sprunggelenk a) Außenbänder b) Innenband

Schünke M, Schulte E, Schumacher U. Prometheus. LernAtlas der Anatomie. Allgemeine Anatomie und Bewegungssystem. Illustrationen von M. Voll und K. Wesker. 5. Aufl. Stuttgart: Thieme; 2018

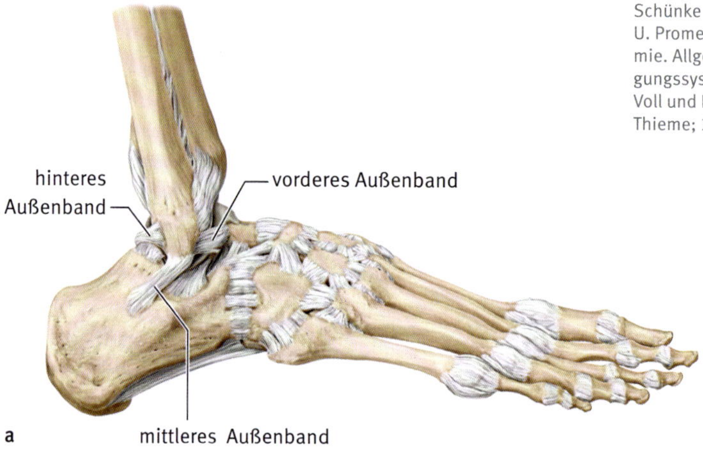


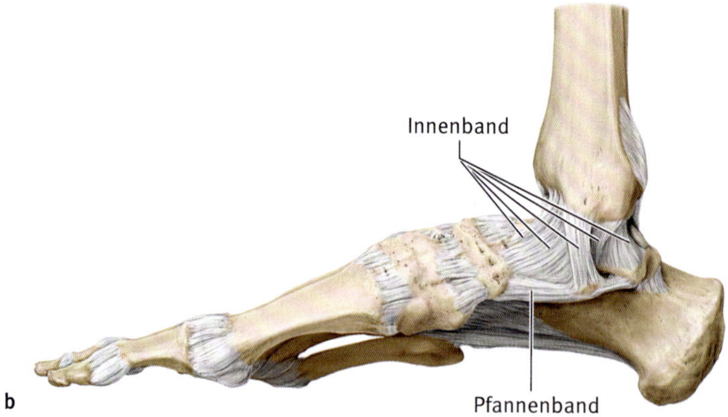

delt es sich um einen Außenbandapparat, der sich aus insgesamt drei Anteilen zusammensetzt:

- Ligamentum fibulotalare anterius (vorderes Außenband)
- Ligamentum fibulocalcaneare (mittleres Außenband)
- Ligamentum fibulotalare posterius (hinteres Außenband)

Diese drei Segmente arbeiten zusammen mit dem Innenband und sorgen im Verbund dafür, dass das Sprungbein und das Fersenbein stabil gehalten werden. Die Bänder verhindern, dass der Fuß nach außen oder nach innen wegknickt oder nach vorne oder nach hinten aus der Knöchelgabel herausrutscht, die aus dem Innen- und dem Außenknöchel gebildet wird. Besonders verletzungsanfällig ist das vordere Außenband. Dies ist der schwächste Anteil des Außenbandkomplexes. Bei etwa zwei Dritteln aller Bandverletzungen liegt ein isolierter Riss dieser Struktur vor. Bei ca. einem Fünftel der Bän-

### Anatomie der Sehnen am Fuß und Sprunggelenk

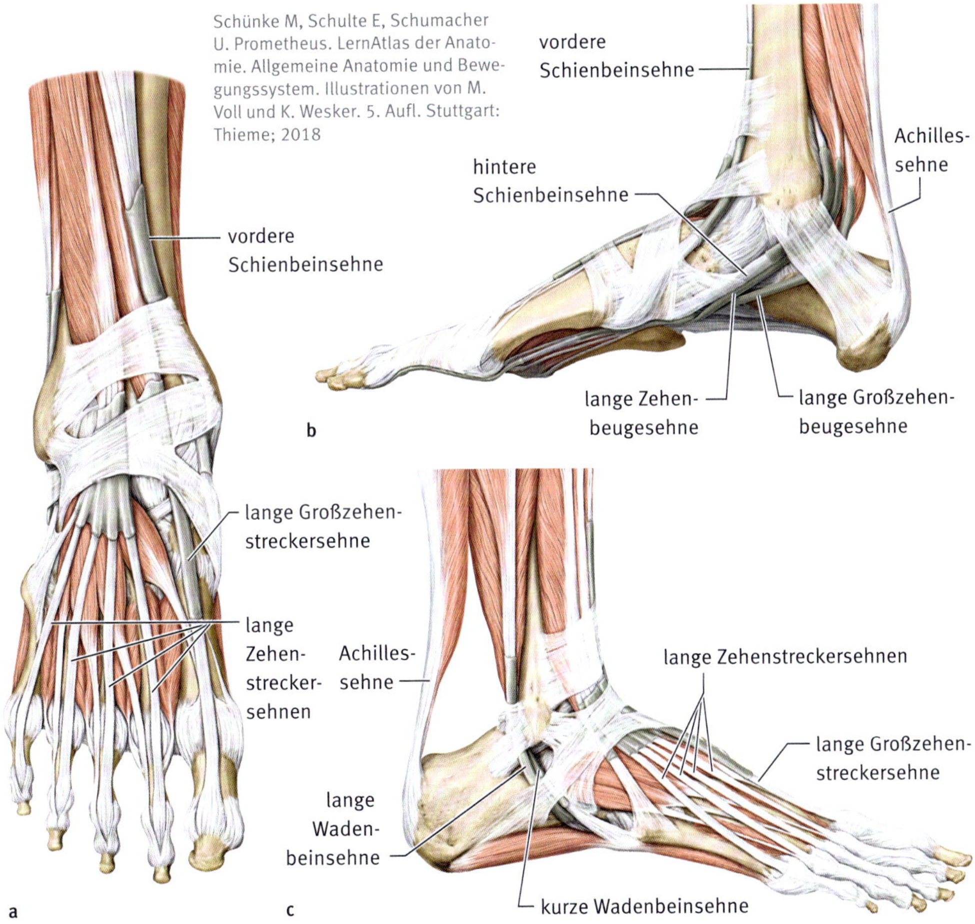


Schünke M, Schulte E, Schumacher U. Prometheus. LernAtlas der Anatomie. Allgemeine Anatomie und Bewegungssystem. Illustrationen von M. Voll und K. Wesker. 5. Aufl. Stuttgart: Thieme; 2018

## Außenbandriss – Umknicken ist keine Bagatelle

Wie oft haben wir als Physiotherapeut und Ärztin schon den Satz gehört: »Ich habe Gott sei Dank nur einen Bänderriss.« Scheinbar Glück im Unglück, denn der Knochen ist heil geblieben. Aber ist es wirklich »nur« ein Bänderriss?
In gewisser Weise ist ein Außenbandriss tatsächlich eine Verletzung mit einer guten Prognose. Immerhin heilen etwa 80 Prozent der Bänderrisse problemlos und ohne bleibende Folgen. Dennoch sollten Sie einen Außenbandriss nicht auf die leichte Schulter nehmen. Natürlich gehen Sie nicht gleich nach jeder Umknickverletzung zum Arzt, denn in den meisten Fällen handelt es sich um eine Dehnung oder Zerrung, die schnell wieder abklingt. Bessern sich Ihre Beschwerden allerdings nicht nach einigen Tagen, sollten Sie sich untersuchen lassen. Denn ein übersehener oder nicht behandelter Bänderriss kann schwerwiegende Folgen haben: Das Sprunggelenk bleibt instabil. Das bedeutet, Sie knicken immer wieder und immer häufiger um. Und bei jedem Umknicken besteht das Risiko, dass noch weitere Strukturen verletzt werden, z. B. die Peronealsehnen, die am Außenknöchel verlaufen. Diese werden bei einer anhaltenden Instabilität des Sprunggelenks auf die Dauer stark überlastet. Mehr noch, wenn sich am Sprunggelenk eine chronische Instabilität entwickelt, ist das Gelenkspiel erhöht, so dass das Gelenk höheren Reibe- und Scherkräfte ausgesetzt ist. Dies tut anfänglich zwar nicht weh, birgt aber das Risiko eines frühzeitigen Gelenkverschleißes.

derrisse sind das vordere und das mittlere Außenband geschädigt. Diese Kombinationsverletzung nennt man Zwei-Band-Verletzung. Das hintere Außenband ist besonders kräftig und hält der Umknickbewegung meist stand. Nur bei einem Zehntel der Bänderrisse ist der hintere Anteil betroffen. Sind alle drei Außenbänder gerissen, spricht man von einer Drei-Band-Verletzung. Das Innenband (Ligamentum deltoideum) ist ebenfalls sehr widerstandsfähig. Es wird aus mehreren Schichten gebildet und die kräftigen Faserzügel bilden einen breiten fächerförmigen Verlauf. Rupturen (Risse) des Innenbandes sind daher äußerst selten.

Je mehr Bänder bei einem Unfall auseinanderreißen, desto instabiler wird das Sprunggelenk.

### Symptome – wie fühlt sich das an?

Nicht immer zerreißen beim Umknicken die Bänder. Die Bänder des menschlichen Körpers besitzen eine gewisse Widerstandsfähigkeit, indem sie äußeren Kräften mit einer Spannung dagegenhalten. Werden die Bänder durch eine Verletzung stark gespannt, ohne dabei zu zerreißen, spricht man von einer Dehnung oder Zerrung. Nur wenn die Krafteinwirkung die Bandfestigkeit übersteigt, kommt es zur Ruptur, zum Riss des Bandgewebes.

Aber völlig unabhängig davon, ob ein Außenbandriss eintritt oder es nur zu einer Zerrung der Bänder kommt, die Symptome sind auf den ersten Blick sehr ähnlich. Typisch sind eine Schwellung und ein Bluterguss (blauer Fleck) am Außenknöchel. Die

Betroffenen signalisieren Schmerzen beim Abtasten der Außenbänder und das Belasten des verletzten Fußes schmerzt am Außenknöchel. Anhand der Schwellung oder des Blutergusses kann man äußerlich nicht sicher einschätzen, ob eine Zerrung des Sprunggelenks oder ein Bänderriss vorliegt. Auch bei einer Zerrung oder Dehnung kann die Schwellung ganz erheblich sein. Umgekehrt gibt es Betroffene, bei denen der Außenknöchel kaum anschwillt. Um eindeutig festzustellen, ob nun eine Dehnung oder ein Riss vorliegt, ist eine Untersuchung erforderlich, bei der durch einen Arzt vorsichtig die Stabilität des Sprunggelenks überprüft wird. In manchen Fällen ist es sinnvoll, eine Ultraschalluntersuchung oder eine Kernspinuntersuchung zu ergänzen. Auf diese Weise kann ein Bänderriss sicher erkannt werden.

## Therapie – was wird getan?

Sind Sie mit dem Fuß umgeknickt, dann hilft als Erstes die PECH-Regel, die Sie auch selbst anwenden können:

Umknickmechanismus beim Außenbandriss am Sprunggelenk

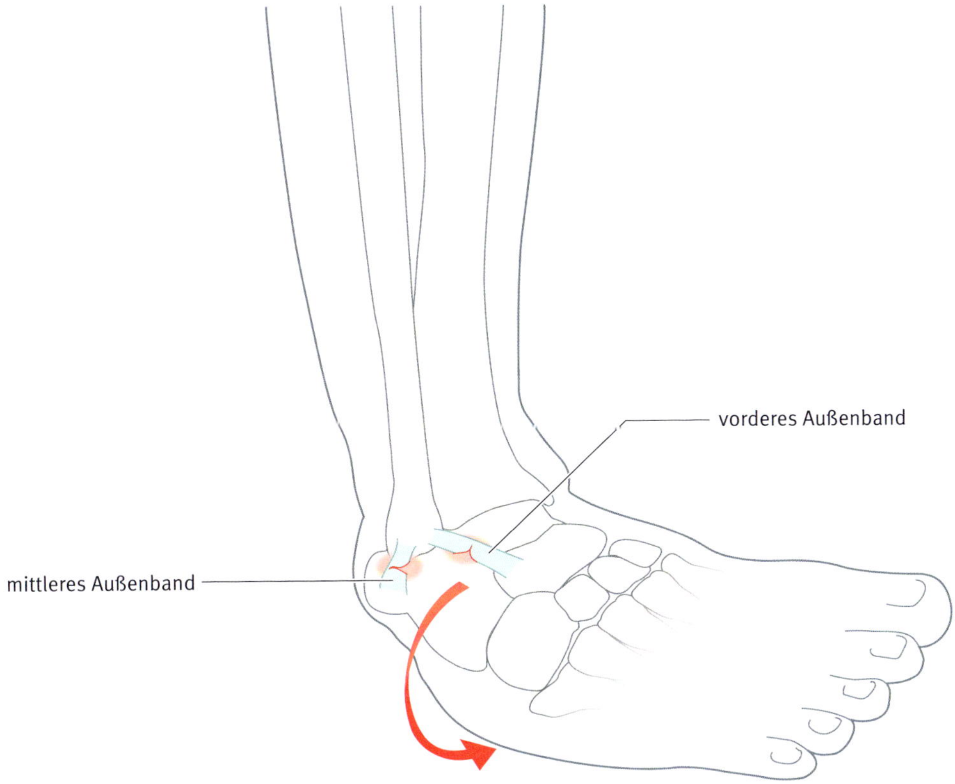

- P – Pause. Den Fuß unverzüglich ruhigstellen.
- E – Eis. Wenn Sie einen Eis-Pad auflegen, verhindert die Kälte ein starkes Anschwellen des Gewebes. Achten Sie darauf, dass das Eis nicht direkt auf der Haut aufliegt (Erfrierungsgefahr).
- C – Kompression. Durch einen Druckverband werden Schwellungen und Blutergüsse eingedämmt.
- H – Hochlegen. Legen Sie den Fuß hoch, dann wird der Rückfluss des Blutes verbessert.

Liegt bei Ihnen tatsächlich ein Außenbandriss vor, dann wird das Sprunggelenk mit einer Knöchelschiene geschützt. Es gibt eine große Bandbreite an Knöchelschienen und Bandagen (Kapitel Sprunggelenksbandage – ja oder nein?, Seite 64), die sich durch ihre Form und Festigkeit unterscheiden. Je nachdem, ob ein Bänderriss oder eine Bänderzerrung vorliegt und was als Behandlungsziel erreicht werden soll, ist eine festere Konstruktion (z. B. Schiene, Orthese) oder eine flexible Variante (Softbandage) sinnvoll. Letztere eignet sich vor allem, um das Gelenk zu schützen und das subjektive Stabilitätsgefühl zu steigern, wenn z. B. Überlastungsschäden vorliegen oder eine Verletzung länger zurückliegt. Bei einem akuten Bänderriss ist eine Bandage allerdings nicht ausreichend stabil. In diesem Fall wird eine Knöchelorthese verwendet, die dem Sprunggelenk vor allem in der Anfangszeit mehr Halt gibt. Eine Orthese stellt Ihr Sprunggelenk zu einem gewissen Grad ruhig, so dass die Bänder in Ruhe zusammenwachsen können. Am Anfang ist es hilfreich, den Fuß je nach Schmerzzustand zu schonen und zu entlasten. Sind die Schmerzen und die Schwellung abgeklungen, dürfen Sie mit der angelegten Schiene einen normalen Schuh tragen und wie gewohnt mit dem Fuß auftreten. Die Knöchelschiene wird insgesamt sechs Wochen getragen. Sie sollte tagsüber und auch nachts angelegt bleiben und nur zur Körperpflege und zum An- und Auskleiden abgenommen werden.

Der Großteil der Bänderrisse heilt auf diese Weise folgenlos aus. Allerdings gibt es einen Teil von Betroffenen (ca. 10 bis 20 Prozent), bei dem das Sprunggelenk seine ursprüngliche Stabilität nicht wiedererlangt. Dies kann verschiedene Gründe haben. Zum einen reicht bei einigen Menschen die Geweberegeneration nicht aus, um die verletzten Bänder stabil zu heilen – auch wenn die gesamte Therapie mit der Knöchelorthese korrekt durchgeführt wird. Zum anderen kann das Phänomen einer funktionellen Instabilität auftreten. Bei der funktionellen Instabilität heilen die Bänder regelgerecht, aber die Muskeln und Sehnen haben ihre Funktion verlernt. Durch die fehlende feine Koordination (Propriozeption) haben Sie dann das Gefühl, Ihr Sprunggelenk sei instabil. Sie fühlen sich unsicher und haben den Eindruck, in alltäglichen Situationen fast umzuknicken. Auch solch ein Propriozeptionsdefizit kann sehr einschränkend sein.

## Machen! Was können Sie selbst tun?

Vollkommen egal, ob Sie einen Bänderriss hatten, der nicht stabil verheilt ist, oder ob eine funktionelle Instabilität oder eine Zerrung am Sprunggelenk Sie beeinträchtigt: Es ist immer sinnvoll, nach einer Sprunggelenksverletzung die Initiative zu ergreifen und selbst aktiv zu werden. Mit gezielten Übungen, welche die kleinen stabilisierenden Fußmuskeln trainieren und die Funktion der Muskeln und Sehnen, die am Außen- und Innenknöchel verlaufen, stärken,

können Sie Ihr Sprunggelenk stabilisieren (Seiltanz im Dunkeln, Seite 136, Hinkelkasten – Ninja, Seite 134). Durch das verbesserte Zusammenspiel verschiedener Muskeln wird die Reaktionsgeschwindigkeit des Körpers erhöht, was nachweislich die Sturzgefahr senkt und auch zur Vorbeugung gegen Sportverletzungen beiträgt.
Selbst wenn der Heilungsprozess bei Ihrem Außenbandriss problemlos verlief und Sie subjektiv keine Beschwerden haben, ist die Durchführung der Balance- und Koordinationsübungen äußerst sinnvoll (Seiltanz im Dunkeln, Seite 136). In vielen wissenschaftlichen Studien konnte gezeigt werden, dass die Anwendung eines speziellen Trainingsprogramms nach einem Bänderriss am Sprunggelenk den Stabilitätssinn steigert. Das propriozeptive Training reduziert die Rezidivrate, d. h., das Risiko eines nochmaligen Bänderrisses wird deutlich gesenkt. Ihre wahre Stärke entfalten die Übungen bei regelmäßiger Durchführung (Kapitel Propriozeptives Training, Seite 115).

**Empfohlene Übungen** Alltag: Achtsames Abrollen (Seite 128), Fußwippe (Seite 132), Hinkelkasten – Ninja (Seite 134), Seiltanz im Dunkeln (Seite 136), Captured Crab (Seite 138)
Spezial: Zehenstand am Treppenrand (Seite 144), Aufwärts in Balance (Seite 152)
Test als Übung: Test 1 (Seite 34), 2 (Seite 35), 4 (Seite 37), 9 (Seite 43)

# Sprunggelenksbandage – ja oder nein?

Immer wieder stellen Patienten die Frage: »Soll ich eine Sprunggelenksbandage tragen oder nicht?« Bedeutet eine Entlastung des Sprunggelenks durch Bandage oder Schiene Unterstützung oder wird dadurch die Muskulatur lahmgelegt?

Wenn Sie unter einem instabilen Sprunggelenk leiden, haben Sie den Wunsch, Schmerzen zu lindern und das Gelenk zu entlasten oder zu stabilisieren. Möglicherweise gehören Sie aber zu denjenigen, die befürchten, dass das Sprunggelenk dadurch eingeschränkt wird und gar seine Funktion verliert? Sie haben Bedenken, dass sich die Muskulatur abbaut und die Gelenke dauerhaft beschädigt werden? Wir wollen nun etwas Licht ins Dunkel bringen und Ihnen die Unsicherheit nehmen.

## Bandagen vs. Orthesen

Als Erstes bleibt festzuhalten, dass solche Hilfsmittel dazu dienen, dass subjektive Wohlbefinden am betroffenen Körperteil zu verbessern. Je nach Konstruktion handelt es sich am Sprunggelenk entweder um starre Schienen, sog. Orthesen, oder Bandagen. Orthesen sind meist aus einem festen Material gefertigt und dienen vor allem der Stabilisierung des Sprunggelenks. Die Bandagen hingegen sind meist weiche, elastische Stoffstücke aus festem Strickmaterial, die wie ein Strumpf am Gelenk getragen werden. Sie haben weniger Stütz- und Haltekraft als eine Schiene. Deshalb werden Orthesen eher zur Ruhigstellung und Schonung des Sprunggelenks bei einer Verletzung verwendet. Bandagen haben materialbedingt eine geringe Stützfunktion. Sie finden hauptsächlich Anwendung bei chronischen Schmerzen und nach ausgeheilten Verletzungen.

## Bandage bei Arthrose

Wenn in der Therapie eine Bandage verordnet wird, sollten Arzt und Patient ausführlich klären, welches Behandlungsziel damit erreicht werden kann. Prinzipiell wird unterschieden, ob die Anwendung des Hilfsmittels das Befinden oder die Funktion beeinflussen soll. Leiden Sie z. B. an einer Arthrose am Sprunggelenk, kann das Tragen einer Bandage die subjektiven Beschwerden vermindern. Die Veränderungen durch die Arthrose werden dadurch natürlich nicht ursächlich geheilt. Der Großteil der Betroffenen spürt durch die Bandage aber eine deutliche Schmerzlinderung und Verbesserung der Lebensqualität. Die Bandage macht den Gelenkverschleiß zwar nicht rückgängig, kann aber die Symp-

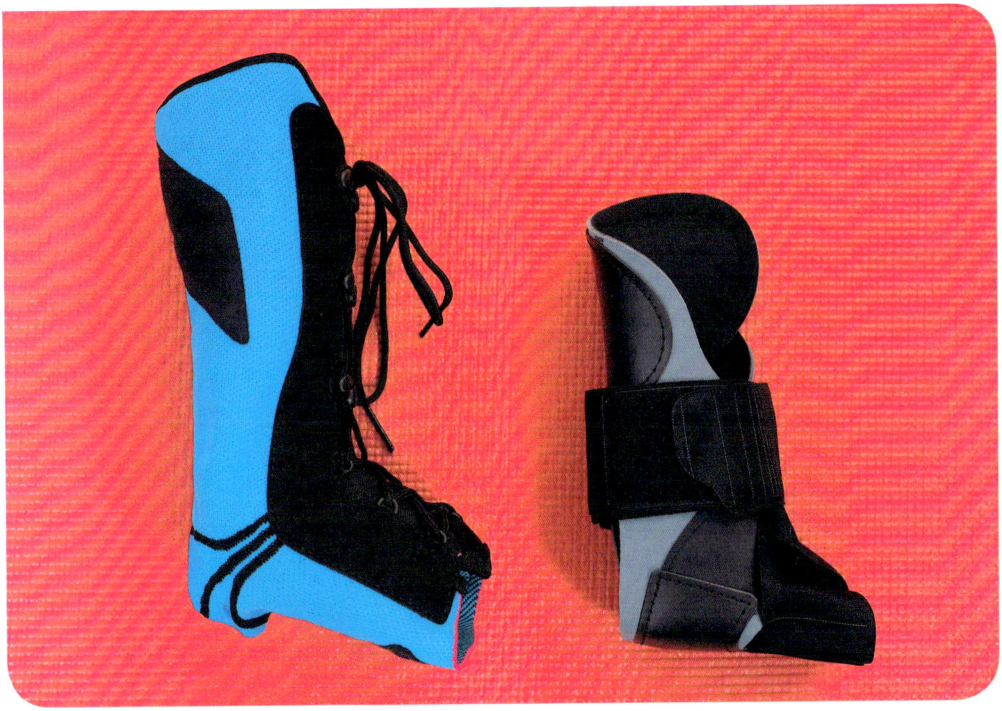

Knöchelschienen (Orthesen) für das Sprunggelenk

tome verbessern und ist ein hilfreicher Baustein des Therapiekonzepts.

Eine Bandage muss nicht permanent, sondern sollte bedarfsweise getragen werden, z. B. wenn Sie spazieren gehen, Rad fahren oder anderen körperlichen Betätigungen nachgehen, die sonst Schmerzen verursachen würden. Eine Bandage sollte auch niemals alleinige Therapie in der Arthrosebehandlung sein. Erhalten Sie die Beweglichkeit des Gelenks mit geeigneten Übungen für die Flexibilität.

**Empfohlene Übungen** Alltag: Fußerwachen (Seite 122), Fußdirigent (Seite 126), Seiltanz im Dunkeln (Seite 136)
Spezial: Entspannte Fußsohle (Seite 142), Zehenglück (Seite 150), Aufwärts in Balance (Seite 152), Twister (Seite 154)
Test als Übung: Test 1 (Seite 34), 3 (Seite 36), 6 (Seite 40), 8 (Seite 42), 10 (Seite 44)

## Bandage nach Bänderriss

Etwas genauer betrachtet werden muss die Anwendung einer Bandage nach einem Bänderriss am Sprunggelenk. Oftmals stellen die Patienten nach Ablegen der Knöchelschiene die Frage, ob das Sprunggelenk nun dauerhaft mit einer Bandage geschützt werden muss. Ist Ihr Außenbandriss stabil verheilt, ist auf Dauer keine Hilfsmittelversorgung vonnöten. Dennoch verspüren fast alle Betroffenen nach der abrupten Abnahme der Knochenorthese nach sechs Wochen eine starke Unsicherheit am Gelenk. Dies liegt nicht daran, dass die Bänder nicht stabil geheilt sind, sondern an einem propriozeptiven Defizit (Kapitel Propriozeptives Training, Seite 115).
Das bedeutet, dass das komplexe Zusammenspiel zwischen Gehirn, Gelenken, Muskeln und Sehnen eingeschränkt ist. Die Eigenwahrnehmung und unbewusste Koordination des Körpers zum Ausgleich von Unebenheiten auf dem Boden funktionieren nicht mehr einwandfrei. Muskeln und Sehnen brauchen län-

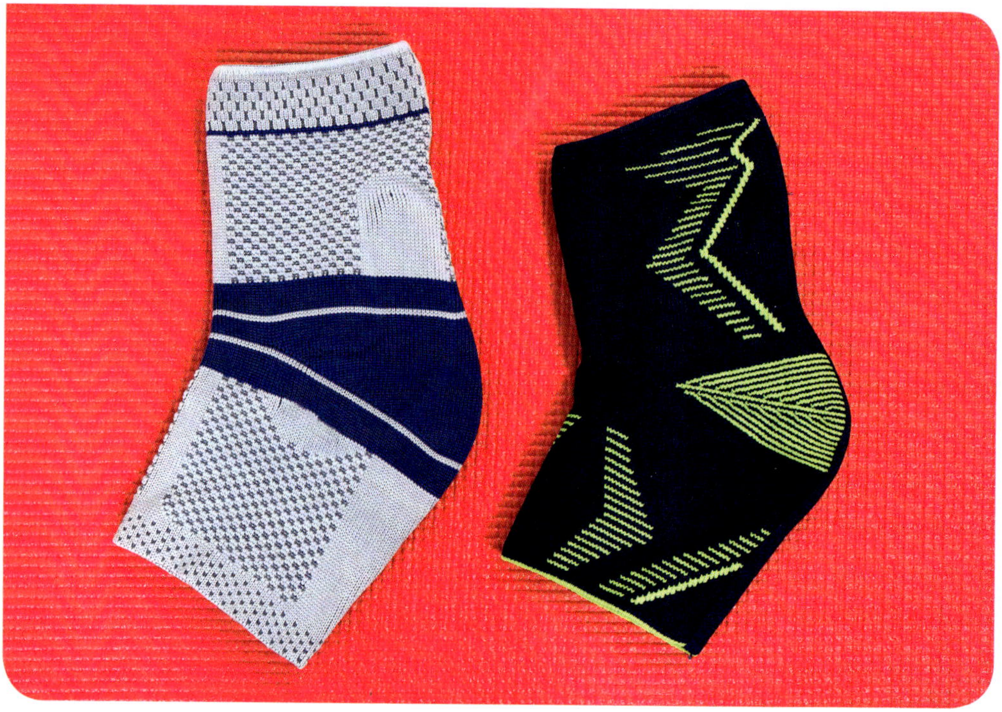

Bandagen für das Sprunggelenk

ger, um auf eine Unebenheit des Untergrunds zu reagieren.

Zum einen empfinden Sie das Tragen einer weichen Bandage in solch einer Situation als angenehm stabilisierend. Zum anderen ist aber auch in wissenschaftlichen Untersuchungen nachgewiesen, dass eine weiche Bandage in diesem Fall die Propriozeption verbessert. Hierzu wurden experimentelle Studien auf einer Kippplattform durchgeführt. Die Probanden standen auf der Plattform und es wurde ein unerwartetes Umknicken simuliert, bei dem die muskuläre Antwort der sprunggelenkstabilisierenden Muskeln gemessen wurde. Es zeigte sich, dass die externe Stabilisierungshilfe (Bandage) zu einer erheblichen Verbesserung der Reflexaktivität führt. Gute Effekte hat das Hilfsmittel auch auf den Gelenkstellungssinn. Die Versuchspersonen konnten die Kippung des Gelenks besser einschätzen.

Ähnlich positive Wirkungen werden auch Tapeverbänden zugesprochen. Gleichwohl lässt der Effekt einer Tapeanwendung über einen längeren Zeitraum nach. Nach 20 Minuten sportlicher Belastung werden bereits wieder verlängerte Reflexzeiten gemessen. Der nachlassende Effekt ist auf die Dehnung des Materials zurückzuführen. Die überwiegende Zahl der Studien bescheinigt den Bandagen und den Tapeverbänden einen positiven Einfluss auf die Rehabilitation nach einer Sprunggelenksverletzung. Ergänzend ist die Durchführung eines sensomotorischen Trainings sehr sinnvoll.

**Empfohlene Übungen** Alltag: Achtsames Abrollen (Seite 128), Fußwippe (Seite 132), Hinkelkasten – Ninja (Seite 134), Seiltanz im Dunkeln (Seite 136), Captured Crab (Seite 138)
Spezial: Zehenstand am Treppenrand (Seite 144), Aufwärts in Balance (Seite 152)
Test als Übung: Test 1 (Seite 34), 2 (Seite 35), 4 (Seite 37), 9 (Seite 43)

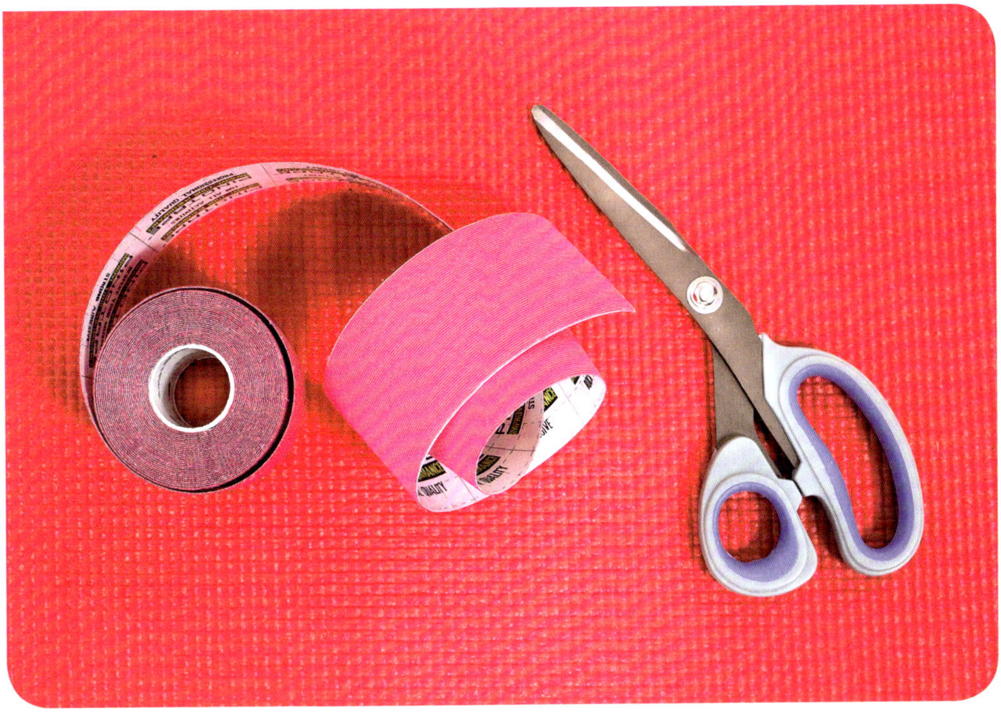

Sprunggelenksbandagen können auch beim Sport getragen werden.

Dem gegenüber stehen Untersuchungsergebnisse, die zeigen, dass externe Stabilisierungshilfen am Sprunggelenk zu einer Einschränkung der Leistungsfähigkeit führen. Es erscheint logisch, dass das Tragen eines Hilfsmittels die Bewegungsfähigkeit einschränkt. Dies ist eher marginal und wurde an Hochleistungssportlern untersucht. Im Alltag dürften die positiven Auswirkungen diese geringfügigen Veränderungen überwiegen.

Unterm Strich halten wir fest: Bandagen und Tapeverbände wirken sich positiv auf die Stabilität am Sprunggelenk aus. Sie wirken in erster Linie nicht mechanisch, indem sie das Gelenk von außen schienen, sondern sie fördern die propriozeptiven Reflexe, welche die Gelenke und den Körper koordinieren und stabilisieren. Nach einer Sprunggelenksverletzung und insbesondere nach einem Bänderriss ist das Tragen einer Bandage sinnvoll, um sensomotorische Defizite auszugleichen. Dies ist aber keine dauerhafte und keine alleinige Therapiemaßnahme. Es handelt sich um ein vorübergehendes zusätzliches Hilfsmittel! Gleichzeitig ist die Begleitung mit einem sensomotorischen Training sehr wichtig, damit das Sprunggelenk die vollen propriozeptiven Fähigkeiten wiedererlangt. Die Kombination dieser Maßnahmen ist ein wirkungsvolles Mittel zur Verletzungsprävention. Sie können so das Risiko, immer wieder umzuknicken, reduzieren.

## Achillessehnenschmerz – der verwundbare Punkt

Ob die Meeresgöttin Thetis damals gewusst hat, dass sie Namensgeberin eines unangenehmen Krankheitsbildes wird, als sie ihren Sohn Achilleus ins Wasser tauchte? Laut griechischer Sage wollte sie ihren Sohn unverwundbar machen, indem sie ihn im Fluss Styx badete. Die Stelle am Fuß, an der sie Achilleus dabei festhielt, blieb vom Wunderwasser unberührt und wurde zu seiner einzigen verwundbaren Stelle. Als Krieger wurde Achilleus dort von einem Pfeil getroffen und starb. Auch wenn Achillessehnenschmerzen glücklicherweise nicht tödlich enden, wurde die mythologische Achillesferse Namensgeber für eine hartnäckige Symptomatik.

### Anatomie – was schmerzt genau und warum?

Sie ist die kräftigste und stärkste Sehne des menschlichen Körpers: die Achillessehne. Mit einer Länge von 20 bis 25 cm und einer Breite von etwa 5 cm verbindet sie den Wadenmuskel (Musculus triceps surae) mit dem Fersenbein. Ihre Hauptaufgabe ist es, die Kraft vom Unterschenkel auf den Fuß zu übertragen. Die Achillessehne sorgt im Wesentlichen dafür, dass der Fuß gebeugt (Plantarflexion) und der Vorfuß nach unten gezogen wird. Dadurch können wir uns beim Gehen und Laufen mit dem Fuß kraftvoll vom Boden abdrücken. Theoretisch kann die Achillessehne bis zu 800 Kilogramm Last tragen.

Achillotendinopathie: Entzündung und Verdickung der Achillessehne

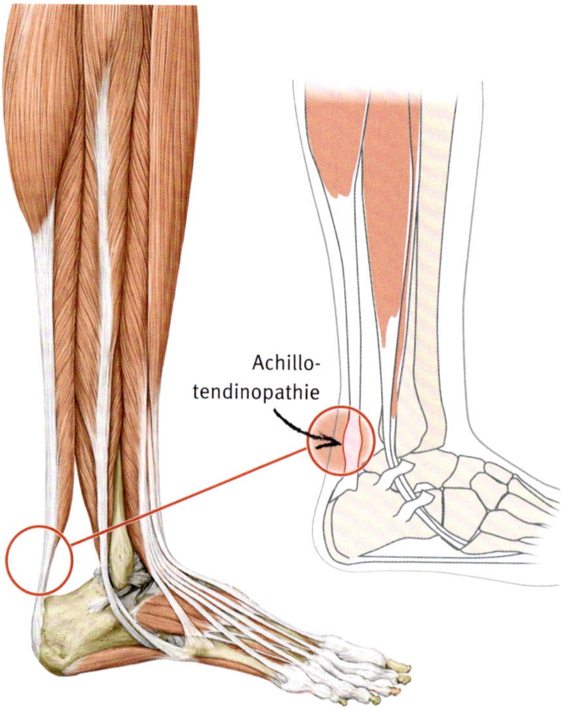


Schünke M, Schulte E, Schumacher U. Prometheus. LernAtlas der Anatomie. Allgemeine Anatomie und Bewegungssystem. Illustrationen von M. Voll und K. Wesker. 5. Aufl. Stuttgart: Thieme; 2018

Beim Laufen wirken mit jedem Schritt sogar Kräfte auf die Achillessehne, welche das Zehnfache des Körpergewichts überschreiten. Bei Sprungbewegungen entstehen sogar noch weitaus höhere Belastungen. Es ist also kein Wunder, dass die Achillessehne bei dieser Beanspruchung vor allem bei Sportlern sehr anfällig ist für Probleme durch Überlastungen und Verletzungen.

**Achillessehnenentzündung, -reizung (Achillotendinopathie)** Der Begriff »Achillodynie« bedeutet zunächst einmal nichts anderes als Achillessehnenschmerz. Was dieses Schmerzsyndrom auslöst, ist mit diesem Begriff nicht erfasst. Das Krankheitsbild, das diesem Schmerz zugrunde liegt, ist eine Achillessehnenentzündung bzw. -reizung (Achillotendinitis, Achillotendinopathie). Bestehen die Beschwerden mehrere Wochen und Monate, spricht man von einer chronischen Achillotendinopathie. Typischerweise sind die Schmerzen etwa 2 bis 8 cm oberhalb des Fersenbeines lokalisiert.

Das Achillessehnengewebe besitzt einen sehr langsamen Stoffwechsel. Eine Sehnenzelle teilt sich im Durchschnitt einmal in acht Wochen. Dies bedeutet, dass die Zellerneuerung der Sehne lange dauert und dass sich das Gewebe nur sehr langsam und in kleinen Schritten den Belastungen anpassen kann.

**Gewebeveränderungen** Untersucht man das Achillessehnengewebe von betroffenen Patienten mikroskopisch, lassen sich deutliche Veränderungen des Sehnengewebes im Vergleich zum gesunden Sehnengewebe feststellen. Die Achillessehne ist im Durchmesser insgesamt verdickt. Statt einer Dicke von normalerweise 4 bis 6 Millimetern beträgt die Dicke einer erkrankten Sehne oftmals 8 Millimeter oder mehr.

Aber auch die Gewebestruktur sieht anders aus: Es finden sich winzige Mikroeinrisse, die auf dem Boden der Überlastung entstanden sind. Man findet Anteile, in denen das gesunde Sehnengewebe durch Narbengewebe ersetzt ist. Diesen Prozess nennt man Sehnendegeneration. In diesen Regionen wurden die Gewebezellen und Kollagenfasern beschädigt und die Sehne hat es nicht geschafft, diese Stellen mit normalen Sehnengewebe zu heilen, sondern mit Ersatzgewebe. Dieses Reparaturgewebe besitzt nicht die Struktur und Funktion des normalen Sehnengewebes. Somit wird bei einer stark fortgeschrittenen Degeneration die Achillessehne geschwächt.

Die Achillotendinopathie geht aber nicht nur mit Gewebeveränderungen einher. Mit speziellen Ultraschalluntersuchungen (Power-Dopplersonographie) kann bei Betroffenen auch eine Zunahme der Durchblutung an der erkrankten Sehne nachgewiesen werden. Die Zunahme der kleinen Blutgefäße (Neokapillaren) wird als Zeichen für eine fehlgeschlagene Sehnenheilung gewertet. Nach wissenschaftlichen Untersuchungen geht man davon aus, dass diese Neogefäße in den benachbarten Nervenfasern für die Ausschüttung von Schmerzmediatoren (Botenstoffe) verantwortlich sind. Dies führt zu einem typischen Symptomenkomplex.

**Häufigste Ursache – zu starke und falsche Belastung** Die häufigste Ursache für die Schmerzen im Bereich der Achillessehne ist eine zu schnelle oder zu starke Belastungssteigerung, ohne dass die Sehne genügend Zeit zur Regeneration erhält.

Mit einer falschen Lauftechnik können Sie über längere Zeit Ihre Achillessehne schädigen. Wird die Ferse beim Laufen nicht richtig stabilisiert oder ist Ihre Wadenmuskulatur verkürzt, steigt die Belastung an der Achillessehne. Können Sie aufgrund von Problemen am Vorfuß nicht korrekt abrollen, wirkt sich dies ebenfalls auf die Achillessehne aus.

Aber nicht nur Sportler sind betroffen! Fehlstatiken des Fußes und des Sprunggelenks sowie Beinachsenfehlstellungen beeinflussen die Verlaufsrichtung und die Funktion der Achillessehne und können zu Problemen führen. Außerdem sind einige internistische Erkrankungen mit Achillessehnenbeschwerden assoziiert.

### Symptome – wie fühlt sich das an?

Sie laufen wie immer Ihre gewohnte Strecke im Wald und da zieht es nur mal kurz an der Achillessehne. »Ach, nicht so schlimm«, denken Sie, »das geht schon wieder vorbei.« Am Anfang ist tatsächlich meist noch gar nicht viel zu sehen oder zu tasten. Sie spüren hin und wieder einen Schmerz beim Belasten des Fußes und die Achillessehne ist druckempfindlich. Die Beschwerden treten nur sporadisch auf und klingen schnell wieder ab. Aber dann bemerken Sie morgens, wenn Sie aus dem Bett aufstehen, dass sich der Fuß steif anfühlt. Und irgendwann ist das nicht nur morgens so, sondern jedes Mal, wenn Sie sich vom Stuhl erheben. Ganz typisch: Anlaufschmerz, der nach einigen Schritten besser wird.

Nach einiger Zeit bemerken Sie beim Abtasten der Achillessehne eine Verhärtung und eine Verdickung. Das Gewebe um die schmerzhafte Zone ist geschwollen und sehr druckempfindlich. Die Beschwerden treten nicht nur beim Sport auf, sondern schränken Sie auch im Alltag ein.

Manche Betroffene haben starke Schmerzen, wenn sie versuchen, auf den Zehenspitzen zu stehen. Neben der schmerzhaften Verdickung der Sehne lassen sich oftmals auch

## Ursachen für Achillessehnenschmerzen

- plötzliche Steigerung des Trainingsumfangs bzw. zu hoher Trainingsumfang
- falscher Laufstil
- Bewegungseinschränkung am Vorfuß beim Abrollen
- muskuläre Dysbalancen, z. B. Verkürzung der Wadenmuskulatur
- Fehlstatik durch einen Beinlängenunterschied oder einen Beckenschiefstand
- Einschränkungen der Hüft- und Kniegelenkbeweglichkeit
- Achsenfehlstellung der Beine, z. B. O-Beine oder X-Beine
- Fehlstatik der Füße, z. B. Knick-Senkfuß oder Hohlfuß
- ungeeignetes (Lauf-)Schuhwerk
- alte Verletzungen der Achillessehne
- Übergewicht
- Rheuma
- Diabetes mellitus

Als weitere Risikofaktoren für Achillessehnenprobleme gelten das weibliche Geschlecht und Störungen des Fettstoffwechsels. Darüber hinaus werden auch genetische Faktoren vermutet, die den Kollagenstoffwechsel beeinflussen.

sehr schmerzhafte Triggerpunkte in der Wadenmuskulatur feststellen.

## Therapie – was wird getan?

Bevor eine Therapie begonnen wird, sollte zunächst die Ursache für Ihre Achillessehnenschmerzen gefunden werden. Naheliegend ist zunächst zu überprüfen, inwieweit Sie in letzter Zeit Ihre sportlichen Aktivitäten und Ihr Trainingspensum gesteigert haben. Aber das ist nicht alles! Gerade um zu verhindern, dass die Beschwerden immer wieder auftreten oder gar chronisch werden, müssen andere Ursachen ausgeschlossen werden. Dabei ist eine sorgfältige Untersuchung des Bewegungsapparates und insbesondere des Beckens, der Hüften und Kniegelenke und der Beine wichtig, um mögliche Dysbalancen oder Fehlstatiken zu erkennen. Eine Ganganalyse über einer Druckmessplatte kann weiteren Aufschluss über Gangauffälligkeiten und Fehlstellungen der Füße liefern.

**Duplexsonographie** Eine wichtige Rolle bei der Diagnostik von Achillessehnenbeschwerden spielt die hochauflösende Ultraschalluntersuchung (Sonographie) mit der sog. farbkodierten Duplexsonographie. Damit können Verdickungen der Sehne, Strukturveränderungen des Sehnengewebes wie z. B. kleine Teileinrisse bedingt durch Gewebeuntergang und vor allem kleine Gefäße erkannt werden. In bestimmten Fällen wie z. B. bei dem Verdacht eines Teileinrisses ist die Durchführung einer Kernspintomographie der Achillessehne sinnvoll.

**Schmerzen lindern – Gewebe regenerieren**

Zunächst gilt es einmal, die schmerzhaften Symptome zu behandeln. Die Einnahme von Schmerzmitteln, das Tragen einer Bandage am Sprunggelenk oder die Anwendung von Tapeverbänden kann schmerzlindernd wirken und in der akuten Situation helfen. Ziel sollte aber sein, dem Sehnengewebe zur Regeneration zur verhelfen. Mit physiotherapeutischen Maßnahmen wie manueller Therapie und einer Triggerpunktbehandlung wird das Gewebe bearbeitet.

Als ärztliche Behandlungsmaßnahme können Medikamente an die Sehne injiziert werden, welche die Regeneration fördern sollen. Hierzu eignen sich Hyaluronsäure und sog. autologes konditioniertes Plasma (ACP). Bei dieser Eigenbluttherapie werden Ihnen ca. 10 Milliliter Blut entnommen und mit einer Technik aufbereitet, bei der die weißen Blutkörperchen (Thrombozyten) aufgefangen werden. Die Thrombozyten enthalten Wachstumsfaktoren, welche die Geweberegeneration positiv beeinflussen. Vorsicht geboten ist bei Kortisoninjektionen. Kortison ist zwar ein Medikament, welches die Entzündung an der behandelten Körperstelle reduzieren kann und kurzzeitig schnelle Linderung verschafft, aber eine häufige oder falsche Anwendung kann auch zu einer Schädigung der Achillessehne führen.

Sehr gute Effekte werden mit der Stoßwellentherapie erreicht. Diese Therapieform ist ebenfalls eine ärztliche Tätigkeit. Bei der Behandlung werden energiereiche Schallwellen auf die schmerzhafte Stelle der Achillessehne gegeben, um die Geweberegeneration in Gang zu setzen und zu beschleunigen. Eine weitere Behandlungsmöglichkeit ist die Verödung der entzündlichen Neogefäße.

Um einen langfristigen Erfolg zu erzielen, ist es wichtig, Muskeldysbalancen und Achsenfehlstellungen zu beheben. Hierbei kann Sie

## Stoßwellentherapie – was ist das eigentlich?

Hören Sie das Wort »Stoßwellentherapie«, haben Sie sicherlich ein Bild vor Augen, wie etwas zertrümmert wird. So war es ursprünglich auch: Mithilfe von Stoßwellen wurden Nierensteine zerkleinert. In der Orthopädie werden die Stoßwellen schonender eingesetzt.

Stoßwellen sind energiereiche, mechanische Wellen, die elektromagnetisch oder piezoelektrisch erzeugt werden. Um diese Wellen in die Tiefe des Körpers zu übertragen, setzt der Therapeut ein Handstück auf die zu behandelnde Region. Dabei wird die Energie der übertragenen Wellen ähnlich wie bei Licht mit einem Brennglas gebündelt und gezielt auf einen Wirkort gerichtet. Man unterscheidet die fokussierte Stoßwelle, die kürzer, intensiver und zielgenauer ist, und die radiale Stoßwelle, die energieärmer ist und sich eher flächig ausbreitet.

Die Stoßwellen steigern in der behandelten Region die Durchblutung und kurbeln den Zellstoffwechsel an. Es werden körpereigene Botenstoffe gebildet, welche die Regeneration und die Neubildung von Gewebe fördern. Die Wirksamkeit von Stoßwellen ist mittlerweile in vielen wissenschaftlichen Studien nachgewiesen. Sie unterstützen den Heilungsprozess bei Sehnenreizungen und fördern die Wundheilung und sogar das Knochenwachstum bei Knochenbrüchen.

Eine Behandlung dauert etwa 10 bis 15 Minuten. In den meisten Fällen sind etwa fünf bis sechs Anwendungen in Abständen von ein bis zwei Wochen sinnvoll. Da die Anwendung schmerzarm ist, brauchen Sie weder eine Narkose noch eine lokale Betäubung. Nach der Stoßwellensitzung dürfen Sie das behandelte Gebiet normal belasten, sollten allerdings für den Tag mit sportlichen Aktivitäten pausieren.

eine Versorgung mit Einlagen, die individuell an Ihre Situation angepasst sind, unterstützen.

### Machen! Was können Sie selbst tun?

Das A und O bei der Behandlung von Achillessehnenproblemen sind Eigenübungen. Ein ganz wesentlicher Bestandteil ist das exzentrische Training (Zehenstand am Treppenrand, Seite 144), das bei korrekter Durchführung die Schmerzen um 50 bis 70 Prozent reduzieren kann. Aber bedenken Sie bitte: Der Stoffwechsel der Achillessehne ist kein ICE. Die Regeneration verläuft langsam. Geduld ist gefragt und lohnt sich! Bleiben Sie am Ball, auch wenn Sie in den ersten Wochen noch keinen großen Effekt wahrnehmen! Da die Achillessehne die Fortsetzung der Wadenmuskulatur ist, sollten Sie die Wade nicht außer Acht lassen. Regelmäßiges Dehnen und Anwenden einer Faszienrolle ist wirkungsvoll, wenn Sie Achillessehnenbeschwerden haben (Wadenstretch, Seite 130). Lösen Sie auf diese Weise die Verklebungen der Faszien, des Bindegewebes, und lockern Sie Muskelverkürzungen. Dies ist nicht nur hilfreich, wenn Sie schon Achillessehnenprobleme haben. Diese Anwendungen eignen sich auch wunderbar, um das Risiko von Achillessehnenproblemen zu senken.

Liegt bei Ihnen eine Fußfehlstellung oder eine Störung der Beinstatik infolge von Muskelungleichgewichten oder Haltungsschwächen vor, denken an Sie Kräftigungs- und Stabilisierungsübungen. Durch gezielte Übungen können Sie die Achillessehne wieder ins Lot bringen.

**Empfohlene Übungen** Alltag: Fußdirigent (Seite 126), Wadenstretch (Seite 130), Fußwippe (Seite 132)
Spezial: Zehenstand am Treppenrand (Seite 144), Feinschliff (Seite 148), Türsteher (Seite 153)
Test als Übung: Test 1 (Seite 34), 4 (Seite 37), 5 (Seite 38), 6 (Seite 40), 7 (Seite 41)

**Die richtige Dosis an Belastung** Eine interessante Erkenntnis aus verschiedenen wissenschaftlichen Untersuchungen ist, dass auch eine erkrankte Achillessehne belastet werden sollte. Eine komplette Sportpause ist nicht zwingend erforderlich. Im Gegenteil! Eine Nichtbelastung des Sehnengewebes führt zu einer Störung des Kollagenstoffwechsels, was sich negativ auf die Sehnenheilung auswirkt. Also, runter von der Couch! Wichtig ist eine moderate Belastung in Absprache mit dem Arzt. Mehrere kurze dosierte Trainingseinheiten sind sinnvoller als eine lange intensive Belastungseinheit.

**Trainingsplan anpassen** Lassen Sie das Kind gar nicht erst in den Brunnen fallen. Sie können Achillessehnenprobleme vermeiden. Wenn Sie planen, Ihre sportlichen Aktivitäten zu steigern, passen Sie Ihren Trainingsplan langsam an. Erhöhen Sie die Belastungsintensität und die Belastungsdauer schrittweise und um maximal 10 bis 20 Prozent pro Woche. Verteilen Sie Ihr Wochenpensum lieber auf mehrere kurze Trainingseinheiten, statt alles an einem Tag zu leisten.

# Achillessehnenriss

**Ein peitschenartiger Knall und dann ein heftiger stechender Schmerz oberhalb der Ferse – das sind die typischen Anzeichen für einen Achillessehnenriss (Achillessehnenruptur). Nun ist schnelle Hilfe erforderlich.**

Beim Achillessehnenriss kann der Fuß nicht mehr richtig abgerollt werden, beim Gehen fehlt die Kraft im Fuß und schnell machen sich eine Schwellung und ein Bluterguss bemerkbar.

## Ursachen

Die häufigste Ursache für einen Achillessehnenriss ist nicht etwa eine äußere Gewalteinwirkung durch einen spitzen Gegenstand, sondern meist reißt die Achillessehne während einer sportlichen Aktivität. Wenn eine plötzliche starke Beanspruchung die Belastungsgrenze des Sehnengewebes überschreitet, halten die Sehnenfasern der Last nicht stand. Nicht nur schnelle Richtungswechsel, Sprünge, schnelle Sprints und jähes Abstoppen beim Sport, sondern auch wenn Sie zum Zug sprinten ... all dies sind Situationen, in denen die Achillessehne ruckartig stark belastet wird.

Männer ziehen sich etwa zehnmal häufiger eine Achillessehnenruptur zu als Frauen. Die Verletzung tritt vor allem in der Altersgruppe der 30- bis 50-Jährigen auf. Besonders hoch ist das Risiko bei untrainierten oder nur unregelmäßig trainierenden Menschen. In den meisten Fällen war das Gewebe aber bereits vorher geschädigt und damit geschwächt – völlig intakte Achillessehnen reißen äußerst selten.

Als Risikofaktoren gilt vor allem eine schon vorher bestehende degenerative Sehnenveränderung (Kapitel Achillessehnenschmerz, Seite 68). Erkrankungen wie Rheuma und Diabetes mellitus (Zuckerkrankheit) sowie die langfristige Einnahme von Kortison und bestimmter Antibiotika können ebenfalls zu einer Schwächung des Sehnengewebes führen und damit einen Riss begünstigen.

## So wird ein Achillessehnenriss festgestellt

Schon durch die Schilderung des Unfallhergangs mit einem ruckartigen Schmerz und einem peitschenähnlichen Knall kann der Arzt schnell auf eine Achillessehnenruptur schließen. Der Kraftverlust führt dazu, dass Sie den betroffenen Fuß nicht mehr richtig abrollen können. Die Unfähigkeit, mit dem verletzten

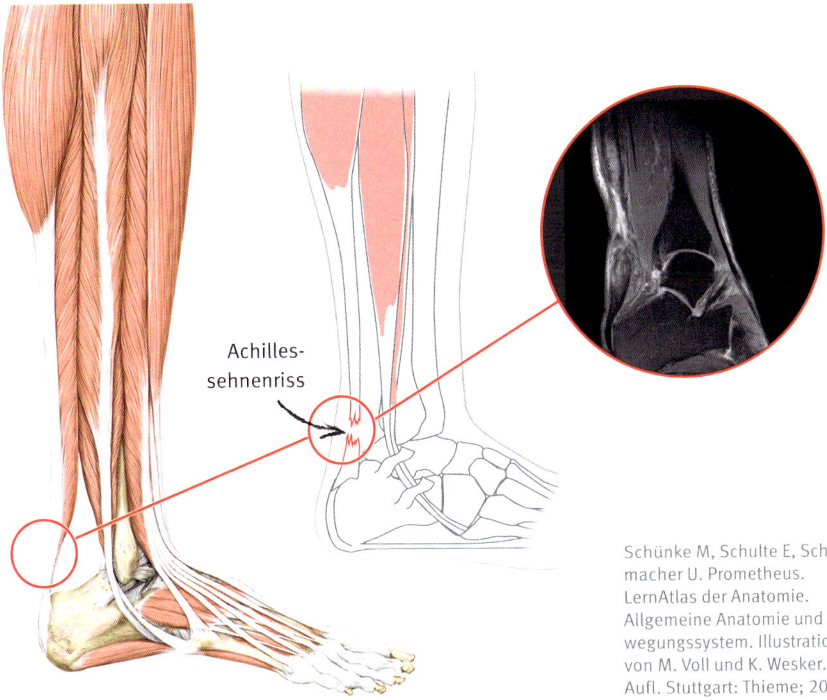


Schünke M, Schulte E, Schumacher U. Prometheus. LernAtlas der Anatomie. Allgemeine Anatomie und Bewegungssystem. Illustrationen von M. Voll und K. Wesker. 5. Aufl. Stuttgart: Thieme; 2018

Achillessehnenriss

Bein auf den Zehenspitzen zu stehen, deutet darauf hin, dass die Achillessehne verletzt ist. Beim Abtasten der Ferse und Wade ist eine typische Delle ca. 2 bis 5 cm oberhalb des Ansatzpunktes der Sehne am Fersenbein erkennbar. Dies ist die typische Lokalisation für einen Achillessehnenriss, da die Sehne in diesem Areal schlecht durchblutet ist.

Ein verlässlicher Funktionstest ist der sogenannte Thompson-Test (Wadenkneiftest): Hierfür begeben Sie sich auf der Untersuchungsliege in Bauchlage, sodass die Füße über das Ende der Liege hinausragen und frei hängen. Nun drückt der Arzt Ihre Wadenmuskulatur kräftig zusammen. Da die Achillessehne die Wadenmuskulatur mit der Ferse verbindet (Kapitel Anatomie, Seite 20), bewegen sich im gesunden Zustand der Fuß und die Zehen nach unten in Richtung Fußsohle (Plantarflexion). Ist die Achillessehne vollständig gerissen, ist dieser Reflex nicht auslösbar.

Um die Verdachtsdiagnose zu erhärten, eignet sich die Ultraschalluntersuchung (Sonographie). Bei einer Ruptur sind die Rissstelle und die Lücke zwischen den gerissenen Sehnenenden darstellbar. Gelegentlich ist der Befund bei der Sonographie nicht ganz eindeutig erkennbar, z. B. wenn nur ein Teilriss vorliegt. Dann hilft eine Kernspintomographie (Magnetresonanztomographie, MRT) weiter, die Diagnose genauer abzuklären.

## Therapie

Bereits am Unfallort können Sie selbst etwas gegen die Beschwerden tun. Beherzigen Sie dafür die sogenannte PECH-Regel: P – Pause/E – Eis/C – Kompression/H – Hochlegen

Entlasten Sie Ihr Bein und lagern Sie es hoch. Wenn möglich, kühlen Sie die Fersenregion und legen Sie einen Druckverband an, um eine beginnende Schwellung abzumildern.

Eine Achillessehnenruptur muss fachgerecht behandelt werden, um die ursprüngliche kraftvolle Funktion der Achillessehne wiederherzustellen. Es gibt zwei Behandlungsoptionen: die konservative Therapie, also die nichtoperative Methode, sowie den operativen Eingriff.

**Konservative Therapie** Eine nichtoperative Behandlung einer Achillessehnenruptur ist nur möglich, wenn die Sehne entweder nicht komplett durchgerissen ist, d. h., wenn nur ein Anriss oder Teilriss besteht, oder wenn die gerissenen Sehnenenden noch ausreichend Kontakt haben. Dies wird vom Arzt in der Ultraschalluntersuchung überprüft. Legen sich die Rupturenden in der Spitzfußposition (Plantarflexionsstellung des Fußes) gut aneinander, kann auf eine Operation verzichtet werden.

**Operative Therapie** Liegen die gerissenen Sehnenenden zu weit voneinander entfernt, finden sie ohne operativen Eingriff keinen Kontakt zueinander und können nicht korrekt heilen. Um die Kontinuität der Achillessehnen wiederherzustellen, werden in solchen Fällen die beiden Sehnenstümpfe vom Operateur zusammengefügt und fest vernäht.

Sowohl nach der OP als auch bei der konservativen Therapie muss eine spezielle Nachbehandlung erfolgen, damit die Achillessehne stabil und sicher heilen kann. Ihr Unterschenkel und Fuß werden in der Regel für acht Wochen mit einem Spezialstiefel ruhig gestellt. Anfänglich wird der Fuß einige Wochen in der Spitzfußstellung gehalten. Die Position reduziert den Zug an der Achillessehne, sodass die Risszone nicht unter Spannung gerät und die Enden der Sehne eine gute Adaptation behalten. Die Steilstellung des Fußes wird im Verlauf immer weiter reduziert und der normalen Position (Neutralstellung) des Fußes angeglichen.

Zusätzlich muss das Bein in den ersten Wochen entlastet werden, so dass Sie zunächst mit Unterarmgehhilfen versorgt werden. Später darf in dem Spezialstiefel eine Vollbelastung erfolgen. Wichtig ist eine intensive physiotherapeutische Begleitung beim Belastungs- und Bewegungsaufbau. Mit gezielten Übungen wird die Beweglichkeit des Sprunggelenks sowie die Muskulatur trainiert, damit Sie schnell wieder auf die Beine kommen. Diese dürfen erst durchgeführt werden, wenn der Achillessehnenriss sicher verheilt ist. Halten Sie dazu in jedem Fall vorher Rücksprache mit Ihrem Arzt.

**Empfohlene Übungen** Alltag: Fußdirigent (Seite 126), Wadenstretch (Seite 130), Fußwippe (Seite 132)
Spezial: Zehenstand am Treppenrand (Seite 144), Feinschliff (Seite 148), Türsteher (Seite 153)
Test als Übung: Test 1 (Seite 34), 4 (Seite 37), 5 (Seite 38), 6 (Seite 40), 7 (Seite 41)

**Kontroverse Diskussion** Da die Behandlung nach der operativen Sehnennaht und bei der konservativen Therapie im Wesentlichen identisch sind, stellen Patienten häufig die Frage nach den Vor- und Nachteilen der Operation. Bei jedem operativen Eingriff gibt es natürlich, auch wenn sie nur im geringen Maße bestehen, allgemeine OP-Risiken, die bedacht werden müssen, wie z. B. Gefäß- oder Nervenverletzung, Wundheilungsstörungen oder Infektionen. Dies gilt natürlich auch für die Achillessehnenoperation, egal ob der Eingriff über einen Hautschnitt oder minimalinvasiv durchgeführt wird.

Dem gegenüber steht das Risiko eines wiederholten Achillessehnenrisses nach einer verheilten Erstruptur (sogenannte Reruptur). Viele wissenschaftliche Studien zeigen, dass die Gefahr nach der operativen Behandlung niedriger ist. Nach einer OP beträgt die Rate der Rerupturen 2,3 Prozent, mit der konservativen Therapie liegt das Risiko bei 3,9 Prozent und ist damit signifikant höher. Weitere Untersuchungen deuten darauf hin, dass eine etwas höhere Belastbarkeit und eine bessere Funktionsfähigkeit und Kraft nach einer Operation zu erwarten ist.

Dennoch muss gut abgewogen werden, ob eine OP wirklich ratsam ist. Bei sportlich weniger aktiven oder auch älteren Menschen mit normalen Belastungsansprüchen sind häufig subjektiv gar keine Unterschiede zwischen dem Ergebnis der operativen oder konservativen Behandlung spürbar. Deshalb wird bei sportlich (nicht) mehr so aktiven Personen und bei Menschen, bei denen Vor- oder Begleiterkrankungen die OP erschweren, tendenziell eher eine konservative Maßnahme empfohlen, um mögliche Komplikationen eines operativen Eingriffs zu vermeiden.

Welche Behandlungsmethode in Ihrem Fall geeignet ist, wird Ihr Arzt individuell mit Ihnen abstimmen. Faktoren wie Ihr Alter und mögliche Begleitverletzungen oder bestehende Erkrankungen spielen dabei ebenso eine Rolle wie Ihr Wunsch nach der zukünftigen (beruflichen und sportlichen) Belastbarkeit der Sehne.

## Oberer Fersenschmerz – au Hacke!

Aufgrund des Verlaufs der Achillessehne mit ihrem Ansatzpunkt am hinteren Fersenbein scheint es naheliegend, dass der Achillessehnenschmerz und die Beschwerden am hinteren Fersenbein oftmals in einen Topf geworfen werden. Es handelt sich hierbei aber um zwei grundsätzlich unterschiedliche Krankheitsbilder. Auch die schmerzauslösenden Ursachen sind vollkommen verschieden. Lassen Sie uns einen näheren Blick darauf werfen.

### Anatomie – was schmerzt genau und warum?

Die Achillessehne ist die sehnige Verlängerung des dreiköpfigen Wadenmuskels (bestehend aus dem Schollenmuskel Musculus soleus und dem zweiköpfigen Zwillingsmuskel Musculus gastrocnemius) und setzt an der Rückfläche des Fersenbeines an. Die Ansatzzone ist eine flächige und fächerförmige Zone von vier bis fünf Zentimeter Breite. Die Sehnenfasern umschließen das Fersenbein fast vollständig.

**Verkalkungen** In dieser Zone können Veränderungen wie Verknöcherungen (Ossifikationen) entstehen. Diese werden auch häufig als Verkalkungen bezeichnet. Wie es genau zu solchen Verknöcherungen kommt, ist nicht vollständig geklärt. Man vermutet, dass eine Minderdurchblutung des Sehnenansatzes am Knochen solche Prozesse in Gang setzt. Möglicherweise spielen aber auch Umbauprozesse eine Rolle. So findet man solche Entwicklungen gehäuft nach Verletzungen und dauerhaften Überlastungen der Sehne, bei denen das Sehnengewebe kleine Risse bildet. Die Ursachen für die Überbeanspruchung des Sehnenansatzes entsprechen denen der Achillodynie – also dem Sehnenschmerz oberhalb des Fersenbeines: Schiefstellungen der Hüfte, der Beine oder Füße, inadäquate Belastungssteigerungen, verkürzte Wadenmuskulatur, aber auch internistische Erkrankungen.

Im Rahmen eines gesunden Reparaturprozesses im Körper wandern sog. Stammzellen in die beschädigte Zone ein, die sich normalerweise in Zellen umwandeln, die dort im Gewebe ansässig sind. Es kann aber auch passieren, dass die Zellen sich nicht in Seh-

### Ursachen für den oberen Fersenschmerz

- Fehlstatik durch einen Beinlängenunterschied oder einen Beckenschiefstand
- Einschränkungen der Hüft- und Kniegelenkbeweglichkeit
- Achsenfehlstellung der Beine, z. B. O-Beine oder X-Beine
- Fehlstatik der Füße, z. B. Knick-Senkfuß oder Hohlfuß
- Bewegungseinschränkung am Vorfuß beim Abrollen
- muskuläre Dysbalancen, z. B. Verkürzung der Wadenmuskulatur
- plötzliche Steigerung des Trainingsumfangs bzw. zu hoher Trainingsumfang
- falscher Laufstil
- ungeeignetes (Lauf-)Schuhwerk
- Übergewicht
- Rheuma
- Diabetes mellitus

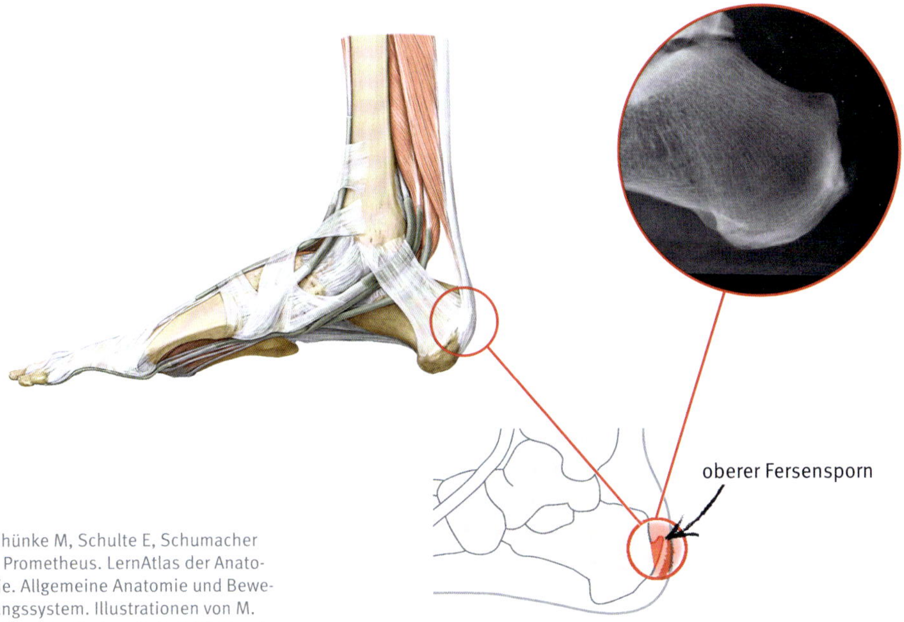


Schünke M, Schulte E, Schumacher U. Prometheus. LernAtlas der Anatomie. Allgemeine Anatomie und Bewegungssystem. Illustrationen von M. Voll und K. Wesker. 5. Aufl. Stuttgart: Thieme; 2018

Oberer Fersensporn an der Rückfläche des Fersenbeines

nenzellen, sondern in Osteoblasten (knochenproduzierende Zellen) umwandeln. Diese produzieren eine Knochengrundsubstanz (Osteoid), die mineralisiert. So entstehen einzelne Verknöcherungspunkte.

**Oberer Fersensporn** Neben diesen Verknöcherungen können sich auch Knochensporne (Exophyten) bilden. Der Sporn, der auf der Rückfläche des Fersenbeines entsteht, liegt im Gewebe der Achillessehne und wird als oberer Fersensporn bezeichnet. Für die Exophyten werden ähnliche Entstehungsmechanismen wie bei den Ossifikationen diskutiert. Eine andere Theorie besagt, dass eine solche Spornbildung durch ungewöhnlich starken Sehnenzug die Knochenhaut anregt, neuen Knochen zu bilden. Unterm Strich scheint also eine Art Fehlregulation des Sehnengewebes zugrunde zu liegen. Nicht auszuschließen sind aber auch eine genetische Veranlagung.

**Haglundferse** Vom oberen Fersensporn zu unterscheiden ist die sogenannte Haglundferse. Dieser Begriff beschreibt eine Veränderung des Fersenbeinknochens. Das Fersenbein besitzt von Natur aus im hinteren Teil einen kräftigen Höcker (Tuber calcanei). Ist dieser Höcker größer als gewöhnlich, wird dies als Haglundferse bezeichnet. Zwischen dem Fersenhöcker und der Achillessehne befindet sich ein Schleimbeutel (Bursa). Durch zu starken Druck, z. B. aufgrund eines großen Höckers, kann es zu einer schmerzhaften Schleimbeutelentzündung kommen.

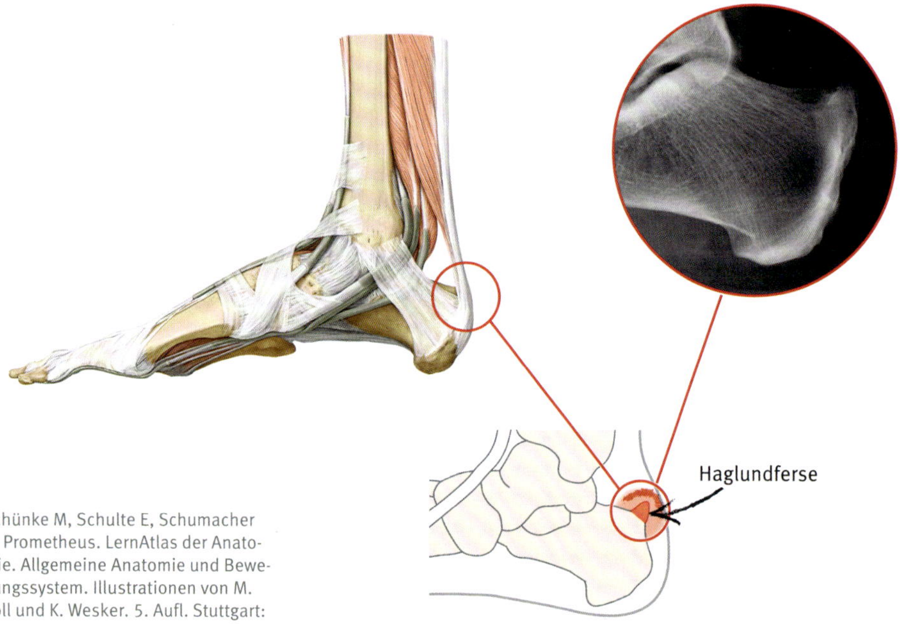


Schünke M, Schulte E, Schumacher U. Prometheus. LernAtlas der Anatomie. Allgemeine Anatomie und Bewegungssystem. Illustrationen von M. Voll und K. Wesker. 5. Aufl. Stuttgart: Thieme; 2018

## Haglundferse

### Symptome – wie fühlt sich das an?

Prinzipiell sind eine Verknöcherung der Achillessehne, ein Sporn oder ein großer Fersenbeinhöcker keine bösartige Erkrankung. Und nicht immer schmerzen solche Veränderungen. Im Gegenteil, in sehr vielen Fällen haben Menschen sogar solche Veränderungen am Körper und bemerken dies gar nicht. Vielleicht haben Sie ja auch einen Fersenbeinhöcker oder einen Sporn? Aber weil es nicht weh tut, wissen Sie nichts davon. Dann machen Sie sich bitte keine Sorgen! Wenn Sie keine Symptome spüren, ist auch keine Behandlung erforderlich. Nur wenn es schmerzt, sollten Sie Therapiemaßnahmen ergreifen.

Wenn eine Haglundferse oder ein oberer Fersensporn oder eine Ansatzverkalkung der Achillessehne Schmerzen bereiten, kann das zwei Gründe haben. Zum einen liegt je nach Größe der Knochenbildung ein mechanisches Problem vor. Denn wenn sich die Ferse durch den zusätzlichen Knochen sehr stark nach hinten vorwölbt, drückt im wahrsten Sinne des Wortes der Schuh. Dann wird das Tragen von geschlossenen und festen Schuhen zur Qual. Zum anderen wird der Schmerz ausgelöst durch die Tendinopathie, die wie oben beschrieben auf dem Boden von Mikroverletzungen der Sehne entsteht – und zwar in der Ansatzzone (Insertion) der Achillessehne, wo sie am Fersenbein angewachsen ist. Man bezeichnet diese Veränderungen daher als Insertionstendinopathie. Die Beschwerden sind denen der Achillodynie sehr ähnlich, nur weiter unten auf der Rückseite der Ferse: eine Schwellung und ein Druckschmerz am Achillessehnenansatz. Die Verknöcherungen sind oftmals sogar tastbar. Der Anlaufschmerz im Anfangsstadium und später die konstanten Beschwerden bei Belastung sind die typischen Symptome.

## Therapie – was wird getan?

Die Knochenveränderungen an sich schmerzen nicht zwangsläufig. Der Schmerz entsteht bei diesem Krankheitsbild meist erst, wenn sich der Schleimbeutel entzündet (Bursitis) oder wenn die Achillessehne auf den Druck reagiert. Es sind dann die gleichen Gewebedegenerationen in der Ansatzzone der Sehne zu finden wie bei der Achillodynie, die etwa 5 bis 10 cm oberhalb der Sehnenanheftung lokalisiert ist. Deshalb ist das Ziel der Therapie, die Bursitis und die Veränderungen im Gewebe zu behandeln. Auch beim oberen Fersenschmerz können daher die Injektionen mit autologem konditioniertem Plasma und Hyaluronsäure helfen, die Geweberegeneration der Achillessehne anzustoßen. Die Stoßwellentherapie unterstützt die Reparatur der Sehnenfasern.

**Weite Fersenkappe – mehr Raum** Eine Einlagenversorgung ist beim oberen Fersenschmerz kontraproduktiv. Sie werden die höchstwahrscheinlich als unangenehm empfinden, da die Einlage den Schuhinnenraum verkleinert. Ihr Fuß hat folglich noch weniger Platz im Schuh und der Druck auf die Ferse erhöht sich dadurch. Das Gegenteil kann helfen. Eine fachgerechte Weitung der Fersenkappe durch einen Orthopädieschuhtechniker entlastet den Druck und gibt Ihrem Fersenbein wieder mehr Raum.

## Machen! Was können Sie selbst tun?

Bei Ihrem individuellen Übungsprogramm für die Insertionstendinopathie gelten die gleichen Prinzipien wie beim Achillessehnenschmerz: Sie können die Symptome lindern durch

- regelmäßige exzentrische Trainingseinheiten (Zehenstand am Treppenrand, Seite 144, Feinschliff, Seite 148)
- und indem Sie verklebte Muskulatur und Faszien im Bereich der Waden mit Dehnungsübungen und der Faszienrolle lockern und dehnen (Wadenstretch, Seite 130).

Auch wenn erfahrungsgemäß der obere Fersenschmerz etwas weniger gut auf diese Maßnahmen anspricht als die Achillessehnenreizung, lassen Sie sich nicht entmutigen! Bilden sich die Entzündung der Sehne und des Schleimbeutels zurück, spüren Sie oftmals eine deutliche Linderung. Die Exostosen bzw. die Ossifikationen sind dann natürlich noch vorhanden. Dies ist aber nicht schlimm, wenn sie nicht schmerzen. Eine Operation zur Entfernung dieser Knochenformationen ist nur erforderlich, wenn sie so groß sind, dass sie störend wirken, oder wenn die Achillessehnenreizung und die Schleimbeutelentzündung trotz der Therapiemaßnahmen nicht abklingen.

**Empfohlene Übungen** Alltag: Fußdirigent (Seite 126), Wadenstretch (Seite 130), Fußwippe (Seite 132)
Spezial: Zehenstand am Treppenrand (Seite 144), Feinschliff (Seite 148), Türsteher (Seite 153)
Test als Übung: Test 1 (Seite 34), 4 (Seite 37), 5 (Seite 38), 6 (Seite 40), 7 (Seite 41)

## Unterer Fersenschmerz – Sporn oder Plantarfasziitis?

Wenn auf Schritt und Tritt die Ferse schmerzt, als träte man auf einen Nagel, denken Sie bestimmt als Erstes an einen Fersensporn. Dabei ist der Kalkhöcker, der sich auf dem Röntgenbild auf der Unterseite des Fersenbeines zeigt, im Grunde harmlos und kann in der Regel nichts für die stechenden Schmerzen. Ein Fersensporn ist ein häufiger Zufallsbefund beim Röntgen der Füße. Etwa 10 bis 15 Prozent der Bevölkerung weisen eine solche Veränderung auf, ohne überhaupt Beschwerden zu haben. Umgekehrt findet man bei nur etwa der Hälfte der Patienten mit Fersenschmerzen im Röntgenbild tatsächlich einen Sporn. Ist der Sporn also gar nicht der Übeltäter?

### Anatomie – was schmerzt genau und warum?

Noch immer sprechen viele fälschlich vom Fersensporn, wenn es an der Hacke sticht. Dabei handelt es sich um eine schmerzhafte Entzündung der Plantarsehne. Die Plantarsehne (Plantaraponeurose) ist eine kräftige Sehnenplatte (Faszie) an der Fußsohle. Sie grenzt hinten an das Fersenbein und zieht zum Vorfuß und ist dort mit den Mittelfußknochen und den Zehen verbunden. Die Plantarfaszie hält an der Unterseite des Fußes die Spannung und trägt wesentlich zur Bildung des Längsgewölbes bei (Kapitel Fußstatik, Seite 23). Sie federt beim Auftreten den Schwung nach unten ab, so dass der Fuß gedämpft auf dem Boden landet. Bei

▼ Unterer Fersensporn an der Unterseite des Fersenbeines

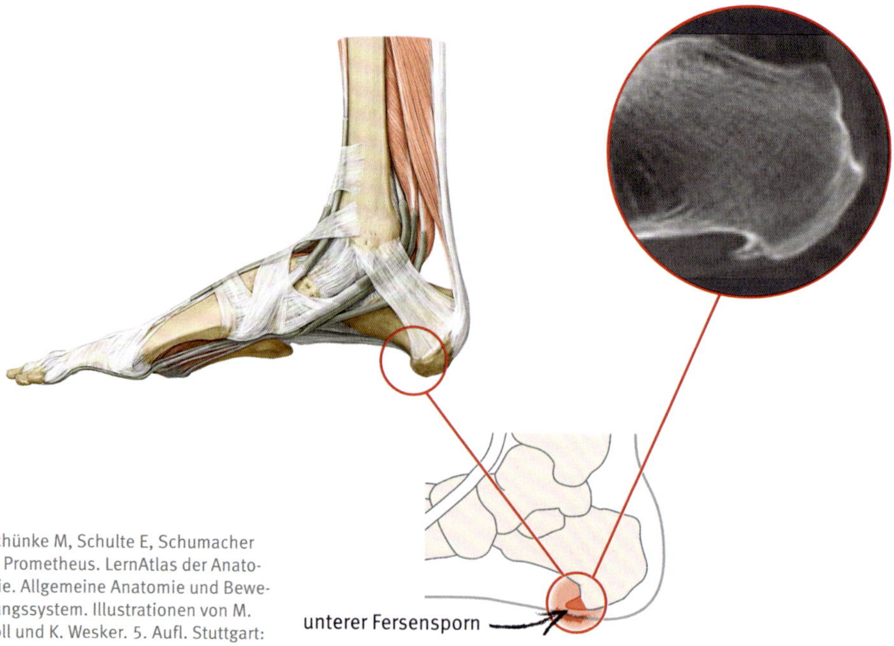


Schünke M, Schulte E, Schumacher U. Prometheus. LernAtlas der Anatomie. Allgemeine Anatomie und Bewegungssystem. Illustrationen von M. Voll und K. Wesker. 5. Aufl. Stuttgart: Thieme; 2018

## Ursachen für den unteren Fersenschmerz

- Fehlstatik durch einen Beinlängenunterschied oder einen Beckenschiefstand
- Einschränkungen der Hüft- und Kniegelenkbeweglichkeit
- Achsenfehlstellung der Beine, z. B. O-Bein oder X-Bein
- Fehlstatik der Füße, v. a. Hohlfuß
- Bewegungseinschränkung am Vorfuß beim Abrollen
- muskuläre Dysbalancen, z. B. Verkürzung der Wadenmuskulatur
- plötzliche Steigerung des Trainingsumfangs bzw. zu hoher Trainingsumfang
- falscher Laufstil
- ungeeignetes (Lauf-)Schuhwerk
- Übergewicht
- Rheuma
- Diabetes mellitus

jedem Schritt spannt und entspannt sich die Sehnenplatte im Wechsel und gibt Ihrem Fuß Stabilität, während Sie mit Ihrem Körpergewicht auftreten. Stellen Sie sich vor, Sie müssten im Fitnessstudio unentwegt Ihren Bizeps anspannen und entspannen und dabei 70 bis 80 Kilogramm stemmen. Wenn wir uns dies vor Augen führen, wird die enorme Arbeit, die diese Sehnenplatte bei jedem Schritt leistet, deutlich. Daher ist auch die Plantarsehne genauso wie die Achillessehne anfällig für Überlastungen und Verletzungen.

**Entzündungen der Plantarsehne** Ähnlich wie beim oberen Fersensporn ist auch der Mechanismus für die Entstehung des unteren Fersensporns ist nicht eindeutig geklärt. Es werden die gleichen Gründe wie für den oberen Fersensporn vermutet (Kapitel Oberer Fersenschmerz, Seite 78). Nach kleinen Rissbildungen führt die fehlgesteuerte Zellheilung zur Entwicklung von Knochenzellen statt Sehnenzellen und es bildet sich eine Gewebeverkalkung bzw. -verknöcherung in Form eines Höckers. Ganz ausgeschlossen ist aber auch nicht, dass die enormen Zugbelastungen am Plantarsehnenansatz zu einer Anregung der Knochenbildung führt. Wie Sie bereits wissen, ist der Sporn nicht die Schmerzursache. Da der Mensch an der Unterseite der Ferse ein sehr breites Fettpolster als Dämpfungsschutz besitzt, ist der untere Fersensporn in der Regel noch nicht einmal tastbar. Sondern die Entzündung und die Reparaturprozesse mit den entzündlichen kleinen Blutgefäßen (Neogefäße) im umliegenden Sehnengewebe sind der Auslöser für Ihre Beschwerden. Es tritt eine Sehnendegeneration und eine Verdickung der Sehne insbesondere an der Anheftungszone ein. Diesen Zustand nennt man Plantarfasziitis.

Eine weitere Parallele der Plantarfasziitis zum oberen Fersenschmerz und zur Achillessehne sind die Ursachen für die Entstehung der Erkrankung. Auf den ersten Blick mag es nicht schlüssig erscheinen, dass verkürzte Wadenmuskeln zu Problemen an der Fußsohle führen. Dies lässt sich aber biomechanisch einfach erklären. Sie können es selbst sehr gut ausprobieren! Ziehen Sie Ihre Zehen hoch und Sie merken, wie sich die Achillessehne dehnt. Wenn die Wadenmuskeln und die Achillessehne zu kurz und weniger dehnbar sind, kann der Fuß weniger gut angehoben werden. Dies führt beim Gehen zu einem veränderten Fersenauftritt. In der Folge kann sich eine Fehlbelastung an der Ansatzzone der Plantarsehne entwickeln.

Eine Fußfehlstellung, die sehr häufig mit einem unteren Fersenschmerz einhergeht, ist der Hohlfuß. Bei dieser Fußform ist das Fußlängsgewölbe angehoben und der Spann ist stark nach oben gewölbt. Durch die ausgeprägte Krümmung des Längsgewölbes ist die Plantaraponeurose verkürzt und steht an ihrer Anheftungsstelle unter höherer Spannung. Zudem steht das Fersenbein steiler als gewöhnlich.

Ein ganz wichtiger Faktor beim unteren Fersenschmerz ist das Körpergewicht. Je mehr der Fuß tragen muss, desto eher ist er überlastet, insbesondere an der Ferse, die unser Körpergewicht abfedert und auffängt.

## Symptome – wie fühlt sich das an?

Der Start in den Tag ist beschwerlich: Sie stehen morgens auf und schon die ersten Schritte fühlen sich wie ein brennendes Feuer an der Fußsohle an. Am Anfang sind die Beschwerden schleichend und gehen wieder weg. Mit der Zeit werden die Symptome aber schlimmer und bleiben. Der Schmerz ist überwiegend an der unteren Ferse lokalisiert. Da die Plantarfaszie breitflächig an der Fußsohle zieht bis zu den Zehen hinauf, erklärt dies, warum die Schmerzen manchmal in die vordere Region des Fußes ausstrahlen. Am häufigsten finden sich untere Fersenbeschwerden bei Personen zwischen dem 35. und 55. Lebensjahr.

Plantarfasziitis: Entzündung und Verdickung der Plantaraponeurose

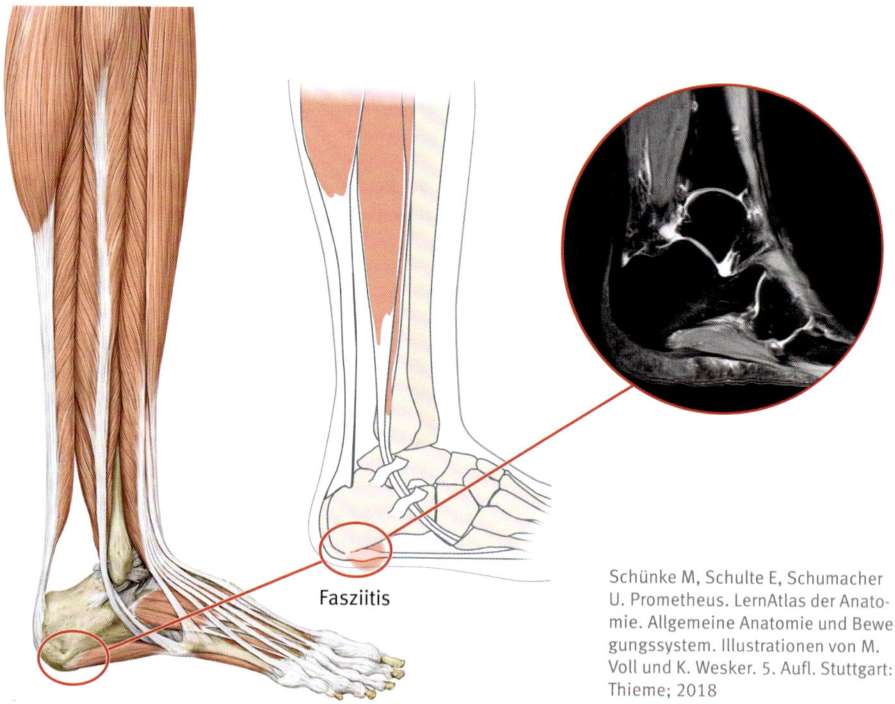


Schünke M, Schulte E, Schumacher U. Prometheus. LernAtlas der Anatomie. Allgemeine Anatomie und Bewegungssystem. Illustrationen von M. Voll und K. Wesker. 5. Aufl. Stuttgart: Thieme; 2018

Frauen sind deutlich häufiger betroffen als Männer.

## Therapie – was wird getan?

Da die Ursachen und die Hintergründe der Plantarfasziitis denen der Achillodynie und des oberen Fersenschmerzes entsprechen, sind die Untersuchungen zur Diagnosefindung identisch. Im Röntgenbild können Sporne und Verkalkungen erkannt werden. Wesentlich wichtiger ist allerdings die Beurteilung der Plantaraponeurose. Diese ist mit der Röntgenuntersuchung nicht darstellbar, so dass der hochauflösenden Ultraschalluntersuchung und ggf. der Kernspintomographie bei diesem Krankheitsbild eine entscheidende Rolle zukommt. Darüber hinaus ist die Aufdeckung von Fehlstellungen (Test 6, Seite 40) und Fehlfunktionen wichtig. Es werden die Achsenstellungen und die Gelenkbeweglichkeit überprüft.

Werden Veränderungen in diesem Bereich festgestellt, gilt es natürlich, diese durch geeignete Maßnahmen wie muskuläres Training oder in einigen Fällen auch eine Einlagenverordnung zu beheben. Mit der manuellen Therapie durch einen Physiotherapeuten werden Verklebungen Ihrer Wadenfaszien und der Plantarfaszie gelöst. Kinesiotape-Verbände können die physiotherapeutischen Maßnahmen gut unterstützen.

Eine erfolgreiche Methode für die Erholung des Sehnengewebes ist auch hier die Stoßwellentherapie. Die Sehnenheilung kann durch eine Spritzentherapie mit autologem

Fersenkissen

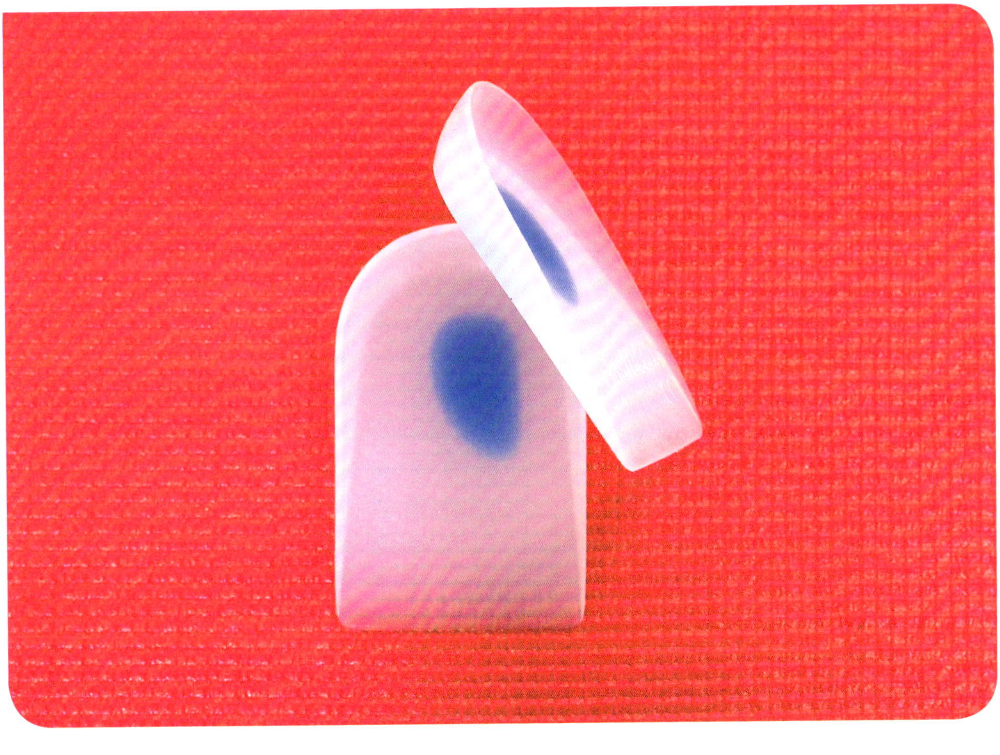

## Tarsaltunnelsyndrom

Schmerzen und Gefühlsstörungen an der Fußsohle und an der Innenseite des Fußes, genauso wie Schmerzen an der Ferse, können auch andere Ursachen haben als eine Sehnenproblematik oder einen Fersensporn. Solche Symptome können Anzeichen eines Tarsaltunnelsyndroms sein. Der Tarsaltunnel ist ein Kanal hinter dem Innenknöchel, durch den Blutgefäße, Sehnen und der Schienbeinnerv (Nervus tibialis) verlaufen. Ausgelöst werden die Beschwerden vom Nervus tibialis, der beim Tarsaltunnelsyndrom eingeengt wird. Die Nervenkompression kann infolge von Verletzungen, Reizungen der benachbarten Sehnen im Kanal oder Schwellung am Innenknöchel (z. B. durch Ganglien, Gelenkerguss) auftreten. Im Gegensatz zur Plantarfasziitis beginnen die Beschwerden nicht sporadisch und wechselhaft, sondern sind konstant präsent – und zwar nicht nur bei Belastung des Fußes, sondern auch in Ruhephasen.

Das charakteristische Symptom des Tarsaltunnelsyndroms sind Schmerzen und Missempfindungen wie Ameisenlaufen. Sie haben das Gefühl, der Fuß kribbele so, als sei er eingeschlafen. Bei einer sehr starken Druckerhöhung im Tarsaltunnel kann der Nerv so stark komprimiert werden, dass er nicht mehr richtig funktioniert. Dann tritt ein Taubheitsgefühl ein. Da die Äste des Nervus tibialis zur Innenseite der Ferse und zur Fußsohle ziehen, machen sich die Beschwerden innen an der Ferse und unter dem Fersenbein bemerkbar. Die Lokalisation ähnelt der Plantarfasziitis und kann daher verwechselt werden. Vermuten Sie ein Tarsaltunnelsyndrom, ist eine neurologische Untersuchung mit einer Messung der Nervenleitgeschwindigkeit sinnvoll.

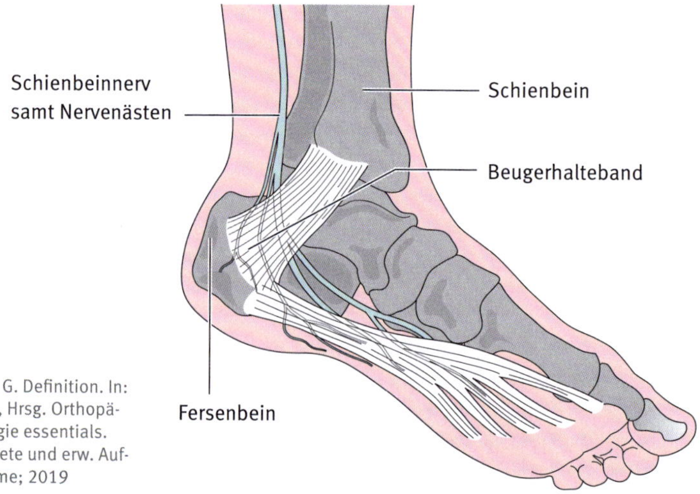


Elsner A, Pagenstert G. Definition. In: Ruchholtz S, Wirtz D, Hrsg. Orthopädie und Unfallchirurgie essentials. 3., vollst. überarbeitete und erw. Auflage. Stuttgart: Thieme; 2019

▲ Tarsaltunnelsyndrom: Einengung des hinteren Schienbeinnervs konditioniertem Plasma oder Hyaluronsäure gefördert werden.

In der Akutphase können Sie den Druck in der Ferse durch ein Fersen-Gelkissen oder eine Weichschaumeinlage reduzieren. Als alleiniges Hilfsmittel ist dies aber nicht sinnvoll. Auch wenn Sie wahrscheinlich eine rasche Linderung spüren, nehmen Sie Ihre Beschwerden nicht auf die leichte Schulter. Suchen und beheben Sie die Ursachen!

## Machen! Was können Sie selbst tun?

Die Plantarfasziitis ist bekanntermaßen hartnäckig. Werfen Sie die Flinte bitte nicht zu früh ins Korn! Ihre Geduld zahlt sich aus, denn mit einer konsequenten Therapie wird in den wenigsten Fällen eine Operation notwendig. Ist das quälende Stechen erst einmal da, ist keine absolute Sportkarenz notwendig. Reduzieren Sie Ihr Training und testen Sie, was geht. Schwimmen funktioniert fast immer, auch Radfahren kann funktionieren. Wichtig ist, dass Sie mit Ihren Aktivitäten unter der Schmerzgrenze bleiben.

Ein regelmäßiges Stretching der Plantarsehne und eine Mobilisation des Fußes kann gut in den Alltag integriert werden und kostet nicht viel Zeit (Zehenroller (Seite 124), Türsteher (Seite 153), Wadenstretch (Seite 130), Entspannte Fußsohle, Seite 142). Viele Übungen können Sie ganz ohne spezielle Geräte durchführen. Um Verklebungen der Plantarsehne zu lösen, ergänzen Sie die Übungen durch ein Training mit einer Faszienrolle oder einem Faszienball. Für den Fuß eignen sich spezielle kleine Rollen und Bälle. Vergessen Sie dabei bitte nicht die Verbindung Ihrer Fußsohle zum Unterschenkel und zur Achillessehne. Denken Sie bei der Plantarfasziitis auch immer daran, Ihre Wadenmuskulatur zu behandeln!

Auch bei der Plantarfasziitis gilt die Devise »Vorbeugen ist besser als Heilen«. Überfordern Sie Ihren Fuß nicht, sondern geben Sie ihm die Möglichkeit, sich an Belastungssteigerungen anzupassen.

**Empfohlene Übungen** Alltag: Fußerwachen (Seite 122), Fußdirigent (Seite 126), Zehenroller (Seite 124), Achtsames Abrollen (Seite 128)
Spezial: Zehenstand am Treppenrand (Seite 144), Entspannte Fußsohle (Seite 142), Kontaktpflege (Seite 145), Feinschliff (Seite 148), Türsteher (Seite 153), Twister (Seite 154)
Test als Übung: Test 3 (Seite 34), 4 (Seite 37), 6 (Seite 40), 7 (Seite 41), 10 (Seite 44)

## Knick-Senkfuß – wenn der Fuß im X steht

Nicht immer sind Schmerzen das erste Anzeichen dafür, dass mit unseren Füßen etwas nicht stimmt. Manchmal erkennen wir an Schuhen, die wir bereits längere Zeit getragen haben, dass sich unsere Füße verändert haben. Kennen Sie das auch? Sie nehmen ein altes Paar Schuhe aus dem Schrank und stellen fest, dass die Sohle merkwürdig schräg und asymmetrisch abgelaufen ist. Vielleicht beult sich der Schuh zur Innenseite stark aus? Wenn Sie sich dann vor den Spiegel stellen, bemerken Sie, dass Ihre Füße platter wirken als früher und nach innen einknicken. Dann haben Sie eventuell einen Knick-Senkfuß. Viele Betroffene sind verunsichert, ob dieser Zustand bedenklich ist und ob ärztlicher Rat gefragt ist. Erkennen Sie die Alarmsignale für einen Knick-Senkfuß, bevor es anfängt zu schmerzen, und lesen Sie, was Sie jetzt dagegen tun können.

### Anatomie – was schmerzt genau und warum?

Ein gesunder Fuß wird von zwei Fußgewölben getragen: dem vorderen Quergewölbe und dem Längsgewölbe. Sie tragen und stützen den Fuß und federn ihn beim Gehen und Stehen ab. Durch das Fußgewölbe entsteht der typische Fußabdruck, bei dem der mittlere, innere Bereich der Fußsohle vom Boden abgehoben ist (Kapitel Fußstatik) (Seite 23). Der Knick-Senkfuß besteht im Grunde aus zwei Fußfehlstellungen: dem Senkfuß und dem Knickfuß. Unter dem Senkfuß versteht man die Abflachung des Fußlängsgewölbes. Der Fußinnenrand senkt sich immer weiter zum Boden ab. Ist die Abflachung so ausgeprägt, dass das Längsgewölbe vollständig zusammengebrochen ist und die Fußsohle schließlich ganz auf dem Boden aufliegt, spricht man von einem Plattfuß. Gleichzeitig kommt es in der Regel zu einem Knickfuß. Hierbei knickt der Fuß sichtbar nach innen ein und der Innenknöchel tritt deutlich nach innen heraus. Betrachtet man einen solchen Fuß von hinten, dann steht die Ferse (Rückfuß) in einer X-Stellung nach außen.

**Die Tibialis-posterior-Sehne hält die Spannung** Unterschieden werden die erworbene Form des Knick-Senkfußes, die erst im Laufe des Lebens auftritt, und die angeborene Form. Eine angeborene Fehlstellung ist selten. Viel häufiger ist allerdings die erworbene Variante, die wie die meisten Fußfehlstellungen als Folge einer Schwächung und Funktionsstörung der Muskeln und Sehnen eintritt. Eine zentrale Schlüsselrolle nimmt hierbei die Sehne des Musculus tibialis posterior ein, die vom Unterschenkel kommend hinter dem Innenknöchel zum Innenrand des Fußes verläuft. Die Spannung dieser Sehne hält das Fußlängsgewölbe im gesunden Fuß aufrecht. Lässt die Spannkraft der Tibialis-posterior-Sehne nach, sinkt der Fußinnenrand immer weiter nach unten.

### Ursachen für einen Knick-Senkfuß

Es gibt viele Gründe für die Entstehung eines Knick-Senkfußes:

- Bindegewebsschwäche
- muskuläre Schwäche
- verkürzte Wadenmuskulatur/Achillessehne
- häufiges Stehen
- häufiges schweres Tragen
- starkes Übergewicht

Ein Funktionsverlust der Tibialis-posterior-Sehne kann auch durch Unfallverletzungen auftreten, wenn die Sehne teilweise oder vollständig reißt. Häufiger resultiert ein Funktionsverlust der Sehne jedoch aus den Entzündungen der Sehne oder der Sehnenscheide (Sehnenhülle) infolge von Überlastungen. Auch im Rahmen von rheumatischen Erkrankungen kommt es immer wieder zu chronischen Sehnenentzündungen. Ein weiterer Grund ist die familiäre Disposition: Haben die Eltern oder Großeltern Knick-Senkfüße, ist die Wahrscheinlichkeit hoch, dass Kinder dieselbe Fußfehlstellung entwickeln. Eine Abweichung der Beinachse im Sinne von X-Beinen können die Entstehung eines Knick-Senkfußes ebenfalls begünstigen.

Knick-Senkfuß: Entzündung und Funktionsverlust der Tibialis-posterior-Sehne

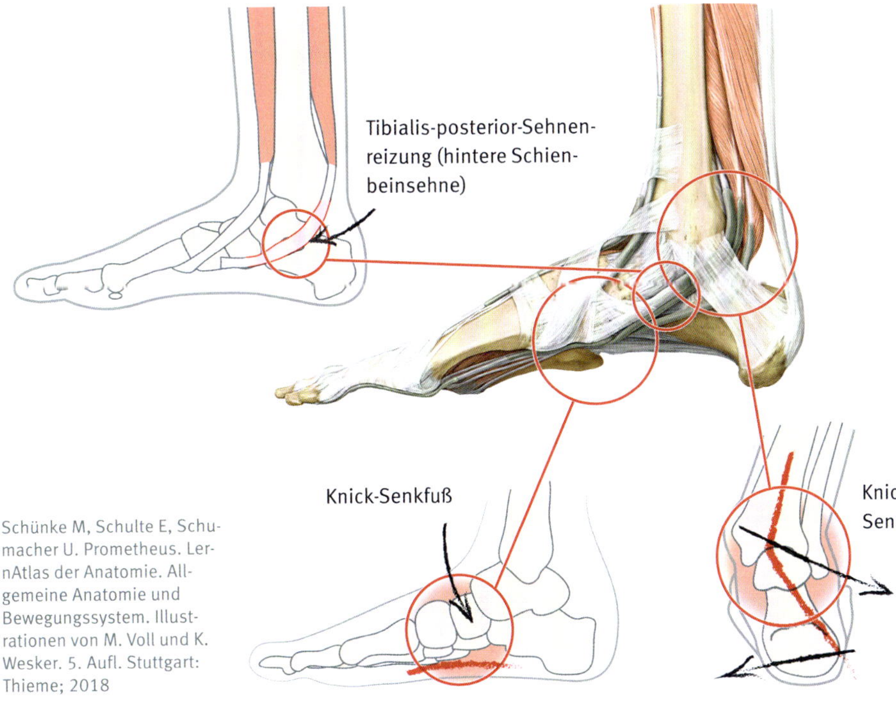


Schünke M, Schulte E, Schumacher U. Prometheus. LernAtlas der Anatomie. Allgemeine Anatomie und Bewegungssystem. Illustrationen von M. Voll und K. Wesker. 5. Aufl. Stuttgart: Thieme; 2018

Der erworbene Knick-Senkfuß macht sich meist zwischen dem 40. und 50. Lebensjahr bemerkbar. Frauen sind hiervon dreimal häufiger betroffen als Männer. Der angeborene Knicksenkfuß ist bereits im Kindes- und Jugendalter erkennbar. In dem Alter ist es wichtig, die krankhafte Fehlstellung abzugrenzen von der normalen Entwicklung eines vorübergehenden Knick-Senkfußes, wenn Kinder laufen lernen.

## Symptome – wie fühlt sich das an?

Knick-Senkfüße gibt es in ganz unterschiedlichen Ausprägungen. Geringgradige und milde Fehlstellungen verursachen meist keine Schmerzen. Das erste Anzeichen ist oftmals lediglich eine Veränderung an den getragenen Schuhen. Der Innenrand der Schuhsohlen ist stärker abgelaufen und das

Fußbett ist auf der Innenseite des Schuhs durchgetreten.

Bevor tatsächlich Schmerzen auftreten, verspüren Betroffene manchmal ein leichtes Gefühl, als sei das Sprunggelenk instabil. Es fühlt sich an, als ob der Fuß nach innen wegknicke. Bei längeren Gehstrecken und bei längerem Stehen ermüdet der Fuß schneller – der Sonntagsspaziergang wird anstrengender. Manchmal kommt es zu einem krampfartigen Gefühl in der Unterschenkelmuskulatur. Im weiteren Verlauf machen sich dann Schmerzen bei Belastung des Fußes bemerkbar. Zunächst sind diese Schmerzen um den Innenknöchel herum und am Fußinnenrand lokalisierbar. Ist die Tibialis-posterior-Sehne überlastet und entzündet, ist zudem die Innenseite des Sprunggelenks und des Fußes geschwollen. Je weiter die Fehlstellung fortschreitet, desto häufiger treten dann auch Probleme in anderen Bereichen des Fußes auf. Durch die Schiefstellung des gesamten Fußes kommt es zu Überlastungen am Vorfuß und am Rückfuß. Beschwerden an der Ferse, z. B. durch eine Plantarfasziitis, oder an der Achillessehne sind die Folge. Aber auch der Vorfuß wird in Mitleidenschaft gezogen und schmerzt beim Abrollen.

Ist der Knick-Senkfuß erst stark ausgeprägt oder besteht er über einen längeren Zeitraum, kann das schwerwiegende Folgen für Sie haben. Die dauerhafte Fehlbelastung der Fuß- und Sprunggelenke nutzt sie verstärkt ab. Haben Sie nicht rechtzeitig geeignete Maßnahmen ergriffen, um dem entgegenzuwirken, endet dies in einer Arthrose der betroffenen Gelenke. War die Fehlstellung anfänglich noch flexibel und waren die Gelenke zuvor noch beweglich, werden die Gelenke nun immer steifer, bis der Fuß in der Knick-Senkposition fixiert steht.

Das frühzeitige Erkennen ist daher wichtig. Lassen Sie sich ärztlich untersuchen, wenn Sie die Symptome eines Knick-Senkfußes bei sich vermuten. Die Ärztin oder der Arzt testet die einzelnen Fußabschnitte, die Beweglichkeit der Gelenke, die Stabilität der Bänder, die Kraft der Muskulatur und das Gangbild. Der Zustand der Tibialis-posterior-Sehne kann mit einer Ultraschalluntersuchung geprüft werden. In manchen Fällen ist eine Kernspinuntersuchung sinnvoll, um den Zustand der Fußgelenke und die Entzündung der Sehne zu beurteilen. Anhand von Röntgenaufnahmen wird der Winkel, in dem die Knochen zueinander stehen, bestimmt.

All diese Faktoren sowie insbesondere der Grad der Flexibilität der Gelenke tragen dazu bei, das Ausmaß der Fußfehlstellung zu prüfen, konkret einzuschätzen, wie leicht sich diese korrigieren lässt, und die bestmögliche Therapieentscheidung zu treffen.

## Therapie – was wird getan?

Welche Behandlungsformen möglich sind, hängt entscheidend davon ab, wie fortgeschritten die Verformung ist und ob der Fuß noch flexibel ist.

**Anfangsstadium** Im Anfangsstadium reicht es aus, spezielle Schuheinlagen zu tragen, die das Längsgewölbe stützen, den Rückfuß in seiner Achse und die Tibialis-posterior-Sehne stabilisieren. Die Einlagen sollten in jedem Fall Ihrem Fuß individuell angepasst werden und müssen am Fußinnenrand deutlich erhöht sein. Im frühen Stadium profitieren Sie auch von propriozeptiven Einlagen. Diese besitzen klar definierte Be- und Entlastungsflächen, welche die Fuß- und Beinmuskeln stimulieren und so die Achskorrektur aktiv unterstützen (Kapitel Einlagen, Seite 92). Das Tragen stabiler Schuhe steigert den Effekt der Einlagen. Ist die Sehne entzündet, helfen Ultraschallbehandlung, manuelle Therapie und Stoßwellentherapie, die Symptome zum Abklingen zu bringen.

**Fortgeschrittenes Stadium** Im fortgeschrittenen Stadium genügt eine Einlagenversorgung nicht mehr, in der Regel wird eine Operation notwendig. Je nach Ausmaß der Sehnenschädigung und der Fehlstellung werden verschiedene OP-Techniken einzeln oder kombiniert angewendet. Bei leichten Fehlstellungen können Eingriffe an der Tibialis-posterior-Sehne ausreichen. Ist die Sehne stark beschädigt, muss sie entweder durch ein körpereigenes Sehnentransplantat ersetzt oder durch die Umlenkung einer anderen Sehne ersetzt werden.

Das A und O der Korrektur ist es, den gekippten Rückfuß wieder ins Lot zu bringen. Das gelingt entweder mit einer Umstellung und Verschiebung des Fersenbeines nach innen (Fersenbeinosteotomie) oder mit einer Verlängerung des Fußaußenrandes. Mitunter wird bei sehr ausgeprägten Fehlstellungen oder Arthrose eine Arthrodese-Operation (Gelenkversteifung) erforderlich. Im Anschluss an die Operation ist immer eine Ruhigstellung des operierten Fußes in einem Spezialstiefel nötig, auf die eine Entlastungsphase an Gehstützen für mehrere Wochen folgt, damit die Korrektur fest zusammenwachsen kann. Die Wahl der OP-Methode fällt die Ärztin bzw. der Arzt in Abhängigkeit von Ihrem individuellen Befund.

## Machen! Was können Sie selbst tun?

Das frühzeitige Erkennen eines Knick-Senkfußes ist wichtig! Als Betroffene können Sie das Fußgewölbe durch Muskeltraining und sensorische Übungen gezielt wiederaufbauen. Wenn die Tibialis-posterior-Sehne noch intakt ist, bessern Sie durch regelmäßiges Training die Sehnenschwäche und stabilisieren das Längsgewölbe. Durch gezielte Übungen können Sie dem Knick-Senkfuß auch vorbeugen. Das Trainingsprogramm hat vor allem drei Ziele:

- Kräftigung der kurzen Fußmuskulatur zur Verbesserung des Längsgewölbes (Kontaktpflege, Seite 145, Küssende Onkel, Seite 146)
- Kräftigung der hinteren Schienbeinmuskulatur, des Musculus tibialis posterior (Fußwippe, Seite 132, Aufwärts in Balance, Seite 152)
- Kräftigung der Hüftaußenrotatorenmuskulatur (Captured crab, Seite 138, Aufwärts in Balance, Seite 152, Fußverschrauber, Seite 155)

Sollte die Wadenmuskulatur verkürzt sein, empfehlen sich zusätzlich Dehnungsübungen, um die Achillessehne flexibler zu machen (Wadenstretch, Seite 130).

Wenn Sie bereits deutliche Beschwerden oder eine schmerzhafte Sehnenreizung haben, sollten Sie die Übungen nicht ohne vorherige gründliche ärztliche Untersuchung und Beratung durchführen.

**Empfohlene Übungen** Alltag: Achtsames Abrollen (Seite 128), Seiltanz im Dunkeln (Seite 136), Captured Crab (Seite 138)
Spezial: Entspannte Fußsohle (Seite 142), Kontaktpflege (Seite 145), Küssende Onkel (Seite 146), Aufwärts in Balance (Seite 152), Fußverschrauber (Seite 155)

# Einlagen und Schuhzurichtungen

»Einlagen habe ich schon, aber die bringen nichts.« Diesen Satz hören wir nicht selten von Patienten. Es wurden bereits Einlagen verordnet. Diese haben zu keiner Besserung geführt oder vielleicht sogar am Fuß gedrückt. Die Einlegesohlen wurden kurzerhand wieder aus dem Schuh entfernt und in den Schrank gelegt, wo sie verstauben.

Seinen frustrierten Gesprächspartner dann davon zu überzeugen, dass Einlagen sehr sinnvoll und hilfreich sein können, kostet manchmal viel Mühe. Der Einlagenversorgung eine zweite Chance zu geben, lohnt sich allemal, denn: Einlage ist eben nicht gleich Einlage. Sie unterscheiden sich ganz erheblich. Gute Einlagen sollten individuell für Ihren Fuß angefertigt werden und nicht »von der Stange« kommen. Zum einen durch die Verwendung verschiedener Materialien wie z. B. Kork, Leder oder thermoplastischer Materialien und Schaumstoff, zum anderen durch den Einbau unterschiedlicher Funktionselemente wie Pelotten, Fersenschalen, Weichpolsterungen und Keilen können die Einlagen genau Ihren Bedürfnissen und Ihrem Beschwerdebild angepasst werden. Durch die Kombination vieler verschiedener Elemente ist eine große Vielfalt der Versorgung gegeben. Wichtig ist eine klare therapeutische Zielsetzung. Was soll mit der Einlage erreicht werden?

Prinzipiell unterscheiden wir drei Wirkungsweisen von Einlagen: korrigierend, stützend und entlastend.

## Die korrigierende Einlagenversorgung

Sie wird vor allem am noch wachsenden Fuß eingesetzt. Die Einlage soll eine formende Kraft ausüben und den Fuß in eine gewünschte Richtung lenken.

## Einlagen mit stützender Wirkung

Diese werden vorrangig bei Haltungs- oder Stellungsfehlern eingesetzt. In diesem Fall dient die Einlage dazu, den Fuß sowohl bei statischer als auch bei dynamischer Belastung möglichst in der optimalen Form zu halten.

Zur Korrektur und zur Stützung des Fußes stehen bei der Einlagenverarbeitung verschiedene Elemente zur Verfügung:

**Fersenschale** Mit einer Fersenschale wird das Fersenbein sicher umfasst und gehalten. Dies ist z. B. sinnvoll bei einem Knick-Senkfuß, bei dem die Ferse nach innen wegknickt.

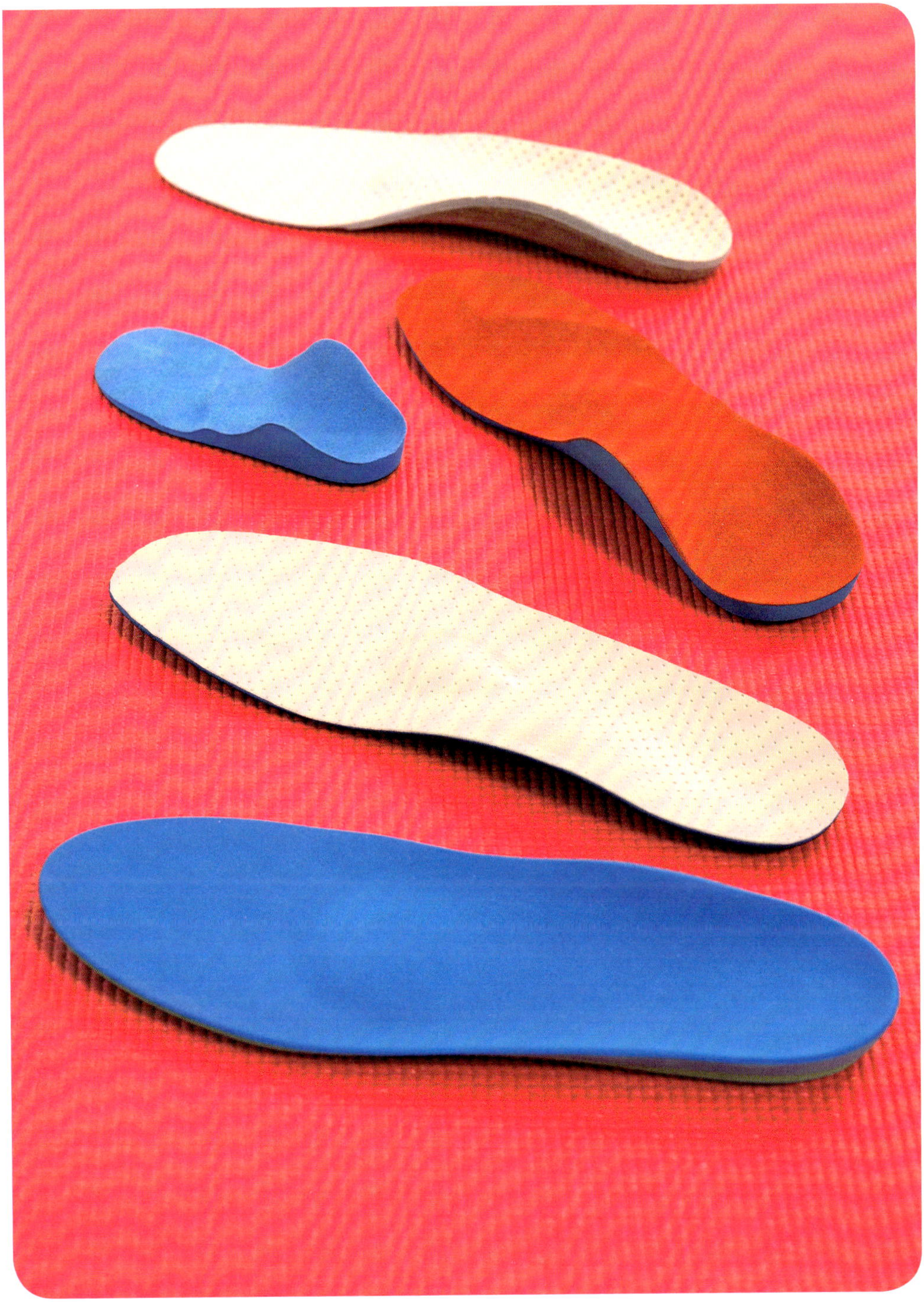

Verschiedene Einlagentypen

**Supinationskeil oder -leiste** Durch eine Erhöhung der Einlage auf der Innenseite kann das Fersenbein bzw. der Rückfuß nach außen korrigiert werden. Angewendet werden kann dies ebenfalls bei einem Knick-Senkfuß.

**Pronationskeil oder-leiste** Wenn Sie zu sehr auf der Außenkante stehen, kann der Fuß mit diesem Element nach innen gelenkt werden. Die Wirkrichtung ist also gegenteilig zu der von Supinationselementen.

**Pelotte** Als Pelotte bezeichnet man Erhebungen etwa in der Mitte der Einlegesohle. Die Erhöhung soll Ihre Mittelfußköpfchen etwas anheben, sodass diese entlastet werden.

**Rigidusfeder** Dieses Element ist eine Verstärkung in der Einlage auf Höhe des Großzehenballens und des Großzehengrundgelenks. Sie ist meist aus Carbon gearbeitet und leicht gebogen. Wenn Sie eine Arthrose im Großzehengrundgelenk haben, können Sie von einer Rigidusfeder enorm profitieren. Die Form und Beschaffenheit dieser Verstärkung entlastet das Großzehengrundgelenk, so dass dieses beim Abrollen nicht mehr so stark bewegt werden muss.

## Entlastende Einlagen

Mit den entlastenden Einlagen hingegen soll überhaupt keine Korrektur des Fußes erreicht werden. Dieser Einlagentyp zielt darauf ab, Ihren Fuß zu betten und schmerzhafte Belastungspunkte zu reduzieren. Um eine optimale Versorgung für Ihren Fuß zu erzielen, können diese verschiedenen Elemente sogar miteinander kombiniert werden.

Leiden Sie beispielsweise unter Vorfußschmerzen (Kapitel Spreizfuß/Vorfußschmerz-Spreizfuß, Seite 96) beim Gehen und haben das Gefühl, Sie liefen beim Abrollen mit Ihrem Vorfuß über spitze Steine, kann Ihnen eine Einlagenversorgung mit einer Pelotte und einer Vorfußweichbettung Linderung bringen. Durch die Pelotte werden die Mittelfußknochen minimal angehoben, so dass die Mittelfußköpfchen am Vorfuß beim Abrollen weniger stark belastet werden. Durch die Vorfußweichbettung werden die Mittelfußköpfchen zusätzlich gepolstert und der Druck beim Gehen reduziert. Umgekehrt kann eine Fersenweichbettung eine reine Wohltat sein, wenn Sie unter Fersenschmerzen leiden.

## Sensomotorische Einlagen

Eine Sonderstellung haben die sogenannten sensomotorischen Einlagen. Bei den sensomotorischen Einlagen wird die Oberfläche mit kleinen individuell angepassten Spots gestaltet, d. h., das Relief der Einlage ist etwas uneben.

Was auf den ersten Blick ungemütlich anmutet, ist ein Feuerwerk für die Nervenenden und Rezeptoren in unserem Fuß. Diese werden durch das Relief nämlich stimuliert. Sie senden diese Informationen über die Nervenbahnen unseres zentralen Nervensystems an das Gehirn. Dort werden diese Reize verarbeitet und als motorischer Impuls an die Muskeln und Gelenke im Bein und Fuß zurückgesendet. Unbewusst reagiert der Körper mit einer veränderten Muskel- und Sehnenspannung. In der Folge verändern sich sogar die gesamte Körperstatik und Haltung. Ohne dass wir es merken, werden muskuläre Ungleichgewichte ausgeglichen und der Körper erlernt, ohne dass es uns bewusst ist, gesunde Bewegungsmuster. Ein positiver Effekt von sensomotorischen Einlagen wird beschrieben bei Fußfehlstellungen und Gangstörungen, bei neurologischen Erkrankungen und auch bei Sportlern.

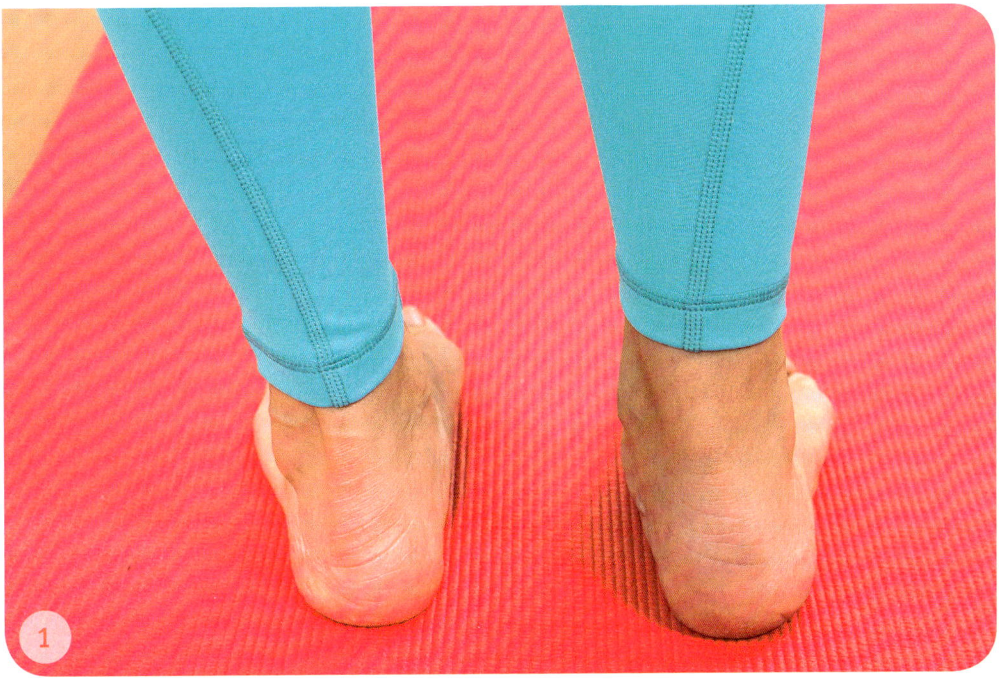


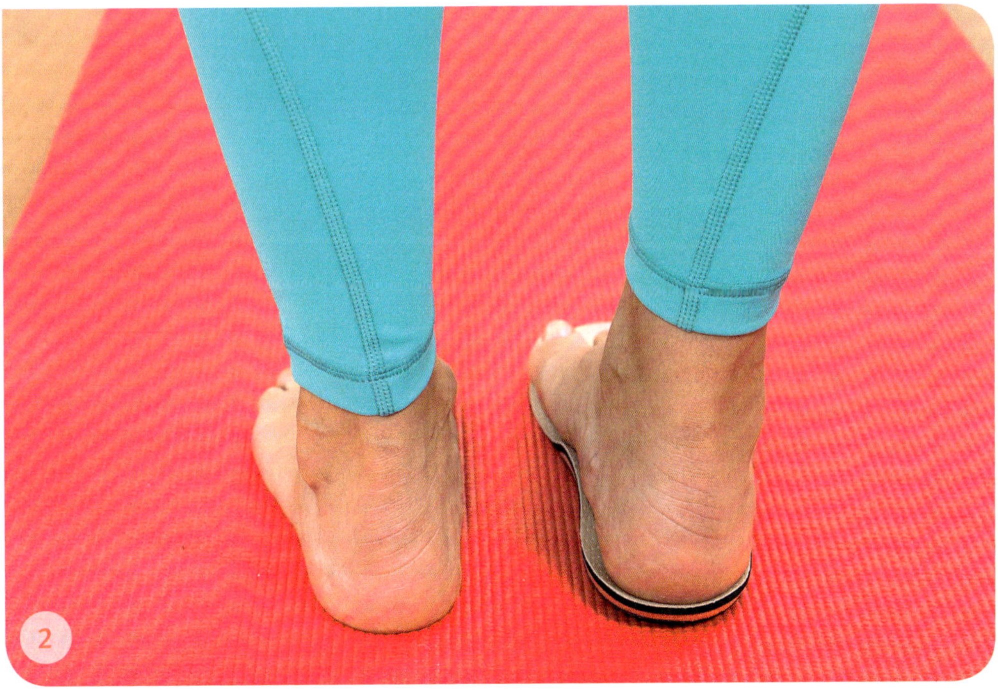


Knicksenkfuß rechts (1), Ausgleich durch eine Einlage (2)

## Spreizfuß/Vorfußschmerz – Hilfe, mein Fuß wird breiter!

Kennen Sie das auch? Sie sind gerade mal eine Viertelstunde gegangen und schon tut der Fuß weh. Oder Sie haben sich für den Abend in Schale geworfen und Ihre neuen Pumps angezogen. Nun stehen Sie auf der Party und mögen keinen Schritt mehr gehen, weil der Vorfuß schmerzt. Manche Frauen behelfen sich mit Tricks, Geleinlagen, einem bequemen Paar Schuhe zum Wechseln, wenn sie es in den modisch schmalen Schuhen nicht mehr aushalten. Haben Sie vielleicht festgestellt, dass Sie beim Schuhkauf plötzlich eine Nummer größer benötigen als früher – und das, obwohl beim Erwachsenen die Füße doch gar nicht mehr wachsen! Dann kann ein Spreizfuß die Ursache sein.

### Anatomie – was schmerzt genau und warum?

Der Name sagt es schon: Bei einem Spreizfuß (lat. Pes transversus planus) weichen die Mittelfußknochen auseinander und der Vorfuß verbreitert sich. Abgesehen davon, dass dies zu einer Größenveränderung des Fußes führt, verändert sich die Druckverteilung bei der Belastung des Fußes. Bei einem Spreizfuß verschiebt sich die Zone mit der größten Belastung von der Großzehe zur Mitte des Vorfußes. Es kommt zu einer unnatürlichen Druckerhöhung am zweiten und dritten und manchmal auch am vierten Mittelfußköpfchen. Diese Zonen des Fußes sind die starke Belastung allerdings nicht gewohnt. Es bilden sich Schwielen, Hornhaut und schmerzende Druckstellen an der Fußsohle.

**Ursachen des Spreizfußes** Ein Spreizfuß ist nur sehr selten angeboren. Er entwickelt sich fast immer erst im Laufe des Lebens im Erwachsenenalter. Wie bei vielen Fußfehlstellungen (z. B. Knick-Senkfuß oder Hallux valgus) liegt die Ursache in den meisten Fällen an einer Schwäche der Fußmuskulatur und an einer Bindegewebsschwäche. Letzteres betrifft insbesondere die weibliche Bevölkerung, die von Natur aus etwas weicheres Bindegewebe besitzt, welches sich zudem auch noch hormonell bedingt z. B. während der Schwangerschaft oder in den Wechseljahren verändert. Faktoren wie Übergewicht und langes Stehen erhöhen das Risiko, einen Spreizfuß zu entwickeln. Beobachtet wird auch eine familiäre Häufung, d. h., haben Ihre Großmutter oder Ihre Mutter einen Spreizfuß, steigt die Wahrscheinlichkeit, dass auch bei Ihnen ein Spreizfuß auftritt. Dies beruht wahrscheinlich auf der genetischen Veranlagung zu schwächeren Bändern und schwächerem Bindegewebe.

Selten bildet sich ein Spreizfuß plötzlich und schnell. Im Normalfall handelt es sich um einen über Monate und Jahre schleichenden Prozess. Gelegentlich entwickelt sich ein Spreizfuß als Folge einer Knochenverletzung am Fuß oder bei Lähmungen durch Schädigungen des Nervensystems oder bei rheumatischen Erkrankungen.

### Symptome – wie fühlt sich das an?

Um einen Spreizfuß festzustellen, reicht in der Regel zunächst eine Blickdiagnose. Der vordere Fuß ist verbreitert. Eine Röntgenuntersuchung bringt Klarheit: Die Winkel zwischen den Mittelfußknochen und den Zehenstrahlen werden ausgemessen und der Grad der Aufspreizung wird bestimmt. Zusätzlich lassen sich am Röntgenbild die Knochen und Gelenke beurteilen und ggf. weitere Veränderungen erkennen.

Im Anfangsstadium ist der verbreiterte Vorfuß zunächst nur ein optisches Phänomen, Sie spüren meist noch gar keine Schmerzen. Doch je breiter der Fuß wird, desto größer werden die Probleme im Schuh. Schuhe, die sonst passten, werden auf einmal zu eng. Sie bemerken gerötete Druckstellen am Großzehenballen und am Kleinzehenballen. Beim Shoppen wird es schwieriger, passende Schuhe zu finden. Nicht nur seitlich an den Ballen treten Probleme auf. Nein, nun beginnt es auch unter dem Vorfuß zu schmerzen. Durch den erhöhten Druck an den Mittelfußköpfchen haben Sie das Gefühl, wie auf Nadeln zu gehen. Es fühlt sich an, als ob der Fuß durchgetreten sei, und Sie meinen, beim Belasten des Vorfußes auf einen Fremdkörper zu treten. Aber wenn Sie nachschauen, finden Sie dort nichts. Die Abrollbewegung ist äußerst unangenehm.

Die erhöhte Druckbelastung kann man sogar in der Pedographie (Fußdruckmessung) erkennen: Die Belastung am Vorfuß ist erhöht und die Druckzone ist im Gegensatz zum normalen Fuß deutlich verbreitert. Diesen Vorfußschmerz bezeichnet man als Metatarsalgie. Durch die Verlagerung der Belastung auf das zweite und dritte Mittelfußköpfchen entstehen dort Verdickungen der Hornhaut, manchmal sogar sehr derbe Schwielen, und schmerzhafte Schleimbeutelentzündungen.

Die Beschwerden können dermaßen unangenehm sein, dass die Betroffenen versuchen, die Abrollbewegung über den Vorfuß zu vermeiden. Die Folge sind dann Ausweichbewegungen und Veränderungen des Gangbildes. Manche Patienten schildern ei-

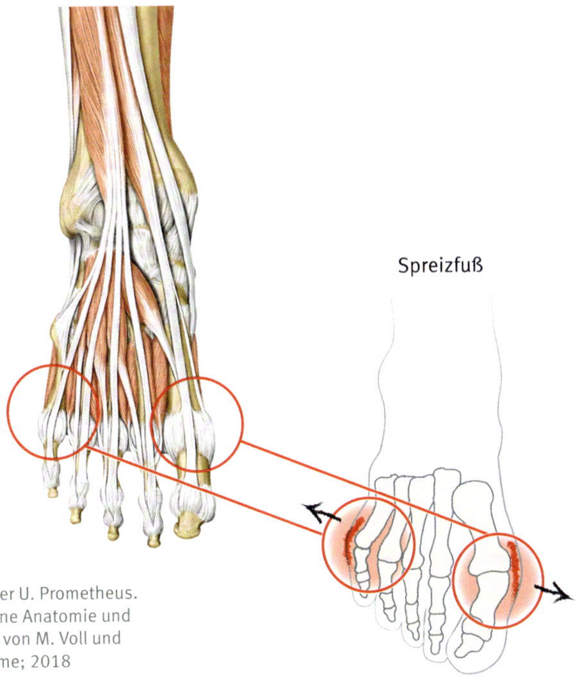


Beim Spreizfuß verbreitern sich der Vor- und Mittelfuß.

Schünke M, Schulte E, Schumacher U. Prometheus. LernAtlas der Anatomie. Allgemeine Anatomie und Bewegungssystem. Illustrationen von M. Voll und K. Wesker. 5. Aufl. Stuttgart: Thieme; 2018

nen brennenden Schmerz am Vorfuß und ein Kribbeln und Taubheitsgefühl in den Zehen. Dies können auch Symptome eines sogenannten Morton-Neuroms sein.

Liegt ein Spreizfuß vor, steigt die Wahrscheinlichkeit, weitere Verformungen am Vorfuß zu entwickeln. Typische Folgeerscheinungen sind der Hallux valgus (Großzehenballen), der Schneiderballen (Vergrößerung des Kleinzehenballens) und Hammerzehen bzw. Krallenzehen.

## Therapie – was wird getan?

Spüren Sie die ersten Symptome eines Spreizfußes, sollten Sie sich ärztlich beraten lassen. Ein erster Schritt ist eine maßgefertigte Einlage, welche die schmerzhaften Druckpunkte entlastet. Hierzu werden stützende und bettende Elemente miteinander kombiniert. Vor die Pelotte, das halbkugelige Polster, wird auf die Einlage eine kleine Erhebung (Pelotte) gesetzt, damit die Köpfchen minimal angehoben und dadurch entlastet werden. Zusätzlich werden die Schmerzpunkte durch eine Weichbettung des Vorfußes abgedämpft.

Ein weiteres wirksames Hilfsmittel ist die Schmetterlingsrolle. Hierbei wird durch einen Orthopädieschuhtechniker die Schuhsohle an der Stelle der schmerzhaften Belastung ausgeschnitten und mit einem Polstermaterial ausgefüllt. Auf die Unterseite des Schuhs wird eine Sohle aufgeklebt und zu einer sogenannten Schmetterlingsrolle verschliffen, die eine Aussparung unter den schmerzenden Mittelfußknochen aufweist.

Schmetterlingsrolle als Hilfsmittel bei Vorfußschmerzen

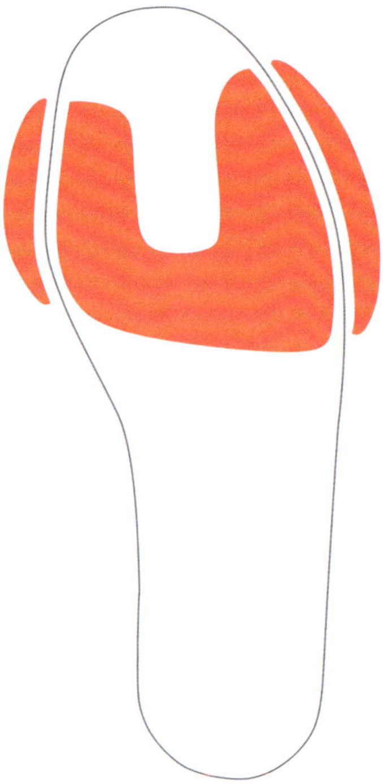

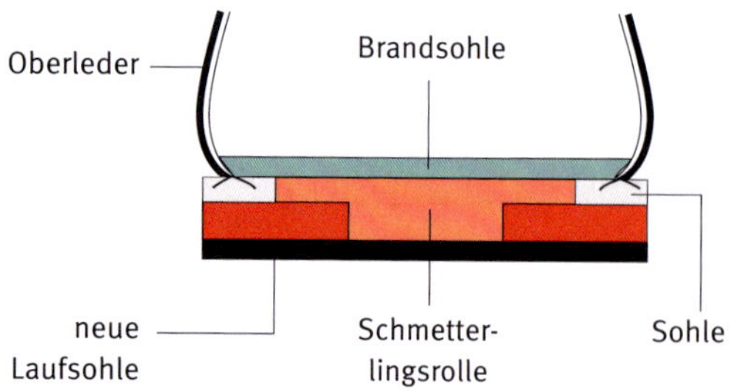


Greitemann B, Baumgartner R. Zurichtungen an der Laufsohle. In: Greitemann B, Baumgartner R, Hrsg. Technische Orthopädie. 4., vollst. überarbeitete und erw. Aufl. Stuttgart: Thieme; 2017

Darüber hinaus wirken die Mobilisation der Mittelfußknochen und die manuelle Therapie wohltuend.

Sollten die konservativen Maßnahmen nicht ausreichen und weiterhin Beschwerden bestehen, wird eine operative Behandlung erforderlich. Ziel der Operation ist es, durch eine Umstellungsoperation an den Mittelfußknochen die schmerzhaften Köpfchen zu entlasten. Diese Eingriffe können mittlerweile sehr gut minimalinvasiv, d. h. über kleine Hautschnitte von wenigen Millimetern Länge, durchgeführt werden. Liegen bei Ihnen bereits weitere Zehenverformungen vor wie ein Hallux valgus oder Hammerzehen, muss geprüft werden, ob diese als Kombinationseingriff gleichzeitig mitkorrigiert werden.

## Machen! Was können Sie selbst tun?

Wie auch beim Knick-Senkfuß gilt beim Spreizfuß: Wehret den Anfängen! Gerade um weitere Zehenfehlstellungen, die infolge eines Spreizfußes entstehen, zu vermeiden, ist ein regelmäßiges Eigentraining sinnvoll. Auch zur Prophylaxe machen gezielte Übungen Ihre Füße fit (Seiltanz im Dunkeln, Seite 136, Kontaktpflege, Seite 145, Gespannter Bogen, Seite 149, Aufwärts in Balance, Seite 152). Übungen zur Kräftigung der Fußmuskeln und der Wadenmuskulatur, die das Längsgewölbe stabilisieren, helfen, das Risiko einer Spreizfußentwicklung zu mindern. Üben ist der Schlüssel zum Erfolg. Lassen Sie sich nicht entmutigen, wenn einige Übungen nicht auf Anhieb gelingen. Übung macht den Meister!

**Empfohlene Übungen** Alltag: Fußerwachen (Seite 122), Zehenroller (Seite 124), Fußdirigent (Seite 126), Achtsames Abrollen (Seite 128), Seiltanz im Dunkeln (Seite 136)
Spezial: Entspannte Fußsohle (Seite 142), Kontaktpflege (Seite 145), Gespannter Bogen (Seite 149), Aufwärts in Balance (Seite 152)
Test als Übung: Test 3 (Seite 36), 4 (Seite 37), 10 (Seite 44)

# Morton-Neurom – dicker Nerv

Es fühlt sich so an, als träten Sie auf ein kleines Steinchen oder als wäre da ein kleiner Fremdkörper im Schuh. Der Übeltäter kann ein Morton-Neurom sein.

Immer und immer wieder schauen Sie nach, ob sich eine Druckstelle am Fuß befindet. Sie drücken und tasten Ihren Vorfuß ab und können nichts finden – keine Warze und keinen Fremdkörper. Benannt ist das Krankheitsbild nach dem amerikanischen Chirurgen Thomas George Morton (1835–1903), welcher diese Erkrankung 1876 als einer der Ersten in einem medizinischen Fachbeitrag beschrieb. Das Morton-Neurom wird auch Morton-Neuralgie (Nervenschmerz) und Morton-Syndrom genannt.

Zwischen unseren Mittelfußknochen ziehen Nerven entlang vom Mittelfuß zu den Zehen. Kurz vor den Grundgelenken teilen sie sich auf in kleinere Nervenäste, die jeweils zu den benachbarten Zehen weiter verlaufen. Ein Morton-Neurom ist eine gutartige Verdickung kurz vor dieser Verzweigung. Genau genommen ist es allerdings nicht der Nerv, der an Größe und Durchmesser zunimmt, sondern die Bindegewebehülle, welche den Nerv umgibt. Im Anfangsstadium schwillt das Gewebe an und drückt auf den Nerv. Besteht die Schwellung länger, wuchert das Bindegewebe und wird fester. Diese Veränderung nennt man Fibrosierung. Dabei kommt es zu einer Einengung des betroffenen Nervs (Nervenkompression).

## Ursache

Man vermutet, dass dieser Prozess durch eine dauerhafte Reizung des Nervs in Gang gesetzt wird. Auslöser können z. B. ein permanenter mechanischer Druck auf den Nerv bei einer Spreizfußdeformität sein. Die Beschwerden sind denen eines Spreizfußes sehr ähnlich. Das Abrollen über den Vorfuß schmerzt und Sie haben das Gefühl, dass Sie »auf der Felge laufen«. Hat das Neurom eine bestimmte Größe überschritten, bemerken Sie, wie etwas zwischen den Mittelfußknochen überspringt oder schnappt. »Es ist, als ob da eine Erbse im Fuß hin und her rutschte«, sagen die Patienten. Dazu kommen Missempfindungen in den Zehen, die von dem betroffenen Nerv versorgt werden. Diese können von einem pelzigen Gefühl, Kribbeln und Brennen in den Zehen über einen blitzartigen stechenden Schmerz bis zu einer vollständigen Taubheit in den Zehen reichen. Prinzipiell kann jeder Zwischenknochennerv betroffen sein. Am häufigsten findet man ein Morton-Neurom aber zwischen dem dritten und vierten Mittelfußknochen. Oftmals verstärken sich die Beschwerden unter Belastung und vor allem, wenn Schuhe getragen werden, da die Mittelfußknochen dann weiter zusammengedrückt werden und der Nerv noch stärker eingeengt wird. Patienten empfinden es dann als eine reine Wohltat, die Schuhe auszuziehen. Ist die Gewebeverdickung beim Morton-Neurom sehr groß, ist der Nerv permanent unter Kompression. Dann können sogar Dauerschmerzen im Ruhezustand auftreten.

## Diagnose

Größere Morton-Neurome können bei der Untersuchung manchmal sogar zwischen den Zehen als eine Verhärtung im Zwischenknochenraum getastet werden. Die knotige Verdickung des Nervs ist in den meisten Fällen sehr gut in einer Ultraschalluntersuchung (Sonographie) oder in einer Kernspintomographie-Untersuchung (Magnetresonanztomographie, MRT) erkennbar. Findet man in diesen Untersuchungen trotz deutlicher Beschwerden keinen auffälligen Befund, schließt dies ein Morton-Neurom nicht sicher aus. Sind die Gewebeveränderungen sehr klein, kann man sie auf den Sonographie- und MRT-Bildern manchmal nicht erkennen. Die Symptome, welche die Patienten schildern, sind meist so eindeutig und unverwechselbar, dass es trotzdem gelingt, die korrekte Diagnose zu stellen.

## Therapie

Die Therapie des Morton-Neuroms zielt darauf ab, den Druck auf den betroffenen Nerv zu verringern. Daher steht vor allem die Behandlung des Spreizfußes im Vordergrund. Mit einer speziell angefertigten Einlage werden die Mittelfußknochen gestützt und der Vorfußbereich weicher gepolstert. Ergänzend dazu kann eine Schmetterlingsrolle die Entlastung des Vorfußes fördern. Auch manuelle Therapie zur Mobilisation des Gewebes reduziert den Druck auf den Nerv. In der akuten Situation wirken passendes weites Schuhwerk und lokale kühlende Maßnahmen (Kältetherapie) sowie Ultraschallbehandlungen lindernd.

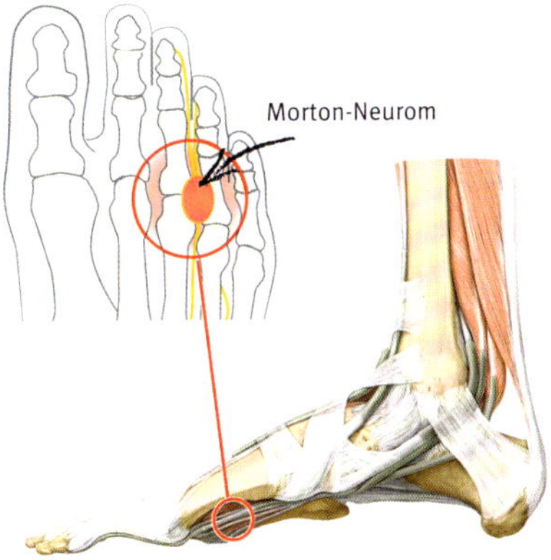


Schünke M, Schulte E, Schumacher U. Prometheus. LernAtlas der Anatomie. Allgemeine Anatomie und Bewegungssystem. Illustrationen von M. Voll und K. Wesker. 5. Aufl. Stuttgart: Thieme; 2018

Morton-Neurom

Helfen die konservativen Maßnahmen nicht und empfinden Sie die Beschwerden als starke Beeinträchtigung im Alltag, sollte eine operative Therapie in Erwägung gezogen werden. Hierzu gibt es zwei Strategien:

- Der Nerv wird vollständig entfernt. Dies kommt insbesondere bei sehr großen Morton-Neuromen in Frage.
- Der Nerv wird entlastet. Hierbei wird lediglich das wuchernde Gewebe, das den Nerv komprimiert, entfernt.

Die Wahl des Operationsverfahren wird in Abhängigkeit von den Beschwerden und der Neuromgröße bei jedem Patienten individuell getroffen.

## Hallux valgus – der »große Onkel« auf Abwegen

Unangefochten steht der Hallux valgus an erster Stelle der Fehlstellungen am Vorfuß. Typisch für die Verformung ist eine Schiefstellung der Großzehe und ein vergrößerter Ballen, der wie ein Überbein am Vorfuß wirkt. Im Volksmund nennt man dieses Krankheitsbild daher auch Großzehenballen, Ballenzeh oder Ballengroßzehe. Man geht davon aus, dass allein in Deutschland ca. 10 Millionen Menschen von einem Hallux valgus betroffen sind. Was also tun, wenn Sie von dieser »Volkskrankheit« geplagt werden? Wie kann man vorbeugen und wie therapieren? Erfahren Sie mehr darüber, beispielsweise, warum etwa 90 Prozent der Betroffenen weiblich sind.

### Anatomie – was schmerzt genau und warum?

Fragt man Patienten mit einem Hallux valgus nach ihren Beschwerden, berichten sie von dem Eindruck, dass ein Überbein auf der Innenseite des Vorfußes gewachsen sei. Das sieht auf den ersten Blick auch so aus. Die Entwicklung des Ballenzehs ist allerdings anders. Lassen Sie uns den Entstehungsmechanismus genauer unter die Lupe nehmen!

Der Hallux valgus tritt fast immer zusammen mit einem Spreizfuß auf. Bei dieser Fehlstellung wandert der erste Mittelfußknochen nach innen. Das Köpfchen des ersten Mittelfußknochens verlagert sich stark zur Innenseite des Fußes, wodurch sich der

Verschiedene Formen und Stadien des Hallux valgus

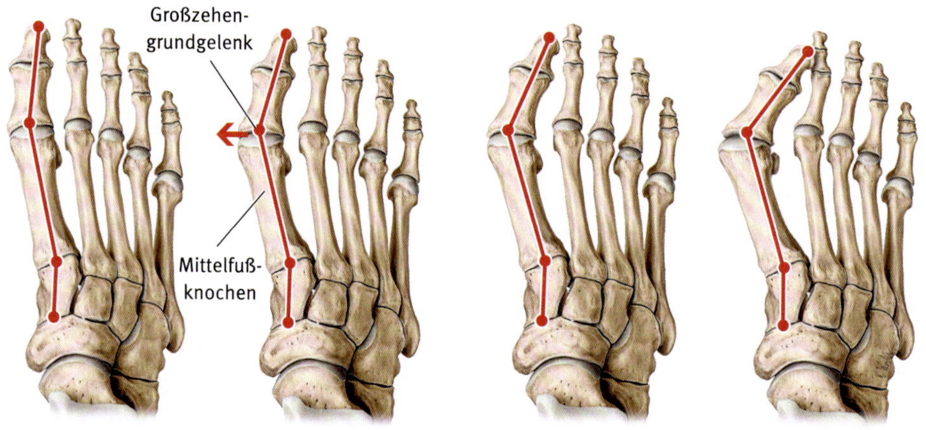


**gesunder Fuß**

**Hallux valgus: leichte Form** Die Großzehe fängt an, sich zu verschieben.

**Hallux valgus: mittelschwere Form** Das Mittelfußköpfchen tritt aufgrund der Schiefstellung deutlich hervor.

**Hallux valgus: schwere Form** Die Schiefstellung ist so ausgeprägt, dass sich die Großzehe sogar über/unter die zweite Zehe schiebt.

nach: Schünke M, Schulte E, Schumacher U. Prometheus. LernAtlas der Anatomie. Allgemeine Anatomie und Bewegungssystem. Illustrationen von M. Voll und K. Wesker. 5. Aufl. Stuttgart: Thieme; 2018 vordere Teil des Fußes verbreitert. Das Mittelfußköpfchen zeichnet sich als eine sichtbare Wölbung ab. Gleichzeitig knickt die Großzehe nach außen ab und schiebt sich zu den mittleren Zehen. Durch diese Schiefstellung der Großzehe tritt das Mittelfußköpfchen am Fußinnenrand noch deutlicher hervor. Optisch entsteht der Eindruck, es sei ein Überbein gewachsen. In Wirklichkeit handelt es sich aber um das Mittelfußköpfchen. Man spricht deshalb auch von einem »Pseudo-Überbein«.

Man unterscheidet drei Stadien des Hallux valgus:

**Die leichte Form** Der Winkel zwischen dem ersten und zweiten Mittelfußknochen ist vergrößert und das erste Mittelfußköpfchen tritt ein wenig hervor. Der Patient spürt Schmerzen und Schwellungen.

**Die mittelschwere Form** Der Winkel zwischen dem ersten und zweiten Mittelfußknochen ist weiter aufspreizt. Das Mittelfußköpfchen tritt noch deutlicher auf der Innenseite des Fußes hervor. Es entstehen unangenehme Druckstellen und manchmal auch Entzündungen am Ballen. Die Zehe wird immer schiefer. Der Bewegungsumfang im Großzehengrundgelenk ist oft eingeschränkt und wird immer schmerzhafter.

**Die schwere Form** Der Winkel der Mittelfußknochen ist sehr weit aufgespreizt. Die Schiefstellung der Großzehe ist sehr ausgeprägt, dabei kann sich die Großzehe sogar über oder unter die zweite Zehe schieben. Die Beweglichkeit des Großzehengrundgelenks nimmt weiter ab. Selbst in Ruhe schmerzen die Füße.

Sind die Knochen erstmal dauerhaft in diese Schräglage geraten, wirkt sich dies auch auf andere Strukturen in der Umgebung aus. Die Strecksehnen und die Beugesehnen, die normalerweise zentral über den Knochen und dem Großzehengrundgelenk liegen, sind nun verlagert und verlaufen weiter außen. Durch die Sehnenspannung ziehen sie die Zehe sogar noch weiter in die schiefe Position. Es ist ein Teufelskreis! Und es erklärt, warum es so schwierig ist, ab einem gewissen Stadium die Fehlstellung der Großzehe mit Hilfsmitteln und Übungen zu beheben.

Nicht nur der Knochen und die Sehnen werden beim Hallux valgus in Mitleidenschaft gezogen. Auch am Großzehengrundgelenk bleibt die Schiefzehe nicht ohne Folgen. Dadurch dass die Zehe nicht mehr zentriert im Gelenk steht, werden die Gelenkflächen nicht mehr ausgewogen belastet. Es kommt zu einer Fehl- und Überbelastung in einigen Anteilen des Grundgelenks. Und so nutzt sich das Gelenk durch die Schiefstellung schneller ab, was mit einem Gelenkverschleiß (Arthrose) enden kann. Umso wichtiger ist: Besser vorbeugen als bekämpfen!

**Die Ursachen** Wie die meisten Menschen vermuten Sie bestimmt, dass falsches Schuhwerk die alleinige Ursache für einen Ballenzeh ist. Und Sie liegen nicht ganz falsch. Das Tragen eleganter und schmaler Pumps ist eine wahre Kampfansage an Ihre Füße. Bei Schuhen mit hohen Absätzen lastet Ihr Gewicht auf dem Vorfuß, der dafür gar nicht ausgelegt ist. Mit der Zeit verändern sich durch die Belastung die Muskeln, Sehnen und Bänder am Fuß und ziehen die Zehen in die falsche Richtung. Aber sicherlich haben Sie auch schon mal bemerkt, dass nicht alle Frauen, die hochhackige Schuhe tragen, einen Hallux valgus entwickeln. Und schließlich gibt es ja auch Männer, deren Großzehe schief steht.

Wie kann das sein? Es muss also einen Faktor geben, der die Entwicklung antreibt. Ob ein Hallux valgus entsteht oder nicht, hängt vor allem vom Bindegewebe ab. Alle Faktoren, die das Bindegewebe schwächen, wie z. B. eine untrainierte Fußmuskulatur oder hormonelle Veränderungen während der Schwangerschaft und der Wechseljahre, begünstigen eine Zehenfehlstellung. Tragen Sie dann noch ungünstiges Schuhwerk, steigt die Wahrscheinlichkeit eines Hallux valgus. Meist sind also mehrere Auslöser verantwortlich, dass es zu einem Ballenzeh kommt, und Frauen sind in doppelter Hinsicht betroffen. Einerseits besitzen Frauen hormonell bedingt ein schwächeres Bindegewebe, andererseits tragen sie häufiger hohe oder sehr enge Schuhe. Dies erklärt, warum Frauen neun Mal häufiger von einem Hallux valgus geplagt werden als Männer.

Auch häufiges und langes Stehen, starkes Übergewicht und Rheuma erhöhen das Risiko. In wenigen Fällen entsteht eine Fehlstellung der Großzehe nach einem Knochenbruch am Fuß, wenn dieser nicht korrekt ausheilt. Darüber hinaus gibt es auch eine erbliche bzw. familiäre Veranlagung dafür, eine Ballengroßzehe zu entwickeln.

## Symptome – wie fühlt sich das an?

Längst nicht jeder Mensch mit einem Hallux valgus leidet unter Schmerzen. Gerade zu Beginn sind in vielen Fällen nur optische Veränderungen erkennbar und Sie re-

Veränderter Sehnenzug an der Großzehe beim Hallux valgus

Schünke M, Schulte E, Schumacher U. Prometheus. LernAtlas der Anatomie. Allgemeine Anatomie und Bewegungssystem. Illustrationen von M. Voll und K. Wesker. 5. Aufl. Stuttgart: Thieme; 2018

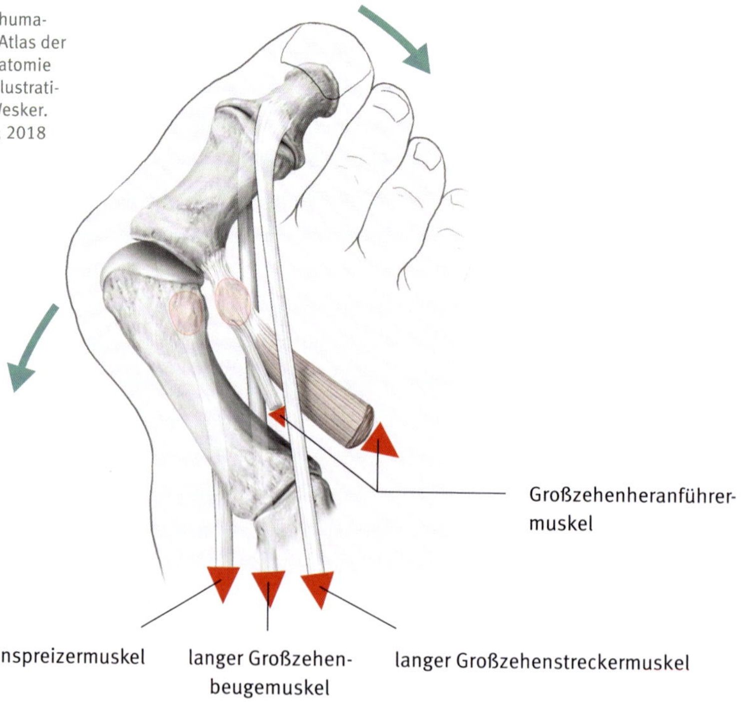

gistrieren vielleicht eine kleine Vorwölbung am ersten Mittelfußköpfchen. Vielleicht sind Ihre Lieblingsschuhe plötzlich eng und unbequem. Mit Fortschreiten der Fehlstellung steigt das unangenehme Druckgefühl im Schuh und Sie bemerken eine Druckstelle am Ballen. Die Haut ist gerötet und geschwollen, manchmal entsteht eine richtige Schwiele oder sogar eine Schleimbeutelentzündung. Im weiteren Verlauf wandert die Großzehe immer weiter nach außen und berührt die zweite Zehe.

Wenn die Schiefstellung weiter zunimmt, werden die Kleinzehen ebenfalls nach außen gedrückt oder die Großzehe schiebt sich über die zweite Zehe. Noch unangenehmer ist es, wenn der große Zeh unter die zweite Zehe wandert. Damit beginnt eine Kettenreaktion mit unangenehmen Folgen: Es entstehen Fehlstellungen an den Kleinzehen wie Hammer- oder Krallenzehen (Kapitel Kleinzehenfehlstellungen, Seite 107). Dann drückt der Schuh nicht nur am Großzehenballen, sondern Sie werden von schmerzhaften Druckstellen und Hühneraugen auf den Zehen geplagt. Ist solch ein Zustand erst einmal erreicht, werden die betroffenen Zehen nicht mehr richtig abgerollt. Stattdessen steigt die Belastung unter den Mittelfußköpfchen. Auch hier bilden sich nun Schwielen und das Abrollen über den Vorfuß tut mit jedem Schritt weh.

Am Anfang sind die Zehenfehlstellungen noch flexibel, d. h., Sie können selbst die Zehen durch Ziehen oder Drücken wieder in die normale Position korrigieren. Die Bewegungen in den Zehengelenken sind noch schmerzfrei. Je länger solche Verformungen jedoch bestehen, desto mehr nimmt die Flexibilität ab und die Zehen werden unbeweglicher. Hinzu kommt dann oftmals ein Schmerz, wenn Sie die Zehengelenke bewegen. Das ist ein Alarmzeichen dafür, dass möglicherweise der Gelenkverschleiß (Arthrose) eingesetzt hat. Am Ende können die Zehen in ihrer Schiefstellung fixiert und steif sein.

## Therapie – was wird getan?

Die Fehlstellung ist so typisch, dass meist nur ein Blick darauf genügt, um die Diagnose zu stellen. Die Ärztin oder der Arzt tastet das Gelenk ab und prüft, wie flexibel die Zehenverformung noch ist und wie beweglich das Großzehengrundgelenk und auch die andere Zehengelenke sind. Dann werden Röntgenbilder des Fußes angefertigt. Auf den Bildern kann man genau ausmessen, wie weit die Fehlstellung fortgeschritten ist, und feststellen, ob bereits eine Veränderung im Großzehengrundgelenk durch eine Arthrose vorliegt.

**Hilfsmittel** Stellen Sie bei sich einen Hallux valgus fest, gibt es viele Möglichkeiten, zunächst selber tätig zu werden, um den akuten Schmerz zu lindern. Mit weit geschnittenen Schuhmodellen, die flexibel und aus weichem Material gefertigt sind, können Sie den Druck auf den Großzehenballen spürbar reduzieren. Mit Schaumstoffpflastern oder -ringen kann das druckempfindliche »Überbein« gepolstert werden. Einige Betroffene versuchen, die Großzehe mit Schienen wieder in die natürliche Position zu bringen. Die starren Kunststoffschienen werden vor allem als Nachtlagerungsschiene getragen, wohingegen Bandagen und Zehenspreizer auch gut tagsüber im Schuh verwendet werden können.

Der Effekt dieser Hilfsmittel ist allerdings begrenzt, denn das Grundproblem – nämlich, dass die Sehnen die Zehe in die schiefe Position ziehen – ändert sich dadurch nicht. Orthopädische Einlagen unterstützen das Längsgewölbe des Fußes und entlasten den Vorfuß. Hiermit lässt sich die Spreizfußdeformität mildern. Einlagen sollten nicht in Eigenregie angeschafft werden. Lassen Sie Ihre Füße von einer Ärztin oder einem Arzt untersuchen und sich individuell auf Ihre Füße zugeschnittene Einlagen anpassen. Ist der Großzehenballen allerdings schon stark hervorgetreten, verschwindet er durch das Tragen der Einlagen natürlich nicht.

**Operation** Hat sich der Zeh bereits stark verformt, bereitet der Hallux valgus permanent Schmerzen oder liegt schon eine Arthrose im Gelenk vor, hilft meist nur eine Operation. Es gibt viele verschiedene Operationsverfahren. Für wen welche Methode infrage kommt, hängt unter anderem davon ab, wie stark der Hallux valgus ausgeprägt und ob bereits ein Gelenkverschleiß eingetreten ist. Durch den Eingriff wird der Knochenvorsprung am ersten Mittelfußköpfchen entfernt, der Zug der Sehnen, Muskeln und Bänder normalisiert und durch eine Knochenumstellung die Großzehe begradigt. In vielen Fällen kann die Hallux valgus-OP ambulant durchgeführt werden. Nach dem Eingriff müssen die Patienten einige Wochen einen Spezialschuh tragen, der den operierten Fuß schützt. Die Patienten benötigen einige Tage zusätzlich Gehhilfen, um den Fuß zu schonen. Die Vor- und Nachteile einer operativen Therapie sollten gut abgewogen werden.

## Machen! Was können Sie selbst tun?

Vorbeugen ist besser als Behandeln! Die beste Therapie des Hallux valgus ist es, ihn zu vermeiden. Auch wenn hohe und schmale Schuhe zweifelsohne schön und feminin sind, lässt sich das mit Ihrer Fußgesundheit nicht in Einklang bringen. Es ist völlig in Ordnung, hin und wieder dem Modetrend zu folgen, aber das dauerhafte Tragen von High Heels und Pumps schadet Ihrem Fuß. Um einen Hallux valgus zu vermeiden, tragen Sie überwiegend bequemes und flaches Schuhwerk, das Ihrem Vorfuß ausreichend Platz lässt und nirgends drückt.

Achten Sie auf frühzeitige Anzeichen! Je früher ein Hallux valgus festgestellt wird, desto leichter lässt sich die Fehlstellung behandeln. Physiotherapie ist elementar für die Vermeidung einer Zehenfehlstellung. Durch regelmäßige Fuß- und Zehengymnastik kräftigen Sie Ihre Fußmuskeln und straffen Sie das Bindegewebe. So wirken Sie einem Spreizfuß und einer Zehendeformität entgegen. In einem Frühstadium des Hallux valgus können Sie mit speziellen Kraft- und Beweglichkeitsübungen den weiteren Verlauf positiv beeinflussen und ein weiteres Voranschreiten der Verformung bis zu einem gewissen Maß verlangsamen.

**Empfohlene Übungen** Alltag: Fußerwachen (Seite 122), Zehenroller (Seite 124), Tipping toes (Seite 129), Captured Crab (Seite 138)
Spezial: Kontaktpflege (Seite 145), Küssende Onkel (Seite 146), Fußverschrauber (Seite 155)
Test als Übung: Test 3 (Seite 36), 4 (Seite 37), 8 (Seite 42), 10 (Seite 44)

## Kleinzehenfehlstellungen – wenn der Schuh drückt

Viele Menschen zwängen ihre Füße in zu enge und zu spitze Schuhe und ahnen nicht, was sie ihren Zehen damit antun. Natürlich sieht ein schmaler Schuh besonders elegant aus. Im Leben gibt es einfach Anlässe und Situationen, in denen elegantes Schuhwerk gefragt ist. Natürlich spricht nichts dagegen, wenn Sie als Dame hin und wieder in High Heels oder Pumps gehen oder als Herr in einen engen Lederschuh schlüpfen. Häufig bemerken Sie nach einigen Stunden, wie Ihnen die Zehen und der Vorfuß schmerzen und sich an den Zehen gerötete Druckstellen abzeichnen. Nicht nur nach einer durchtanzten Nacht ist es eine reine Wohltat, die Schuhe in die Ecke zu stellen. Auch auf Dauer tut das Ihren Füßen nicht gut und kann zu einer bleibenden Verformung der Zehen führen.

### Anatomie – was schmerzt genau und warum?

Für die meisten Menschen haben die zweite bis fünfte Zehe, die sogenannten Kleinzehen, wenig Bedeutung. Auf den ersten Blick scheinen sie am Fuß keine besondere Funktion zu haben, machen sie doch nur einen kleinen Teil des gesamten Fußes aus. Das ist weit gefehlt! Die Zehen tragen zu unserer Standfestigkeit bei und wirken ganz entscheidend dabei mit, dass wir beim Gehen den Vorfuß kraftvoll vom Boden abdrücken und in die Vorwärtsbewegung kommen. Erst wenn dieser kleine Körperteil nicht mehr funktioniert, nehmen wir Veränderungen wahr.

Wenn eine Verformung der Kleinzehen vorliegt, muss man sehr genau hinschauen, denn obwohl eine Kleinzehe je nach Körpergröße nur zwischen drei bis sechs Zentimeter lang ist, gibt es ganz verschiedene Arten der Fehlstellung. In den Kleinzehen steckt ein richtig ausgeklügeltes System, das sie gerade hält und trotzdem beweglich agieren lässt. Lassen Sie uns dieses Wunderwerk unter die Lupe nehmen.

**Ein ausbalanciertes System von Sehnen und Gelenken** Eine Kleinzehe ist in drei Glieder unterteilt: Grundglied, Mittelglied und Endglied. Zwischen den Gliedern befinden sich jeweils Gelenke. Das Gelenk zwischen dem Grund- und Mittelglied wird als Mittelgelenk bezeichnet. Zwischen dem Mittel- und dem Endglied befindet sich das Endgelenk. Betrachtet man den Aufbau der Kleinzehe von der Seitansicht, wird deutlich, wie diese drei Glieder durch eine Vielzahl von Muskeln und deren Sehnen umgeben werden. Auf der Oberseite der Zehe verlaufen die kurze und die lange Zehenstreckersehne. Auf der Unterseite bilden die kurze und die lange Zehenbeugersehne den Gegenpart. Darüber hinaus setzen am Grundglied und an der Streckerhaube die Sehnen der Zwischenknochenmuskeln an. Die einzelnen Glieder und Gelenke werden durch dieses filigrane System in Balance gehalten. Zudem ist jedes Gelenk noch von einer Hülle, der Gelenkkapsel, umgeben.

Zu einer Kleinzehenfehlstellung kommt es, wenn das ausbalancierte System gestört wird. Sind die Streckersehnen kräftiger als die Beugersehnen, tritt die Zehe höher. Umgekehrt: Überwiegen die Beugesehnen die Streckersehnen, führt dies zu einer verstärkten Krümmung der Zehe. Je nachdem welcher Anteil und welche Stelle betroffen sind, treten unterschiedliche Arten der Verformung auf.

Zu den häufigsten Kleinzehenfehlstellungen gehören die Hammerzehe und die Krallenzehe.

**Hammerzehe** Bei der Hammerzehe liegt eine verstärkte Krümmung im Zehenmittelgelenk vor. Das Zehenendglied hat dabei noch Bodenkontakt.

**Krallenzehe** Die Krallenzehe zeichnet sich dadurch aus, dass zusätzlich zu der fixierten Beugung im Zehenmittelgelenk eine Überstreckung im Grundgelenk zu finden ist. Diese Überstreckung führt dazu, dass die Zehe den Bodenkontakt vollständig verliert und in der Luft hängt.

Kleinzehenfehlstellungen:
a) Hammerzehe
b) Krallenzehe
c) Endgelenkshammerzehe (»Mallet toe«)

Waldt S, Eiber M, Wörtler K. Kleinzehendeformitäten. In: Waldt S, Eiber M, Wörtler K, Hrsg. Messverfahren und Klassifikationen in der muskuloskelettalen Radiologie. 1. Aufl. Stuttgart: Thieme; 2011

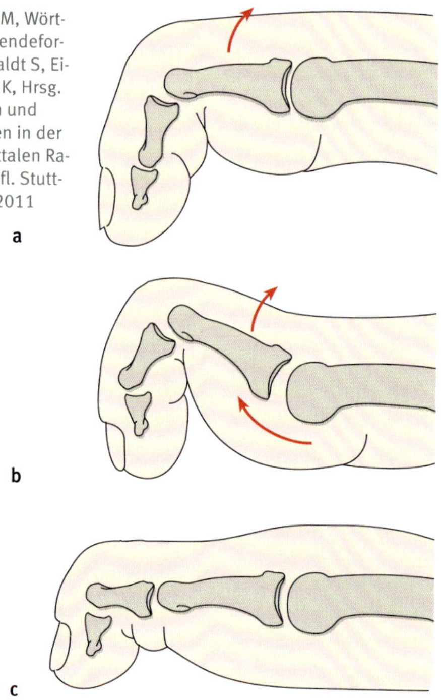


Es gibt noch andere Fehlstellungen:

- »Mallet toe« (Endgelenkshammerzehe): übermäßige Krümmung der Zehe im Endgelenk
- »Curly toe« (Lockenzehe): Beugefehlstellung im Endgelenk mit einer Innendrehung der Zehe.
- Supraductus/Subductus: Überlappung bzw. Unterlappung, d. h., die Zehe liegt über oder unter der benachbarten Zehe.

Eine Fehlstellung kann isoliert eine Zehe oder aber auch mehrere Zehen betreffen. Oftmals treten solche Veränderungen in Kombination mit anderen Vorfußfehlstellungen wie z. B. einem Spreizfuß oder einem Hallux valgus auf.

Die genaue Häufigkeit von Kleinzehendeformitäten ist nicht bekannt. Es scheint allerdings gesichert, dass diese Fehlstellungen mit dem Alter zunehmen und besonders häufig zwischen dem 60. und 70. Lebensjahr auftreten. Frauen sind etwa fünfmal häufiger betroffen als Männer. Wird der Fuß zu häufig in Schuhe gezwängt, die nicht der natürlichen Form und Belastung entsprechen, bilden sich Muskel- und Sehnenungleichgewichte zwischen der Strecker- und Beugerseite aus, d. h., die Zehe wird nicht mehr im Lot gehalten. Besonders prädestiniert sind Menschen, die von Natur aus eine Fußform haben, bei denen die Kleinzehen die Großzehe in der Länge überragen (Kapitel Fußform, Seite 16). Bei der sogenannten griechischen Form ist die zweite Zehe länger als die übrigen Zehen. Somit stößt die überlange Zehe tendenziell mehr im Schuh an.

Kleinzehendeformitäten können auch als Folge eines Unfalls oder einer Verletzung entstehen. Wenn ein Knochenbruch an der Zehe in einer Fehlstellung ausheilt oder nach einer Sehnen- oder Kapselverletzung an der Zehe, kann eine dauerhafte Krümmung oder ein dauerhafter Hochstand der Zehe verbleiben. Weitere Ursachen für das Auftreten einer Fehlstellung sind rheumatische und neurologische Erkrankungen.

## Symptome – wie fühlt sich das an?

Am Anfang haben Sie vielleicht noch keine Beschwerden. Doch wenn sich Ihre Zehen immer weiter verformen, ist das mehr als ein kosmetisches Problem. Besonders dort, wo die verformten Zehen gegen den Schuh drücken, bilden sich unangenehme und sehr schmerzhafte Druckstellen. Je nachdem, welche Kleinzehenfehlstellung bei Ihnen vorliegt, finden Sie Hühneraugen über dem Mittel- oder Endgelenk der Zehe. Da die Zehen in der Regel nicht mehr richtigen Bodenkontakt haben, steigt die Druckbelastung am Vorfuß unter den Mittelfußköpfchen. Das Abrollen bereitet Schmerzen und es entwickeln sich starke Hornhautschwielen im Ballenbereich.

## Therapie – was wird getan?

Um den äußerst unangenehmen Schmerz an den Druckstellen rasch zu reduzieren und um zu verhindern, dass die Haut durch den dauerhaften Druck beschädigt wird, können Sie zu schnell wirksamen Hilfsmitteln aus dem Drogeriemarkt oder der Apotheke greifen wie z. B. Filzringen oder Gummipolstern. Auch Einlagen können den Schmerz am Vorfußballen reduzieren. Aber Vorsicht: Diese sollten nach Ihren individuellen Bedürfnissen angepasst werden. Gegebenenfalls sollten Sie Ihre Schuhe anpassen. Achten Sie auf eine ausreichend große Zehenbox, die Ihren Zehen genügend Raum gibt, und auf ein weiches Obermaterial.

Im Anfangsstadium sind die Zehen noch flexibel. Bleibt die Fehlstellung bestehen und schreitet sie ungehindert fort, werden die Zehen immer steifer. Am Ende sind die Gelenke gar nicht mehr beweglich und die Fehlstellung ist fixiert. Oftmals ist dann eine Operation erforderlich, um die Zehen wieder in die natürliche Achse zu bringen. Da die schiefen und gekrümmten Kleinzehen ein komplexes Zusammenspiel aus einer Knochenfehlstellung und einer Sehnenfehlfunktion sind, werden je nach Ausmaß und genauem Ort der Verformung entweder der Knochen oder die Sehnen korrigiert.

## Machen! Was können Sie selbst tun?

Bei beginnenden, leichten Fehlstellungen und noch flexiblen Zehen ist eine Operation in vielen Fällen nicht nötig. Beugen Sie gezielt vor und lindern Sie Ihre Beschwerden, so dass sich die Fehlstellung nicht weiter verschlimmert oder bestenfalls gar nicht erst entsteht.

Tragen Sie gut sitzende und bequeme Schuhe, die Ihren Zehen genügend Bewegungsfreiheit geben. Sorgen Sie durch regelmäßige Zehengymnastik für eine gute Flexibilität Ihrer Zehen. Mit gezielten Übungen können Sie Ihre Fußmuskulatur stärken und in Balance halten. Sofern Ihnen schon Hühneraugen und Hornhautschwielen Probleme bereiten, lassen Sie diese professionell durch eine medizinische Fußpflege behandeln.

**Empfohlene Übungen** Alltag: Fußerwachen (Seite 122), Zehenroller (Seite 124), Fußdirigent (Seite 126), Achtsames Abrollen (Seite 128), Tipping toes (Seite 129)
Spezial: Kontaktpflege (Seite 145), Zehenglück (Seite 150), Twister (Seite 154)
Test als Übung: Test 3 (Seite 36), 4 (Seite 37), 7 (Seite 41), 10 (Seite 44)

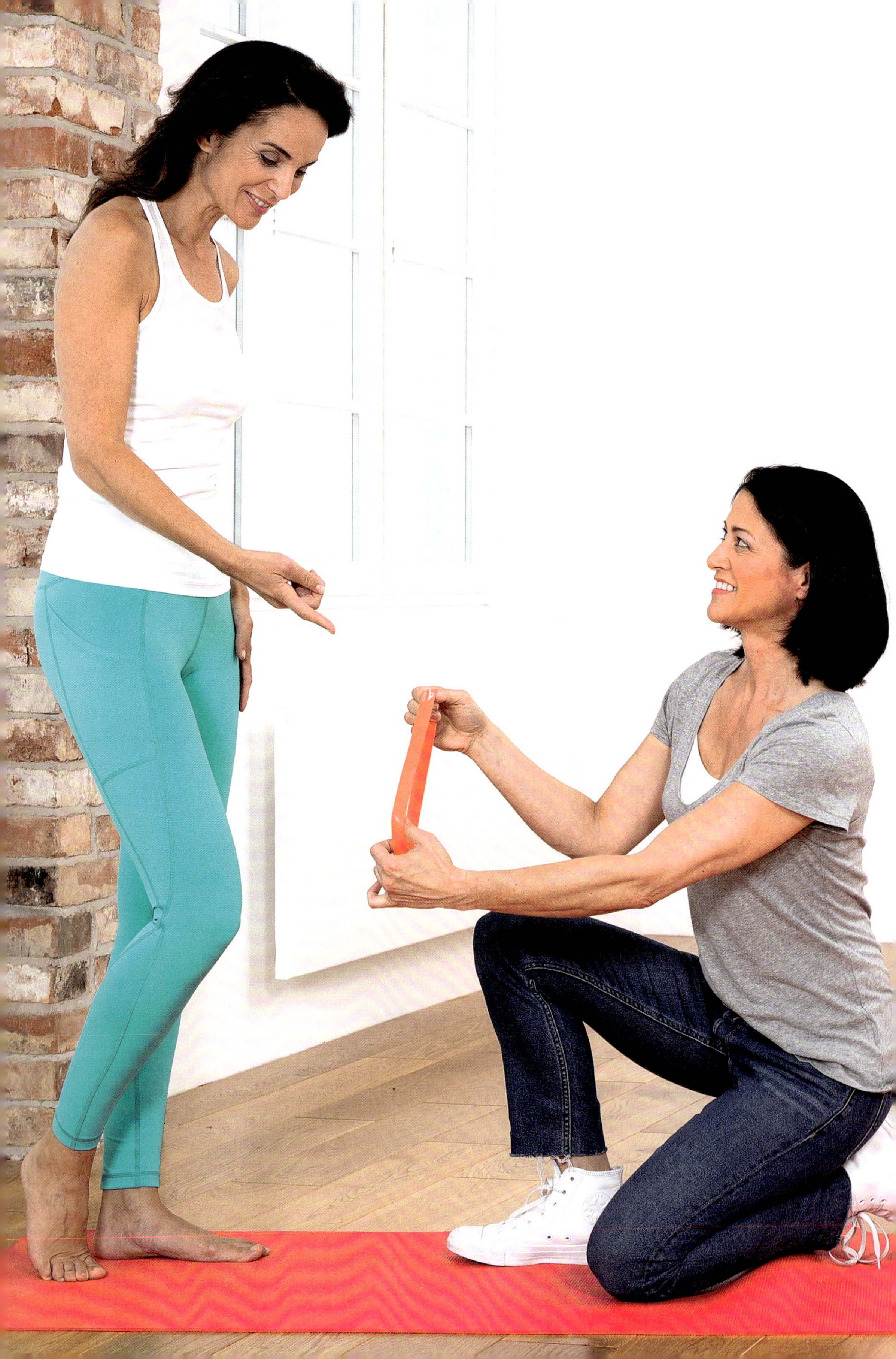

# Footbooster: Was Füße stark macht

Es liegt in Ihren Händen: Mit dem richtigen Bewegungsverhalten im Alltag, passgenauen Hilfsmitteln und gezielten Übungen haben Sie die wichtigsten Instrumente, um Ihre Füße beweglich und schmerzfrei zu halten.

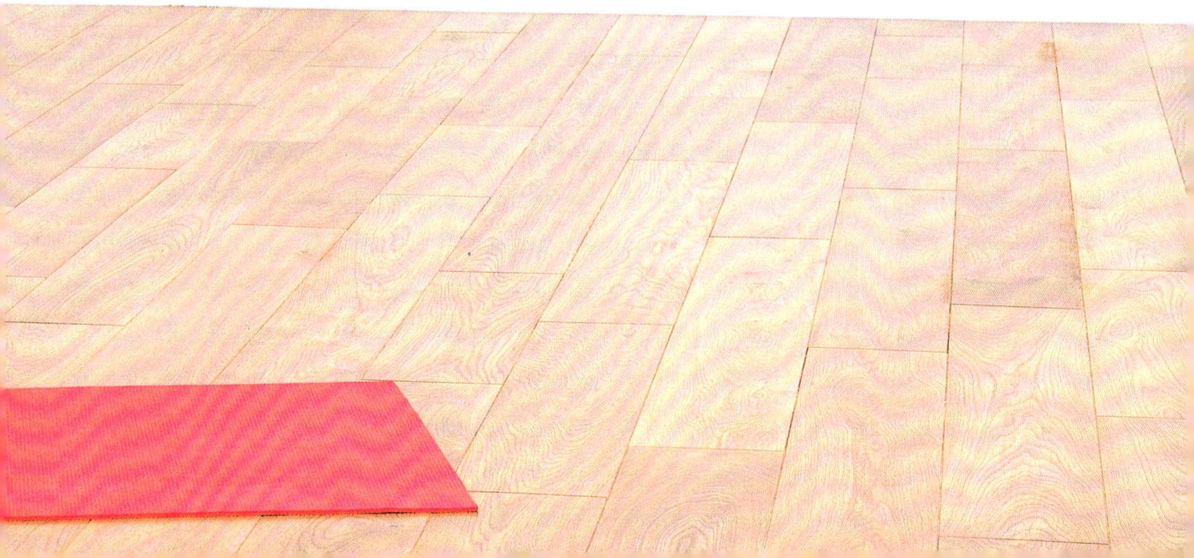

# Fußgesund gehen und laufen

Gewohnheiten prägen uns und unsere Füße. Vielen Fußproblemen können wir vorbeugen, indem wir fußgerecht durch den Alltag gehen. Doch wie sieht der perfekte Schuh aus, was ist von Barfußlaufen und Einlagen wirklich zu halten?

Wenn Sie Freunde und Bekannte fragen, was sie für das Wertvollste halten, werden Sie ganz bestimmt sehr häufig das Wort »Gesundheit« hören. Gesundheit ermöglicht uns erst, viele Annehmlichkeiten unseres Lebens in vollen Zügen zu genießen, und deshalb lohnt es sich, einen Blick auf die Gesundheit unserer Füße zu werfen. Es gibt viele Möglichkeiten, den Füßen Gutes zu tun und sie fit und leistungsstark zu halten. Durch regelmäßige Bewegung kräftigen Sie die wichtigen Muskeln, erhalten Sie die Flexibilität und regen den Stoffwechsel und die Durchblutung in den Füßen an. Sie können Ihre fleißigen Helfer entlasten, indem Sie Ihnen nicht mehr Ballast als nötig zumuten und Ihr Körpergewicht im Auge behalten. Sollten sich schon erste Beschwerden und unangenehme Veränderungen andeuten, können Sie einem Voranschreiten vorbeugen und die Situation verbessern, durch Barfußlaufen, die richtigen Schuhe (Kapitel Welcher Schuh ist der richtige?) (Seite 17) und gezieltes Training.

## Barfußlaufen – wie gut ist »unten ohne«?

Barfußlaufen liegt voll im Trend. Barfußlaufen als Teil der »Back to nature«-Bewegung ist in aller Munde und mittlerweile ist auch die Schuhindustrie auf diesen Zug aufgesprungen. Alles Quatsch und Modetrend? Oder hatte Abebe Bikila vielleicht das richtige Bauchgefühl? 1960 trat der Äthiopier bei den Olympischen Spielen in Rom beim Marathon ohne Schuhe an – aus der Not heraus, denn seine Schuhe waren durchgelaufen. Weil sich in der Ewigen Stadt kein passender Ersatz finden ließ, entschied sich Bikila, wie in seiner Heimat barfuß zu laufen. Damit gelang ihm eine Sensation: Er gewann auf der Marathonstrecke Gold in Bestzeit! Sind Schuhe der Leistungskiller für die Füße und was ist dran am Natural Running?

### Barfußgehen als Erlebnismassage

Bevor wir uns das Barfußlaufen genauer anschauen, lassen Sie uns über das Barfußgehen sprechen. Mit Barfußgehen verbinden wir im Allgemeinen ein positives Gefühl. Denken Sie an einen schönen Strandspaziergang, bei dem Sie den warmen Sand unter Ihren Füßen spüren. Oder das leicht kitzelnde Erlebnis, wenn Sie barfuß über Rasen laufen. Warum ist das so? Die meisten Schuhe zwängen unsere Füße in eine Form, die nicht der natürlichen Form entspricht. Schuhe und Socken auszuziehen, empfinden Ihre Füße als wahre Befreiung. Wussten Sie, dass bei Naturvölkern, die meist barfuß laufen, Zehenfehlstellungen deutlich seltener vorkommen? In Japan stieg die Zahl des Hallux valgus (Großzehenballen) sprunghaft an, als dort westliche Schuhe in Mode kamen. Unsere Füße mögen es, in Kontakt mit der Natur zu sein. Im Fuß befinden sich rund 70.000 Nervenenden. Diese werden beim Gehen auf natürlichem Untergrund stimuliert. Wenn Sie auf unebenem Boden gehen, bekommen Sie somit gratis eine Erlebnismassage. Mehr noch, indem sie Unebenheiten ausgleichen müssen, werden die Fußmuskeln stärker aktiviert. Die Fußbinnenmuskulatur wird auf diese Weise hervorragend trainiert.

»Das tut doch weh, mit den empfindlichen Füßen durch die Gegend zu laufen«, werden Sie jetzt sagen. Das stimmt. Aber bedenken Sie, dass unsere Vorfahren Jahrmillionen barfuß durch die Natur gelaufen sind und weite Strecken zurückgelegt haben. Der Mensch ist von Natur aus gewohnt, auf natürlichen Oberflächen zu laufen, und der Fuß war im Grunde dafür gemacht. Erst seit wir uns Socken und Schuhe anziehen, sind unsere Füße empfindlicher geworden.

Um unseren empfindlichen Fortbewegungsmitteln das Barfußerlebnis verletzungsfrei zu ermöglichen, bietet der Handel mittlerweile viele verschiedene Schuhmodelle an. Diese sogenannten Barfußschuhe verzichten weitgehend auf Merkmale wie Fersenschale, Dämpfung und Stützen und bieten dem Fuß maximale Bewegungsfreiheit. Dadurch sind Barfußschuhe extrem leicht und besonders flexibel. Durch eine sehr dünne, aber wasserabweisende Gummisohle schützen diese speziellen Laufschuhe vor Verletzungen durch Scherben, Splitter oder Steine. Sie sind

Die Sprengung bezeichnet an der Schuhsohle die Höhendifferenz zwischen Fersenbereich und Vorfuß a) 6 mm b) 0 mm.

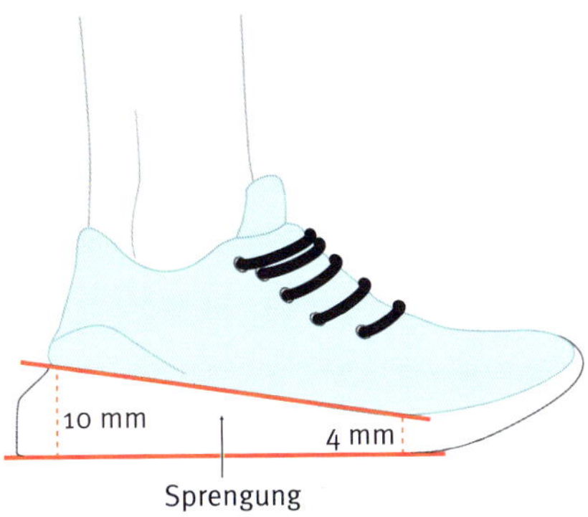

a

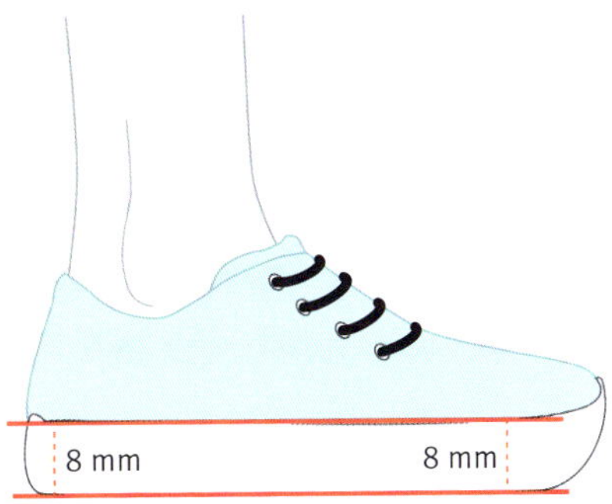

b

also eine gute Möglichkeit, zu den Wurzeln zurückzukehren und den natürlichen Bewegungsablauf zu unterstützen.

## Mit oder ohne Schuhe joggen?

Die Steigerung des Barfußgehens ist das Barfußlaufen bzw. Barfußjoggen. Die erste intuitive Reaktion ist oftmals die Befürchtung: »Ungedämpft auf Asphalt oder Schotter zu joggen, kann doch gar nicht gesund sein.« Verfechter des Barfußlaufens hingegen argumentieren, dass die herkömmlichen Laufschuhe typische Läuferprobleme verursachen und zu einem ungesunden Laufstil führen.

**Der Laufstil macht den Unterschied** Die meisten Laufschuhe haben eine starke Dämpfung im Fersenbereich und eine hohe Sprengung (der Unterschied der Fersenhöhe im Vergleich zum Vorfuß). Dadurch wird der Laufstil zum sogenannten Fersenlaufstil hin verändert, d.h., beim Joggen wird als Erstes die Ferse auf den Boden aufgesetzt. Dies ist nicht optimal für die Fuß-, Knie- und Hüftgelenke. Der amerikanische Forscher George Keenan hat 68 Läufer zunächst mit Schuhen und anschließend barfuß auf dem Laufband analysiert. Die Sportler wurden dabei mit speziellen Reflektoren und Sensoren ausgestattet und mit einer Hochgeschwindigkeitskamera gefilmt, um die Belastung am Bein zu messen. Das Ergebnis war überraschend: Trugen die Läufer Schuhe, waren die Belastungen an den Hüft-, Knie- und Fußgelenken höher. Die Hüfte wird um durchschnittlich 54 Prozent mehr belastet. Im Knie waren die Belastungswerte ca. 36 bis 38 Prozent höher, als wenn keine Schuhe getragen wurden. Aber woran liegt das?

Die Antwort lieferte der Evolutionsbiologe Prof. Dr. Daniel Lieberman, der mit seinem Team in einer Studie ebenfalls erfahrene Barfußläufer mit Läufern in gedämpften Schuhen verglich. Während die Läufer in Sportschuhen mit der Ferse aufsetzen, treffen die Barfußläufer eher mit dem Vorfußballen oder dem Mittelfuß auf. Der Fuß federt bei diesem Laufstil den Aufprall besser ab und die Gelenke werden weniger stark

Verschiedene Laufstile:
a) Fersenläufer
b) Vorfußläufer

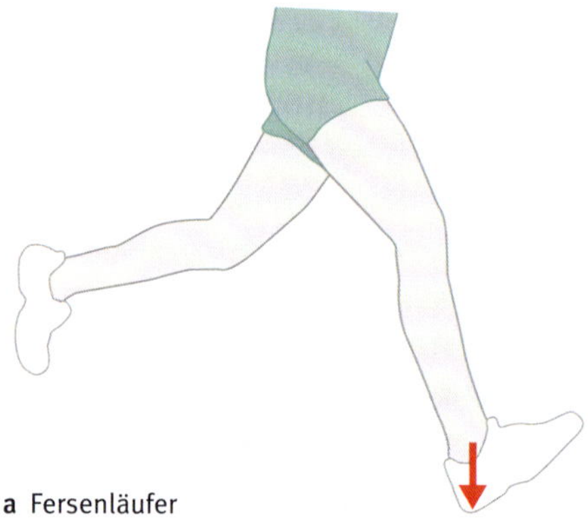

**a** Fersenläufer

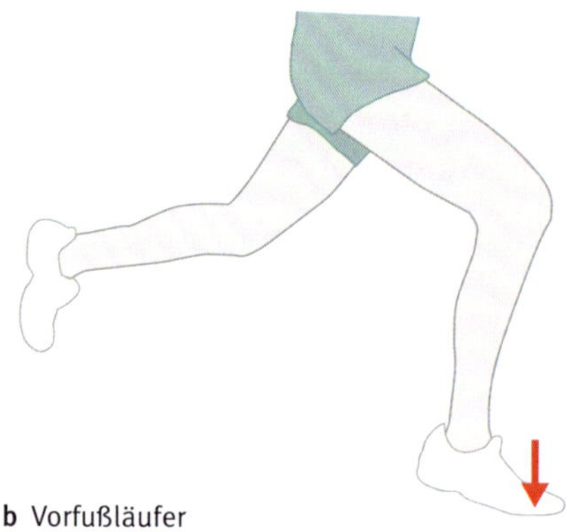

**b** Vorfußläufer

### So gelingt der Einstieg ins Barfußlaufen

- Barfußzeiten langsam steigern: Ihre Füße sind es nicht mehr gewohnt, sich ohne Schuhe zu bewegen. Sie werden einer Belastung ausgesetzt, die sie durch das Tragen von Schuhen verlernt haben. Überfordern Sie Ihre Füße nicht. Steigen Sie langsam ein und geben Sie Ihren Füßen und Ihrem Körper Zeit, sich an die neue Situation anzupassen. Beginnen Sie mit kurzen Strecken und tragen Sie die Barfußschuhe stundenweise und steigern Sie dies behutsam. Wer es übertreibt, kann sogar Schmerzen verursachen!
- Weichen Boden bevorzugen: Starten Sie auf weichem, natürlichem Untergrund wie z. B. Wiese oder Waldboden, um den Fuß an das Barfußlaufen zu gewöhnen.
- Der Achillessehne Zeit geben: Gerade am Anfang kann es zu Reizungen der Achillessehne kommen, weil der Fuß an eine hohe Sprengung gewöhnt ist. Gerade Menschen mit einer verkürzten Wadenmuskulatur sollten daher zusätzlich Dehnübungen für die Wade machen (Wadenstretch, Seite 130). Sinnvoll kann es auch sein, nicht gleich zum Barfußschuh zu wechseln, sondern zunächst einen Schuh mit einer geringen Dämpfung und einer niedrigen Sprengung (z. B. 4 mm, sog. Lightweight Trainer) zu verwenden, um die Achillessehne langsam an die ungewohnte Belastung zu gewöhnen.
- Bei Fußfehlstellungen Expertenrat einholen: Liegen bei Ihnen schon Fehlstellungen des Fußes (z. B. Knick-Senkfuß oder Hohlfuß) oder orthopädische Probleme (z. B. Arthrose, Sehnenreizungen) vor, sollten Sie zunächst mit Ihrem Arzt besprechen, ob eine (zeitweise) Umstellung auf das Barfußlaufen sinnvoll ist.

belastet. Das Fazit der Wissenschaftler: »Barfußläufer können auf den härtesten Belägen der Welt gelenkschonender laufen.«

Barfußgehen und -laufen entspricht also unserem natürlichem Laufverhalten. Wenn wir keine Schuhe tragen, verlagern wir automatisch das Gewicht auf den Mittel- und Vorfuß, statt mit der Ferse aufzutreten. Das wirkt sich anscheinend positiv auf die Gelenke aus.

## Propriozeptives Training – Wahrnehmung aus der Tiefe

Propriozeption wird auch als Tiefensensibilität oder Innenwahrnehmung bezeichnet. Mit Hilfe feinfühliger Sensoren (Propriozeptoren), die in Ihren Gelenken, Sehnen, Muskeln, der Haut und den Faszien liegen, registriert der Körper Muskelspannungen, Bewegungen, Gelenkstellungen und seine Lage im Raum. Dabei kommen auch die Augen und das Gleichgewichtsorgan zum Einsatz. Erst durch dieses Zusammenspiel werden fein abgestimmte Bewegungen wie ganz normales Gehen, aber auch anspruchsvolle Sportarten möglich. Handwerkliches Arbei-

## Starke Helfer für gesunde Füße

Viele der hier im Buch dargestellten Übungen funktionieren ohne Hilfsmittel, um Ihnen den Einstieg ins Training so leicht wie möglich zu machen und Ihnen die Möglichkeit zu bieten, Ihren Füßen ganz spontan, im Alltag, Gutes zu tun, ohne dass erst ein passendes Trainingsgerät zu Hilfe genommen werden muss. Dennoch gibt es toller Unterstützer auf dem Weg zu einer besseren Fußgesundheit, die wir Ihnen hier kurz vorstellen möchten.

Faszienrollen

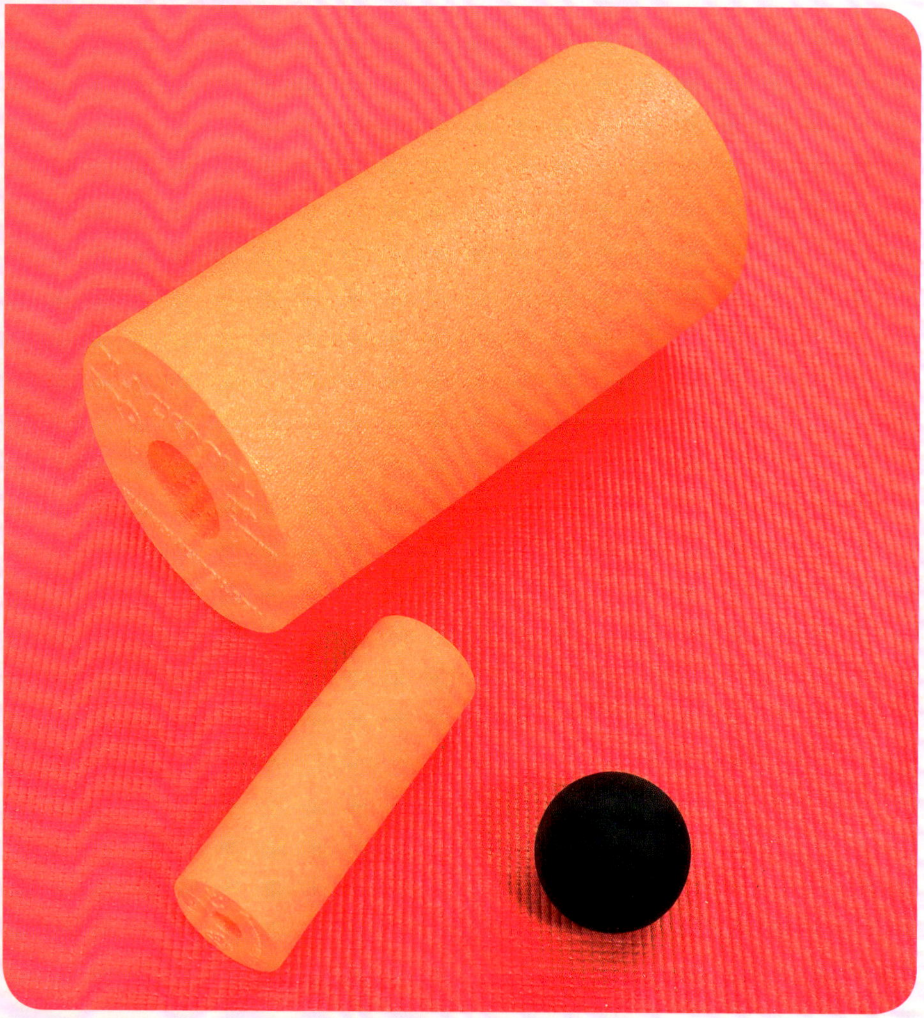

### Let it roll!

Faszienrollen und -bälle sind inzwischen aus keinem Trainingsplan mehr wegzudenken! Innerhalb weniger Jahre haben es diese Werkzeuge vom Exoten zum Standardwerkzeug in der Selbstbehandlung geschafft. Es gibt kleine Rollen, die besonders gut für die Fußsohle geeignet sind, und natürlich die großen, mit denen Sie die Unter-, Oberschenkel- und Gesäßmuskulatur entlasten können. Auch feste Tennisbälle sind super geeignet, um Spannungspunkte in Muskeln und Faszien zu lösen. Richtig angewandt, helfen sie, spannungsbedingte Schmerzen zu lindern, Bewegungen zu normalisieren und den Stoffwechsel in den Behandlungsregionen anzuregen.

### Das richtige Maß finden

Wenn Sie mit Rollen und Bällen arbeiten, können Sie unterschiedliche Ansätze verfolgen. Ein rascheres Rollen mit wenig Druck hilft Ihnen dabei, eine Körperregion besser wahrzunehmen, und es regt auf angenehme Art die oberflächliche Durchblutung an. Diese Art ist als Aufwärmtraining und zur Verbesserung der Körperwahrnehmung geeignet. Beim sehr langsamen und druckvolleren Ausrollen werden die Muskeln und Faszien »ausgedrückt« und können sich danach wieder mit nährstoffreicher Flüssigkeit füllen. Um sich nach einer solchen Trainingseinheit wieder vollständig zu regenerieren, benötigen die Strukturen etwa drei bis sechs Stunden. Daher sollte diese Art als eigenständige Maßnahme betrachtet und nicht unmittelbar vor größeren Herausforderungen wie Wettkämpfen durchgeführt werden. Während des festeren Rollens finden Sie vielleicht Punkte, die sich besonders angespannt anfühlen. Hier können Sie ein interessantes Phänomen beobachten. Es wird von Patienten und Sportler als »Wohlweh« bezeichnet. Dabei können Sie spüren, dass die Spannungspunkte zwar empfindlich auf den Druck der Rolle oder des Balles reagieren, es sich aber dennoch genau richtig anfühlt, dass an dieser Stelle Druck ausgeübt wird. Verharren Sie für einige (8 bis 10) tiefe Atemzüge an dieser Stelle und spüren Sie, wie gut es sich anfühlt, wenn die Spannung nachlässt.

### Stabilität und Gleichgewicht

Auch für das Training Ihrer Tiefensensibilität (Propriozeption) gibt es tolle Trainingsgeräte. Vom Therapiekreisel über Balancepads bis hin zum Ministabilitätstrainer, der sich gezielt an die unterschiedlichen Fußabschnitte anpassen lässt, sind der Kreativität und Abwechslung keine Grenzen gesetzt.

ten oder Musizieren wären ohne unsere Tiefensensibilität undenkbar.

Gute propriozeptive Fähigkeiten schützen Sie im wahrsten Sinne des Wortes vor Fehltritten. Stellen sich einen schönen Waldspaziergang vor. Sie gehen auf einem verschlungenen Pfad über die Wurzeln uralter Bäume hinweg. Plötzlich erregt etwas Ihre Aufmerksamkeit und Ihr Fuß tritt ungünstig auf den unebenen Grund. Es droht ein Umknicken. Die Propriozeptoren rund um Ihr Sprunggelenk spüren die drohende Gefahr und aktivieren in Sekundenbruchteilen eine schützende Muskelanspannung, die das Umknicken verhindert. Es handelt sich um eine unbewusste, aber trainierbare Reaktion!

## Gleichgewicht und Gelenkstabilität sind trainierbar

Propriozeptives Training zielt darauf ab, Ihr Gleichgewicht zu verbessern und Ihre Gelenke zu stabilisieren. So beugt es Verletzungen vor und kann die Laufsicherheit in vielen Sportarten deutlich verbessern. Der Aufwand ist relativ gering. Oft reichen schon zwei bis drei Einheiten von fünf bis acht Minuten pro Woche, um spürbare Ergebnisse zu erzielen und das Verletzungsrisiko beim Sport und im Alltag deutlich zu senken. Idealerweise trainieren Sie gut ausgeruht. Ihre propriozeptive Reaktionsfreude verringert sich mit zunehmender Ermüdung.

### Warum Seiltanz auch im Dunkeln funktioniert

Haben Sie schon einmal Artisten dabei bewundert, wie sie auf einem Seil balancieren und dabei gleichzeitig mit Bällen jonglieren, ohne das Gleichgewicht zu verlieren? Hinter solchen Leistungen steckt natürlich eine gute Portion Talent, aber auch ein jahrelanges Training, das diese Begabung erst zur vollen Entfaltung bringt.

Wenn auch Sie sich einmal wie ein Seiltänzer fühlen möchten, probieren Sie doch mal Folgendes aus: Stellen Sie sich hinter Ihren Stuhl, so dass Sie sich jederzeit an ihm festhalten können. Lassen Sie Ihre Hände sanft auf der Rückenlehne liegen. Stellen Sie nun Ihre Füße auf einer Linie direkt hintereinander, als stünden Sie auf einem Hochseil. Die Zehen des hinteren Fußes berühren die Ferse des vorderen. Heben Sie nun Ihre Hände von der Lehne des Stuhls ab und versuchen Sie nun, fünfzehn Sekunden das Gleichgewicht zu halten. Danach wiederholen Sie die Übung, schließen jedoch Ihre Augen für zehn Sekunden.

Haben Sie es geschafft, das Gleichgewicht zu halten, ohne nach dem Stuhl zu greifen oder einen Ausfallschritt zur Seite machen? Haben Sie bemerkt, wie Ihre Fußmuskeln ganz ohne Ihr Zutun gearbeitet haben, um Sie in Balance zu halten? Dann haben Sie gerade ganz praktisch erfahren, wie es ist, wenn Ihr propriozeptives System aktiv ist.

## Aufbau eines propriozeptiven Trainings

Starten Sie mit ganz einfachen Übungen wie dem Einbeinstand (Test 9, Seite 43) oder der Seiltanzübung (Seiltanz im Dunkeln, Seite 136) jeweils auf festem Grund und mit geöffneten Augen. Mit zunehmender Sicherheit können Sie den Schwierigkeitsgrad steigern. Wenn Sie bei einer der Übungen die Augen schließen, werden Sie sofort bemerken, wie die Herausforderung steigt.

Wagen Sie sich auf unsicheren Grund: Um den Schwierigkeitsgrad weiter zu steigern, können Sie Hilfsmittel einsetzen. Das kann ein zusammengerolltes Handtuch sein, auf dem Sie balancieren, oder Trainingsgeräte wie Balancepads, Therapiekreisel oder Mini-Stabilitätstrainer. Sie können auch eine Zusatzübung wählen, um die Herausforderung zu steigern. Prellen Sie einen Ball auf den Boden oder lassen Sie ihn sich von einem Trainingspartner zuwerfen. Dabei kann der Ball anfangs zur Körpermitte geworfen werden und später eher seitwärts, sodass Sie sich etwas danach recken müssen.

Ohne einen Partner können Sie einen Gegenstand mit einer Hand hochwerfen und mit der anderen fangen. Während Sie auf einem Bein stehen, können Sie mit dem anderen Bewegungen durchführen. Diese sollten anfangs sehr einfach sein. Es reicht ein sanftes Vor- und Zurückschwingen des Beines. Mit zunehmender Erfahrung vergrößern Sie das Bewegungsausmaß, steigern die Geschwindigkeit oder lassen die Bewegung komplizierter werden. Dabei sind Ihrer Kreativität keine Grenzen gesetzt. Schreiben Sie mit dem Fuß Buchstaben, Zahlen oder Namen in die Luft oder bewegen Sie das Bein ganz frei. Auch Blickfolgeübungen können den Schwierigkeitsgrad steigern. Nehmen Sie dazu einen Kugelschreiber in die linke Hand und halten Sie den Arm gestreckt auf Schulterhöhe zur Seite. Mit Ihren Augen fixieren Sie den Stift, den Sie nun langsam vor Ihre Körpermitte führen. Dort übernimmt die rechte Hand den Stift, der nun, ebenfalls mit gestrecktem Arm, zur rechten Seite geführt wird. Dabei folgen Sie mit Ihrem Blick. Diese Bewegung kann beliebig wiederholt werden. Auch hier besteht die Möglichkeit, die Bewegungsgeschwindigkeit zu erhöhen. Tun Sie das jedoch nur, wenn es Ihnen weiterhin gelingt, den stabilen Einbeinstand aufrechtzuerhalten.

### Der Alltag ist Ihr Freund

Wann immer Sie die Gelegenheit finden, auf einem Bein zu stehen, können Sie Ihre Propriozeption trainieren. Das kann an der Bushaltestelle, in der Warteschlange im Supermarkt oder zu Hause beim Zähneputzen sein. Bewegen Sie sich bei Ausflügen in der Natur so oft wie möglich auf unbefestigten Wegen oder genießen Sie ausgedehnte Strandspaziergänge, um ganz nebenbei Ihre Tiefensensibilität zu verbessern.

# Ihr Alltagsprogramm

Die Kunst, den Körper – und hier meinen wir speziell die Füße – positiv zu beeinflussen, besteht darin, im Alltäglichen die vielen kleinen Gelegenheiten zu erkennen und zu nutzen, mit uns selbst umsichtig umzugehen. Mit den folgenden simplen Übungen entdecken Sie täglich neue Ressourcen – um sie als gute Gewohnheiten dauerhaft in Ihr Leben zu integrieren.

Sicher kennen auch Sie diese Tage, die prall gefüllt mit wichtigen Aufgaben nur so an uns vorbei zu rauschen scheinen und oft ein schlechtes Gewissen hinterlassen, nicht genug für die Gesundheit getan zu haben? In manchen Phasen nehmen uns die Aufgaben so sehr in Anspruch, dass wir unsere ureigensten gesundheitlichen Bedürfnisse hintanstellen und uns auf das Minimum an Bewegung beschränken. Enden diese Stressphasen und wollen wir unseren Körper bei einer schönen Wanderung oder anderen Aktivitäten erneut fordern und genießen, müssen wir feststellen, dass wir nicht mehr über die gewünschte Leistungsfähigkeit verfügen.

Aktuelle Studien zeigen, dass es kaum möglich ist, die negativen Folgen von dreißig und mehr Stunden sitzender Tätigkeit pro Woche durch Zusatztraining auszugleichen. Deshalb wird empfohlen, die Art und Weise, wie wir uns in unserem privaten und beruflichen Alltag bewegen, neu zu betrachten. Genau hierbei soll Sie das folgende Kapitel unterstützen!

## Mehr Fußgesundheit in Ihren Alltag lassen!

Schärfen Sie mit dem Alltagsprogramm Ihren Blick für die vielen wunderbaren Möglichkeiten, die das Leben bietet, den Füßen Gutes zu tun. So kann es Ihnen gelingen, mit kleinem Aufwand Großes für Ihre Fußgesundheit zu erreichen. Sie müssen sich nicht mühsam »Extrazeit« freischaufeln. Mit der richtigen Einstellung wird es Ihnen gelingen, den Herausforderungen des Alltags zu begegnen und gleichzeitig Übungen zum Wohle Ihrer Füße durchzuführen. Natürlich benötigt es etwas Sicherheit im Umgang mit den Übungen, um sie in das Tagesgeschehen zu integrieren. Deshalb ist es gut, wenn Sie sich Übungen heraussuchen, die besonders zu Ihren persönlichen Bedürfnissen und Ihren Alltagsroutinen passen.

Nehmen Sie sich dann drei Wochen jeden Tag etwas Zeit, genau diese Übungen durchzuführen und kennenzulernen. Wenn möglich, führen Sie die Übungen barfuß durch.

Mit wachsender Vertrautheit werden Sie erste Gelegenheiten entdecken, die wohltuenden Bewegungen im Alltag zu integrieren. Vielleicht ertappen Sie sich dabei, wie Sie beim Zähneputzen vom beidseitigen Stehen in den Einbeinstand (Test 9, Seite 43) wechseln oder wie Sie beim Fernsehabend anfangen, sanft Ihre Füße zu massieren (Fußerwachen, Seite 122). Natürlich hilft es auch, bestimmte Routinen bewusst einer Übung zuzuordnen. Es eignen sich alle Situationen, die sich in Ihrem Alltag wiederholen: Zwingt Sie Ihr Berufsalltag immer wieder zu langen, anstrengenden Telefonaten? Dann stehen Sie doch einfach auf und nutzen Sie die Zeit für eine wohltuende Wadendehnung (Wadenstretch, Seite 130).

Natürlich können Sie sich auch angewöhnen, während des Gesprächs mit Ihren Füßen zu gestikulieren. Probieren Sie doch einmal aus, wie lustig es ist, Ihren Worten durch entsprechende Fußbewegungen Nachdruck zu verleihen! Oder unterstreichen Sie Ihren Sprachrhythmus mit Ihren Füßen. Mit solchen neuen Gewohnheiten verbessern Sie die Durchblutung Ihrer Füße und Unterschenkel und halten Ihre Muskeln geschmeidig. Wenn Sie sich vornehmen, bei jedem Telefongespräch aufzustehen und sich mindestens dreißig Mal auf die Zehenspitzen zu stellen, beugen Sie einer anderen negativen Folge des zu langen Sitzens vor: der Entstehung von Krampfadern und geschwollenen Beinen! Durch zu langes Sitzen staut sich Blut in Ihren Beinen. Die Folge sind schwere und geschwollene Beine nach einem langen Arbeitstag oder nach einer langen Autofahrt.

Wenn Sie regelmäßig Ihre Wadenmuskeln durch den Zehenstand oder kräftige Fußbewegungen aktivieren, tritt diese Stauung kaum auf und Sie können sich lange an gesunden und schönen Beinen erfreuen.

Um Ihnen die Verbindung zu Ihrem Alltag zu erleichtern, bieten wir Ihnen Vorschläge zur jeweiligen Alltagssituation an. Schreiten Sie, nachdem Sie dieses Kapitel gelesen haben, mit dem guten Gefühl durch den Alltag, Ihren Füßen jederzeit etwas Gutes tun zu können.

# Übung 1: Fußerwachen

» Müde Füße freuen sich über wohltuende Berührungen! Wecken Sie die Lebensgeister Ihrer treuen Helfer mit einer wärmenden und anregenden Selbstbehandlung.

**Ziel** Gesteigerte Durchblutung der Füße. Deutlich bessere Wahrnehmung der Körperregion und Schmerzlinderung durch Berührung.

**Ausgangsstellung** Sitzend, ein Fuß liegt auf dem gegenüberliegenden Oberschenkel. Bei Bedarf nutzen Sie einen Stuhl oder Hocker. Beide Hände schmiegen sich schön flächig an die Fußsohle und den Fußrücken.

**Ausführung**

- Zu Beginn der Übung können Sie sich etwas Zeit nehmen, um den Fuß mit den Händen zu erfahren. Streichen Sie langsam über alle Bereiche und registrieren Sie, wo die Berührung besonders guttut. Auf diese Zonen können Sie sich in der folgenden Selbstbehandlung etwas konzentrieren.
- Nun fangen Sie an, den ganzen Fuß mit Ihren Händen abzureiben. Lassen Sie keinen Quadratzentimeter aus. Grundsätzlich ist es nicht so wichtig, wie oft Sie reiben, sondern dass Sie bemerken, wann sich der Fuß wohlig erwärmt anfühlt.
- Sie trauen Ihrem Gefühl noch nicht? Dann stehen Sie nach der Behandlung des ersten Fußes einmal auf und machen Sie barfuß einige Schritte durch den Raum. Ganz sicher werden Sie den Unterschied zwischen den Füßen deutlich spüren.

**Wiederholungen/Dauer** Zu Beginn hilft es, einen Zeitraum von 2 bis 3 Minuten festzulegen. Später richten Sie sich danach, wann Sie eine angenehme Wirkung verspüren.

**Tägliche Trainingsgelegenheit im Alltag** Massieren Sie Ihre Füße, während Sie fernsehen oder Musik hören. Diese Übung bietet sich auch als Teil eines Aufwärmprogramms vor sportlichen Herausforderungen an.

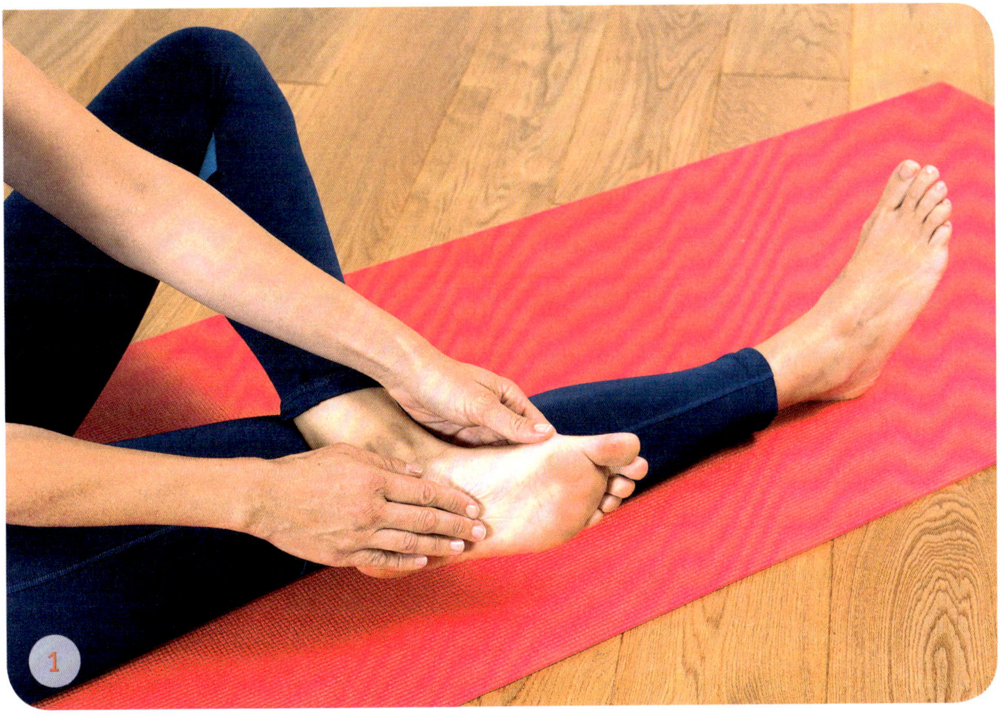
1

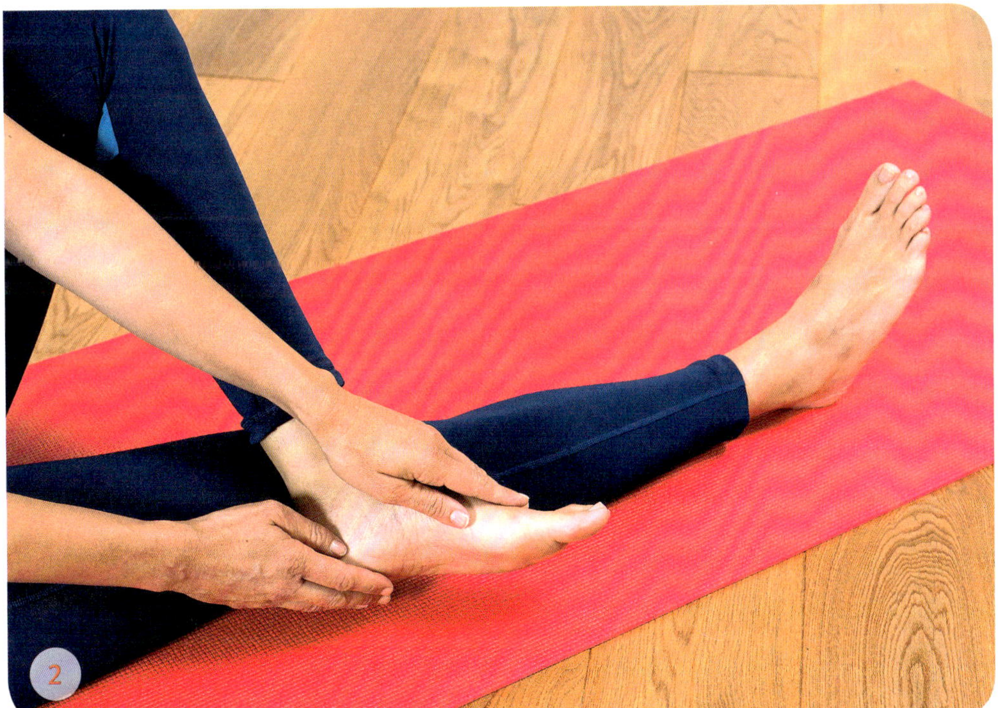
2

# Übung 2: Zehenroller

›› Geschmeidige Zehen tragen Sie entspannt durch den Tag. Spüren Sie die überraschende Wirkung auf Ihr Gangbild.

**Ziel** Befreien Sie Ihre oft eingeengten Zehen und fördern Sie ihre Fähigkeit zur Beugung und Streckung. Aus angespannten Krallen werden geschmeidige Füße, die Sie sanft durch den Alltag tragen.

**Hilfsmittel** Bei Bedarf nutzen Sie einen Stuhl oder Hocker.

**Vorbereitung** Setzen Sie sich auf einen Stuhl. Stellen Sie den nackten Fuß mit der Spitze neben oder unter dem Stuhl auf den Boden.

**Ausführung**

- Rollen Sie die Zehen sanft in die Beugung (1) und die Streckung (2).
- Spüren Sie, ob am Ende der jeweiligen Richtung ein angenehmes Dehnungsgefühl entsteht.
- Bleiben Sie für 8 bis 10 tiefe Atemzüge in der Position.
- Führen Sie danach den Fuß vorsichtig zurück.

**Tägliche Trainingsgelegenheit** Wann immer Sie Zeit im Sitzen verbringen und Ihre Schuhe ausziehen können, z. B. während einer Zugfahrt, auf dem Bürostuhl.

**Varianten Feintuning für gesunde Füße** Während der Dehnung kippen Sie den Fuß, vorsichtig in Richtung der Groß- oder Kleinzehe. So finden Sie heraus, wo besonders verspannte Zonen liegen, und Sie machen die Übung noch besser und genauer.

**Für die Standhaften** Sie können auch im Stehen üben. So ist es Ihnen möglich, etwas mehr Gewicht in die Dehnung zu legen. Halten Sie sich dabei fest.

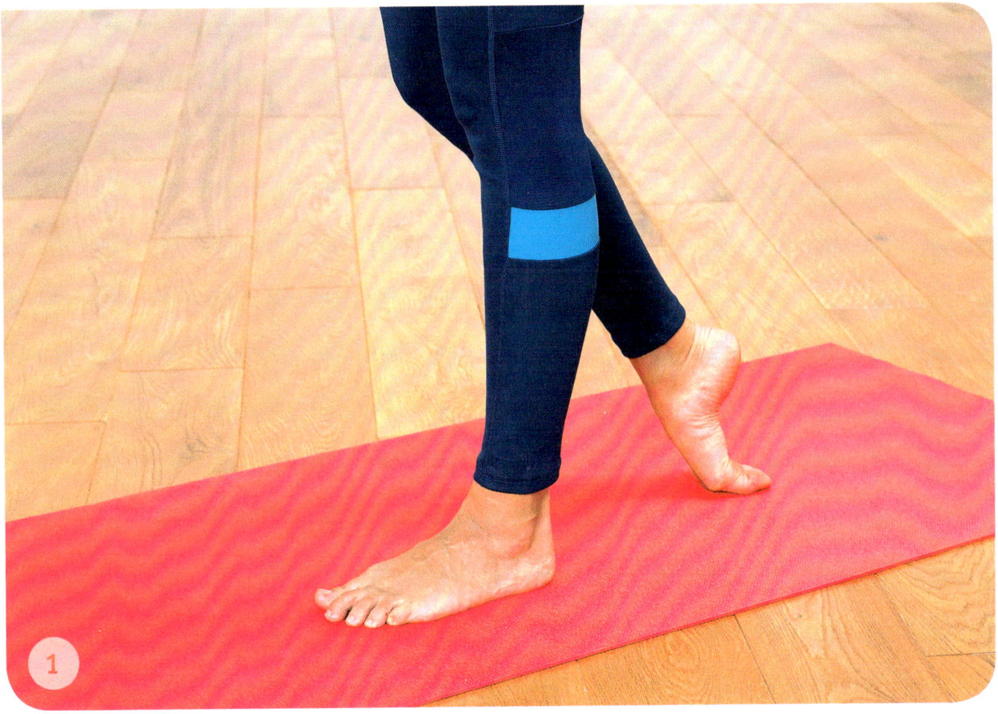
1

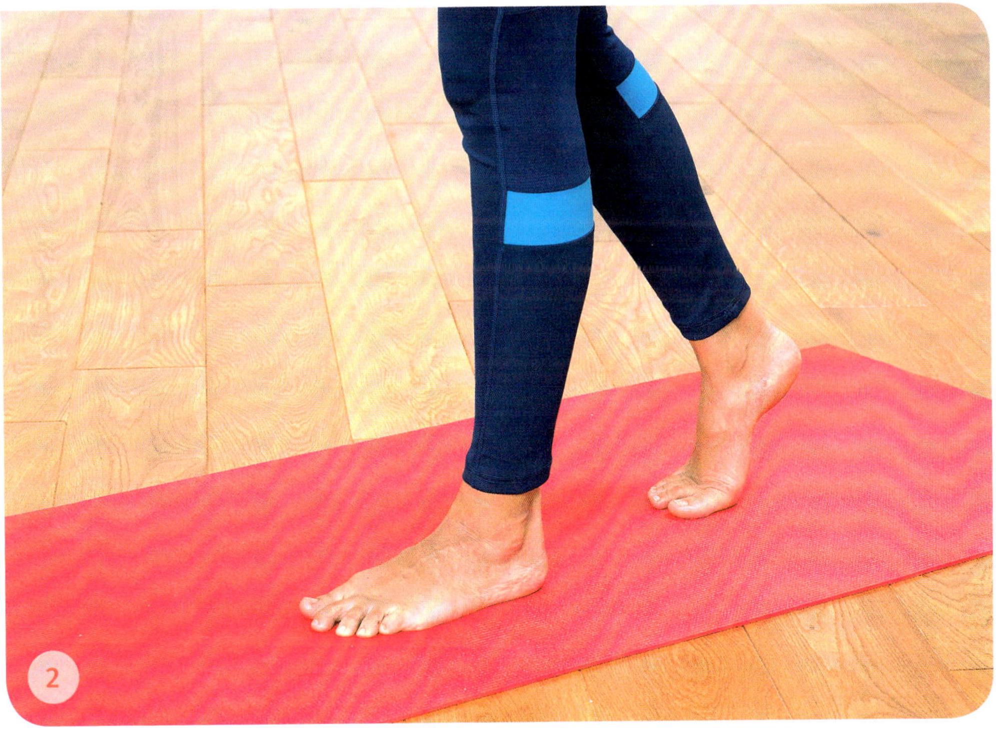
2

# Übung 3: Fußdirigent

» Bei dieser Übung dürfen Sie kreativ sein! Entdecken Sie die vielen Bewegungsmöglichkeiten Ihrer Füße. Dadurch spüren Sie verborgene Spannungen auf, die Sie sofort beseitigen können. Lernen Sie Ihre Füße ganz neu kennen.

**Ziel** Beweglichere Füße in alle Richtungen. Verbesserte Wahrnehmung.

**Ausgangsstellung** Sitzend, die Unterschenkel liegen auf einem Hocker oder einem zweiten Stuhl, so dass die Fersen frei sind, Nackenrolle oder Kissen zur Unterstützung unter die Knie.

**Ausführung**

- Nehmen Sie sich für diese Übung 2 bis 3 Minuten Zeit. Idealerweise konzentrieren Sie sich auf Ihre Füße und Unterschenkel. Anfangs ist es leichter, mit nur einem Fuß zu arbeiten.
- Beginnen Sie mit kleinen Räkel-Bewegungen in alle Richtungen (1). Dabei müssen Sie keinem vorgegebenen Schema folgen. Wichtiger ist es zu erspüren, welche Richtungen Ihren Füßen besonders guttun. Dort dürfen Sie dann gerne etwas intensiver hineindehnen und die Position 8 bis 10 tiefe Atemzüge halten.
- Mit zunehmender Erfahrung mit dieser Übung werden Sie auch beide Füße gleichzeitig bewegen können und vielleicht bemerken Sie irgendwann, dass Sie die Übung fast unbewusst durchführen, weil Sie die Bedürfnisse Ihrer Füße besser kennen.

**Wiederholungen/Dauer** Diese Übung kann täglich durchgeführt werden. Übungsdauer: 2 bis 3 Minuten.

**Tägliche Trainingsgelegenheit** Diese Übung passt super, wenn Sie Musik hören. Dirigieren Sie doch mal Ihr Lieblingsorchester mit den Füßen oder nutzen Sie jede spannende Filmmusik, um die Fußdirigenten zum Einsatz zu bringen.

**Variante** »Ein Fuß wäscht den anderen«: Wenn Sie eine besonders angenehme Dehnungsposition gefunden haben, können Sie versuchen, diese mit dem anderen Fuß zu unterstützen. Das verbessert zusätzlich Ihr ganz persönliches Fußgespür und die Beweglichkeit (2).

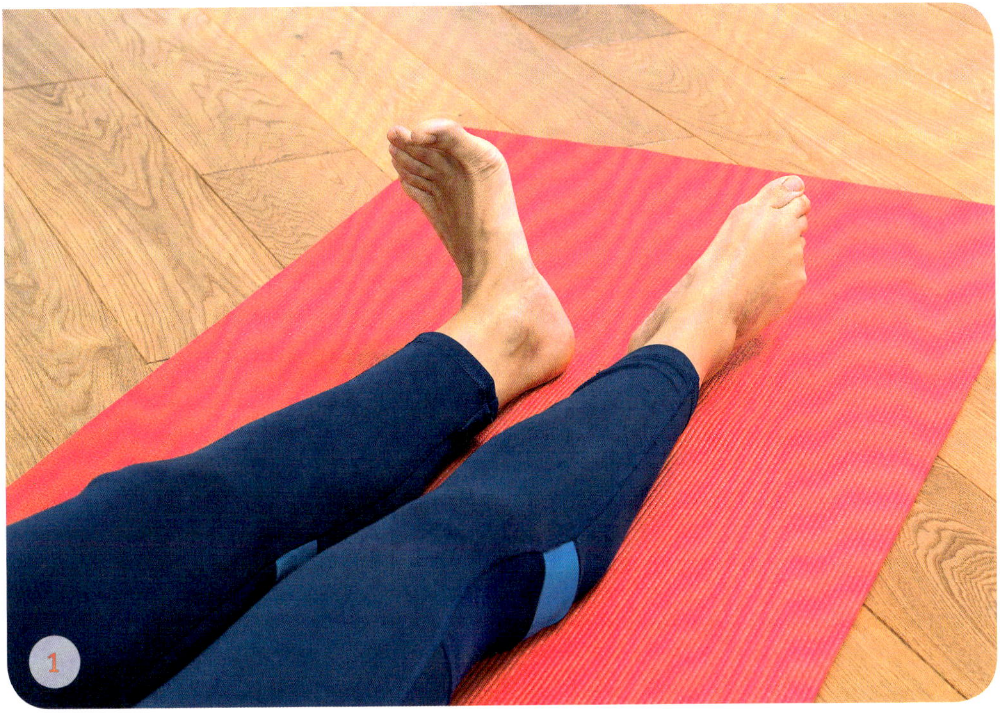
1

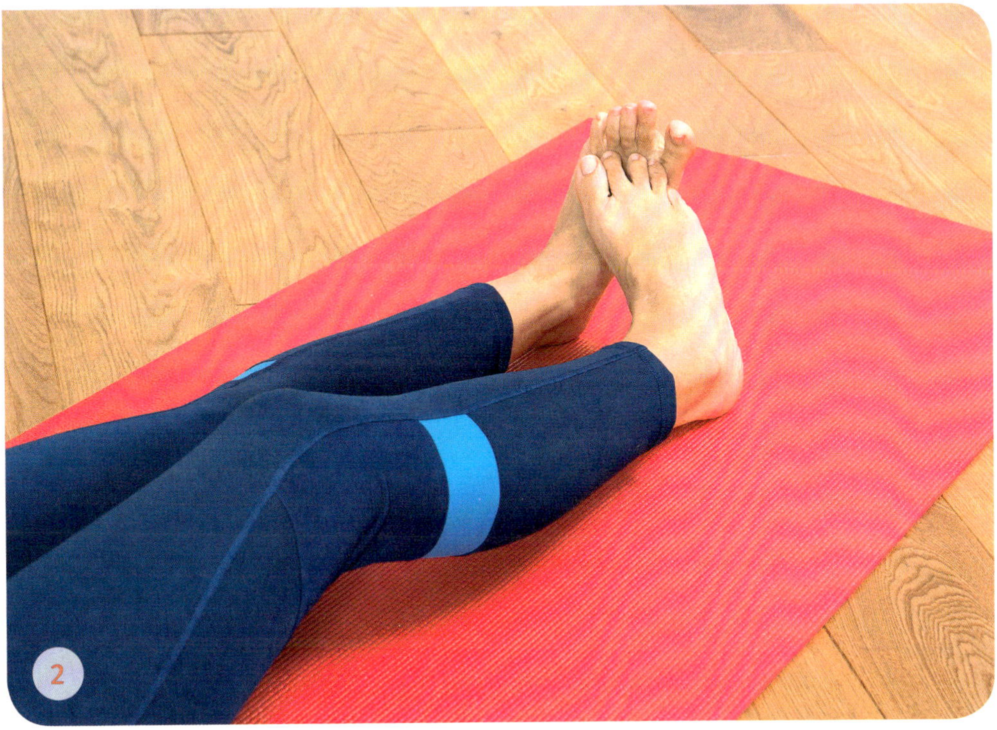
2

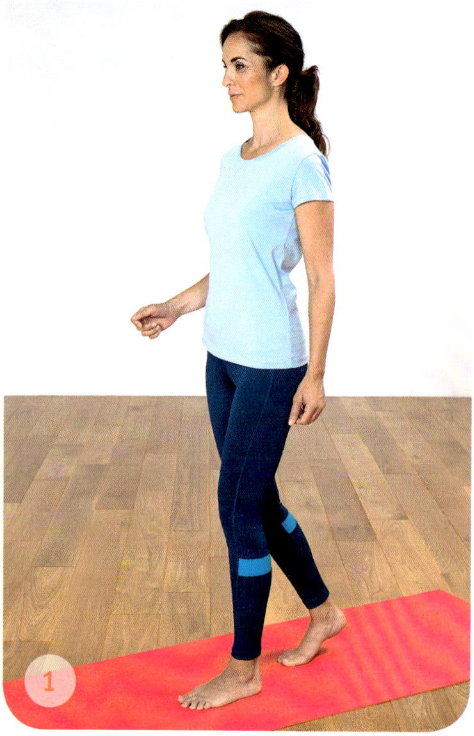



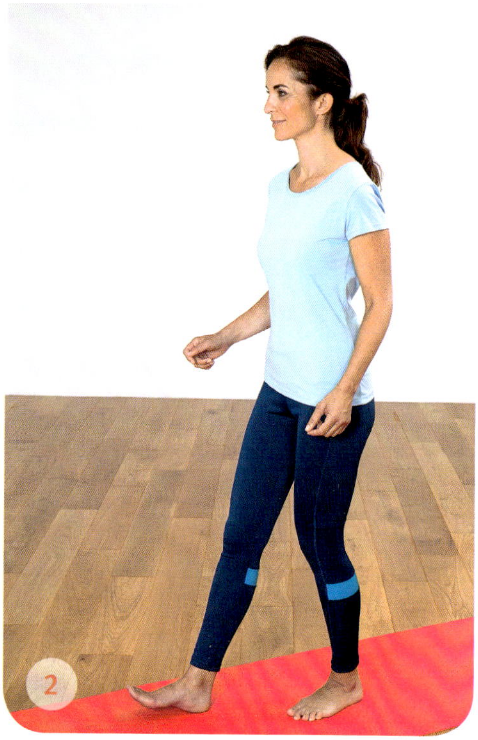



# Übung 4: Achtsames Abrollen

» Nutzen Sie die Macht der Achtsamkeit, um Ihre Füße in Aktion zu spüren. Diese meditativ anmutende Übung wirkt wie eine Kraftquelle, das bewusste Abrollen macht die Füße geschmeidiger.

**Ziel** Geschmeidigere Füße, verbesserter Gleichgewichtssinn.

**Ausführung**

- Bei dieser Übung nutzen Sie eine jahrhundertealte Meditationspraxis, um Ihre Füße besser kennenzulernen und beweglicher zu machen. Nehmen Sie sich eine bestimmte Strecke oder eine Tätigkeit vor, um diese Übung zu praktizieren. Am besten täglich.
- Atmen Sie während der Übung tief und gleichmäßig in den Bauch.
- Sie schreiten nun im Zeitlupentempo voran und konzentrieren sich voll und ganz auf Ihre Bewegungen. Spüren Sie, wie sich der abrollende Fuß verhält? Sind Spannungen spürbar, die ein komplettes Abrollen verhindern? Wie sicher fühlen Sie sich in der Standbeinphase? Geben Ihnen beide Füße den gleichen Halt?
- Spannungen beseitigen Sie am besten durch die Übungen Zehenroller (Seite 124) oder Fußerwachen (Seite 122). Unsicherheiten in der Balance wirken Sie mit Übung Seiltanz im Dunkeln (Seite 136) entgegen. Das tiefe gleichmäßige Atmen lässt Ihren Körper zur Ruhe kommen, die achtsame Aufmerksamkeit den Alltagsstress vergessen.

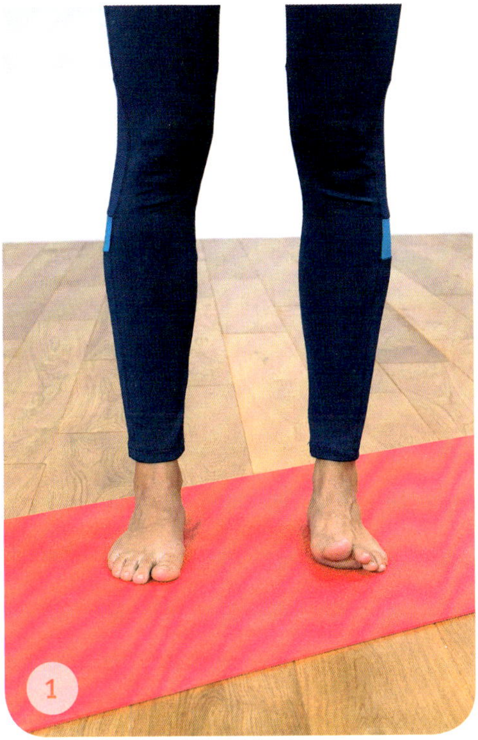


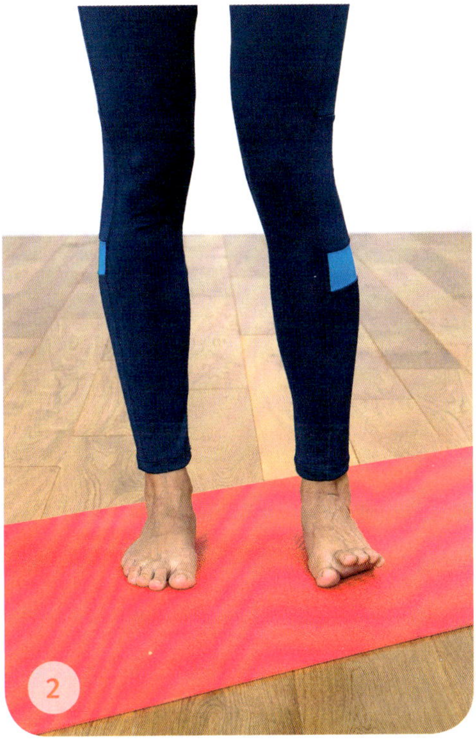


# Übung 5: Tipping Toes – ungeduldige Zehen

» Geduld ist eine Tugend? Nicht bei dieser Übung. Verbessern Sie die Beweglichkeit Ihrer Zehen, indem Sie mit ihnen auf den Boden tippen. Doch die Hauptbelastungspunkte sollen den Kontakt mit dem Boden behalten.

**Ziel** Bessere Beweglichkeit aller Zehen, Training der Idealbelastung (Kapitel Gehen, Seite 26).

**Ausgangsstellung** Stehend. Die Idealkontakte des Fußes sind aufgebaut.

**Ausführung**

- Ihre Beinachsen sind gerade ausgerichtet und die Füße haben ihre idealen Kontaktflächen gefunden – und diese Haltung verändern Sie während der Übung nicht.
- Heben Sie die Zehen an und tippen mit ihnen nacheinander auf den Boden. Starten Sie von der Kleinzehenseite aus.
- Am Anfang ist es sinnvoll, die Füße nacheinander zu trainieren. Mit zunehmender Erfahrung können Sie beide gleichzeitig trainieren.

**Wiederholungen/Dauer** 15 Wiederholungen, 3 Durchgänge. Die Übung kann täglich durchgeführt werden.

**Variante** Sie starten die Tippbewegung von der Großzehenseite aus.

**Steigerung** Sehr gut Trainierte können diese Übung auch im Einbeinstand durchführen.

# Übung 6: Wadenstretch

» Geschmeidige Waden entlasten die Achillessehne und helfen den Füßen, sauber abzurollen. Mit einem kleinen Trick befreien Sie zusätzlich die Faszien Ihrer Unterschenkel aus ihrer Starre.

**Ziel** Entspannung des Wadenmuskels (M. triceps surae) und seiner umliegenden Faszien.

**Ausgangsstellung** Schrittstellung vor einer Wand oder einem Möbelstück, um ein Abstützen mit den Händen zu ermöglichen.

**Ausführung**

- Beugen Sie Ihr vorne stehendes Bein, während das hintere gestreckt bleibt. Achten Sie bitte darauf, dass beide Füße komplett auf dem Boden bleiben **(1)**.
- Wenn Sie in der Wade des hinteren Beines ein wohliges Dehnungsgefühl spüren, verharren Sie 8 bis 12 tiefe Atemzüge in der Position. In diesem Zeitrahmen dürfte die Spannung nachlassen.
- Sie können nun das vordere Bein etwas tiefer beugen **(2)** oder die Schrittstellung vergrößern, indem Sie das hintere Bein noch etwas weiter nach hinten schieben, bis das Dehnungsgefühl erneut eintritt. Atmen Sie wieder tief und gleichmäßig durch, bis die Wade sich freier anfühlt. Meistens ist es möglich, das Dehnungsgefühl 2 bis 3 Mal aufzulösen.
- Wenn dieses Gefühl der Dehnung nicht mehr nachlässt, beenden Sie die Übung, indem Sie das vordere Bein langsam wieder strecken.

**Wiederholungen/Dauer** Zwei- bis dreimaliges Auslösen des Dehnungsgefühls. Die Übung sollte idealerweise täglich durchgeführt werden.

**Achtung** Nicht unmittelbar vor Start-Stopp-Belastungen wie beim Tennis, Fußball etc.

**Variante: Extrakick für die Faszien** Probieren Sie in dieser Haltung unterschiedliche Fersenstellungen aus und dehnen Sie in der Position, die Ihnen das deutlichste Dehnungsgefühl vermittelt.

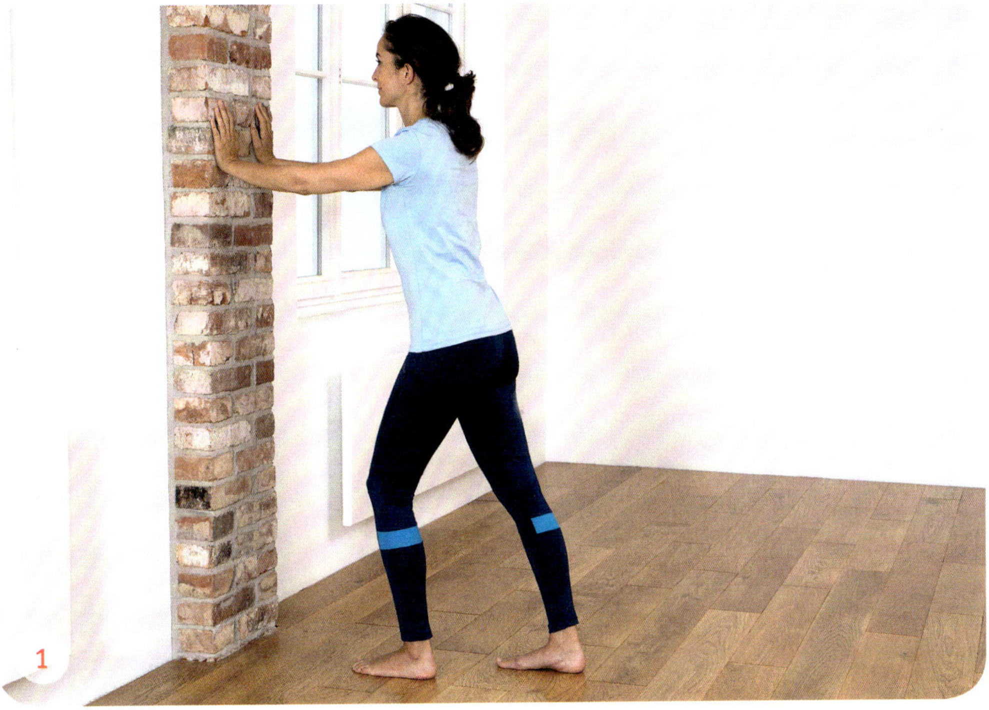
1

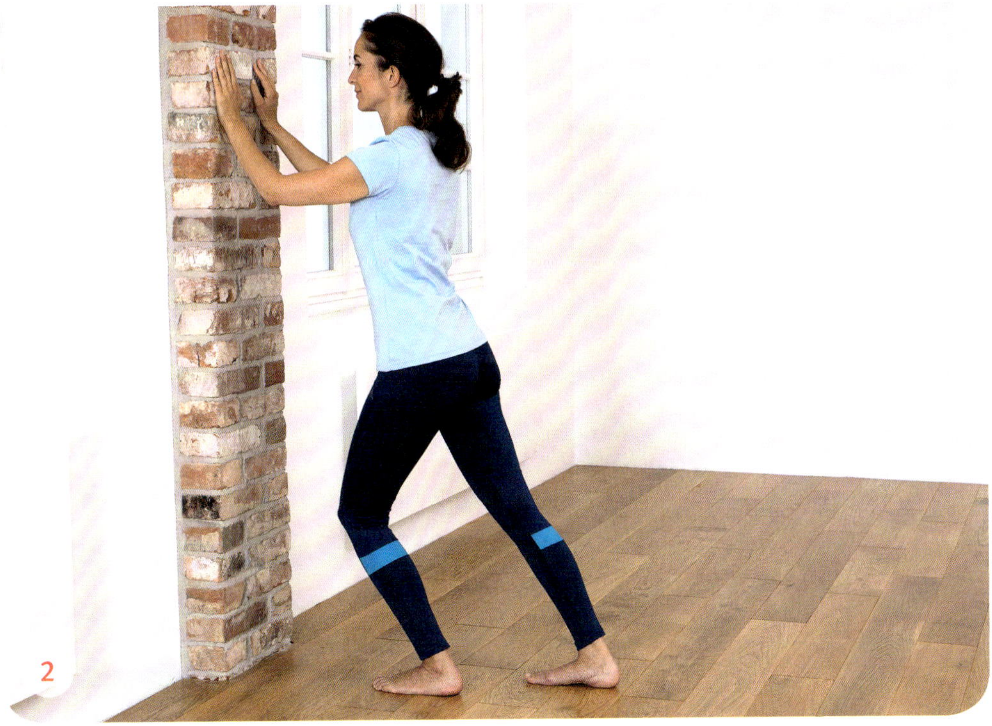
2

# Übung 7: Fußwippe

» Die Fußwippe macht müde Füße munter! Sie kräftigt Muskeln, die Sie dringend für gute Stabilität in den oberen Sprunggelenken benötigen, und verbessert die Durchblutung. Eine perfekte Übung während langer Reisen und nach anstrengenden Tagen im Büro. Als Beigabe erhalten Sie beweglichere Füße und ein gutes Gespür für die Fußsohle.

**Ziel** Kräftigung der vorderen Schienbeinmuskeln und der Waden. Verbessertes Gespür für die Fußsohlen, beweglichere Füße und Flexibilität für die Achillessehne.

**Ausgangsstellung** Hüftbreiter Stand. Zur besseren Kontrolle üben Sie vor einem bodentiefen Spiegel.

**Ausführung**

- Stellen Sie Ihre Füße hüftbreit nebeneinander. Knie und Hüften sollten zu Beginn der Übung minimal gebeugt sein.
- Gehen Sie nun im Wechsel mit beiden Füßen in den Zehen- (1) und Fersenstand (2).
- Anfangs darf die Bewegung sehr klein und langsam sein. Mit zunehmender Sicherheit kann sie größer werden. Achten Sie dennoch auf eine saubere Ausführung der Übung: Es sollte der gesamte Fuß über den Boden abrollen.

**Wiederholungen/Dauer** 25 bis 30 Abrollbewegungen, 3 Durchgänge.

**Variante** Bringen Sie mehr Schwung ins Spiel. Die Bewegungen werden etwas schneller durchgeführt und durch ein Armpendeln unterstützt. Im Fersenstand gehen die Arme nach vorne oben, im Zehenstand nach hinten unten.

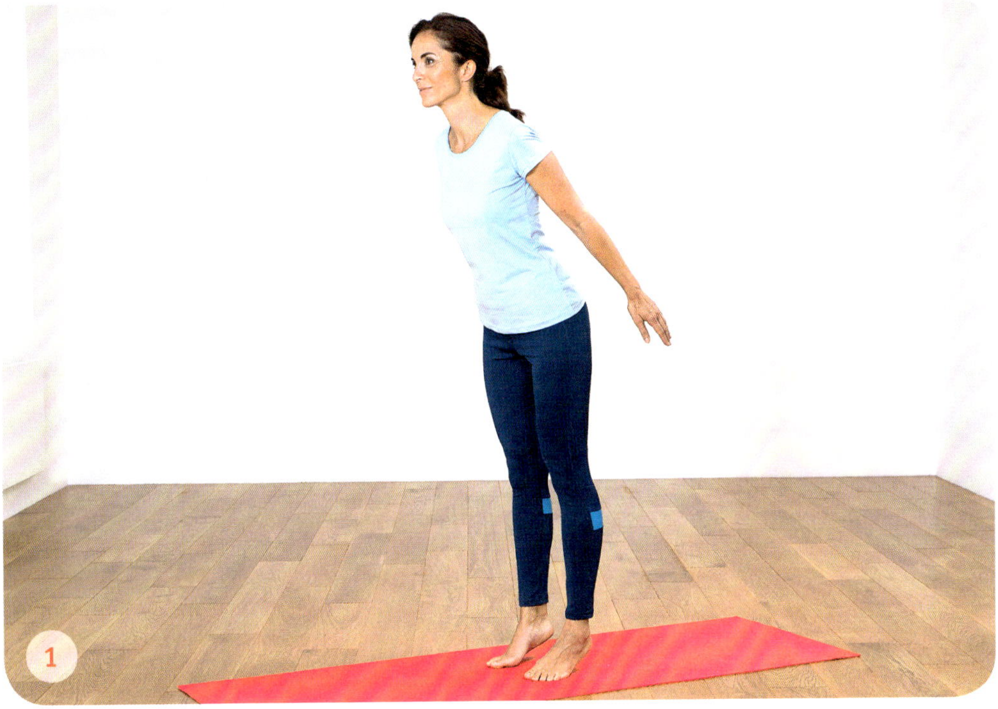
1

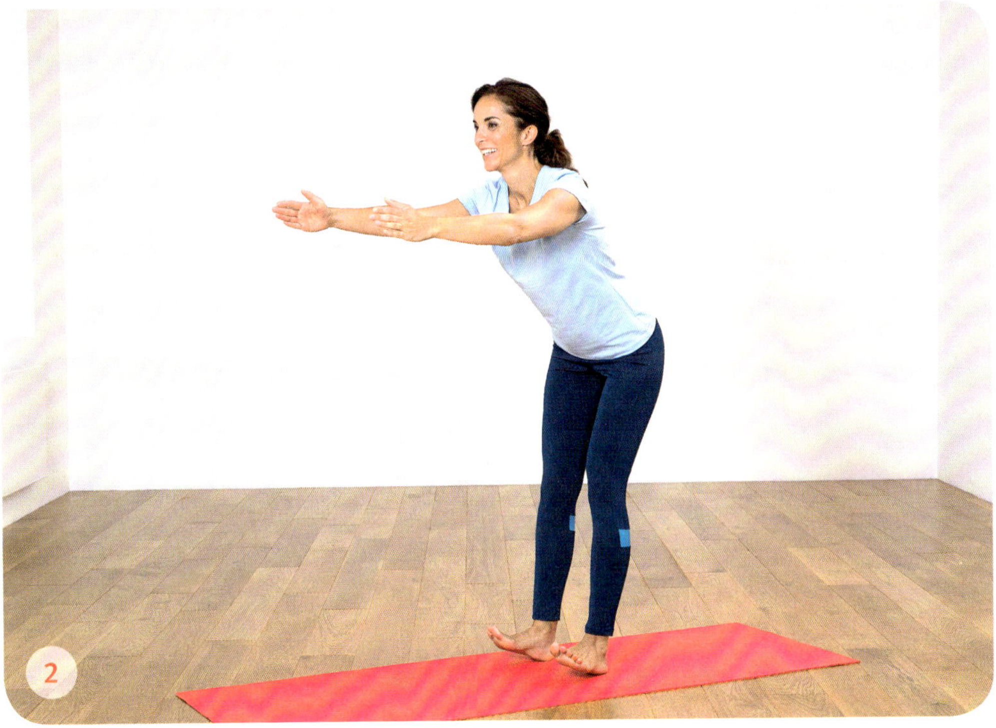
2

# Übung 8: Hinkelkasten – Ninja

» Wie ein Ninja lautlos durch den Alltag zu hüpfen, verleiht Ihnen stabile Fußgelenke und gesunde Faszien. Mit gestärktem Gleichgewichtssinn können Sie sich auch auf unebenem Gebiet meisterhaft fortbewegen.

**Ziel** Trainieren Sie die Stabilität Ihrer Sprunggelenke und der sie umgebenden Faszien. Verbesserter Gleichgewichtssinn.

**Hilfsmittel** Geflieste oder gepflasterte Böden. Rutschfeste Strümpfe oder für draußen: Barfußschuhe.

**Vorbereitung** Wählen Sie eine bestimmte Fläche oder Strecke für diese Übung aus. Daheim könnte es zum Beispiel der Weg vom Schlafzimmer zum Bad sein.

**Ausführung**

- Hüpfen Sie von einer Fliese zur nächsten.
- Versuchen Sie so leise (am besten lautlos) wie möglich zu landen. Wenn Sie lange nicht mehr gesprungen sind, fangen Sie bitte mit möglichst kurzen Hüpfern an **(1, 2)**. Springen Sie nur geradeaus auf direkt benachbarte Fliesen. Sie dürfen auch mit beiden Füßen gleichzeitig starten und landen.
- Wenn Sie regelmäßig Start-Stopp-Sportarten ausüben, können Sie auch eine oder mehrere Fliesen überspringen und sich vornehmen, im Sprung einen Richtungswechsel vorzunehmen. Doch auch für Sie gilt: Landen Sie so leise wie ein Ninja.
- Für eine gute Wirkung auf Ihren Gleichgewichtssinn und die sprunggelenkstabilisierenden Muskeln ist es wichtig, dass Sie nach der Landung so schnell wie möglich sicher und stabil stehen.

**Wiederholungen/Dauer** 10 Sprünge pro Bein, 3 Durchgänge.

**Varianten**

- Der einbeinige Ninja: Sie starten auf einem Bein und landen mit dem anderen.
- Der hüpfende Einbeinige: Sie hüpfen und landen mit demselben Bein **(3, 4)**.
- Der einäugige Ninja: Während der Sprünge halten Sie abwechselnd ein Auge zu (Achtung: nur für Fortgeschrittene und Geübte!).

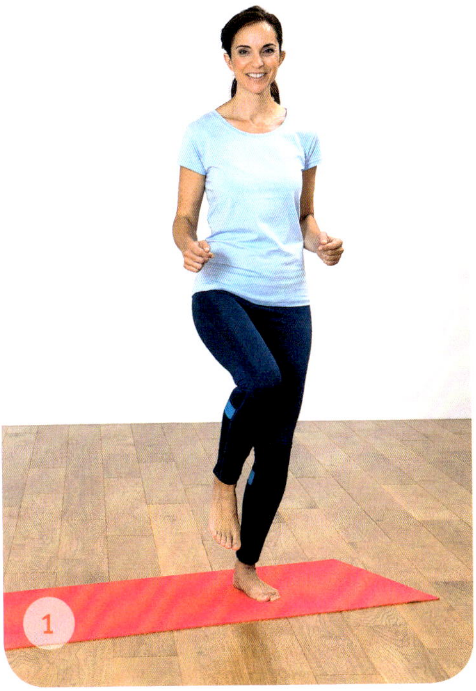
1

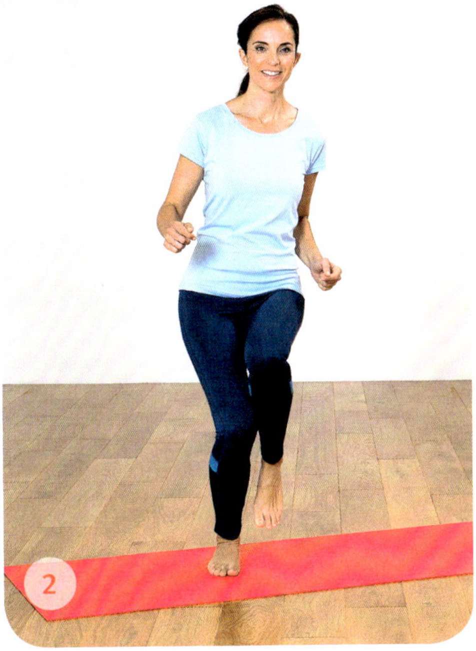
2

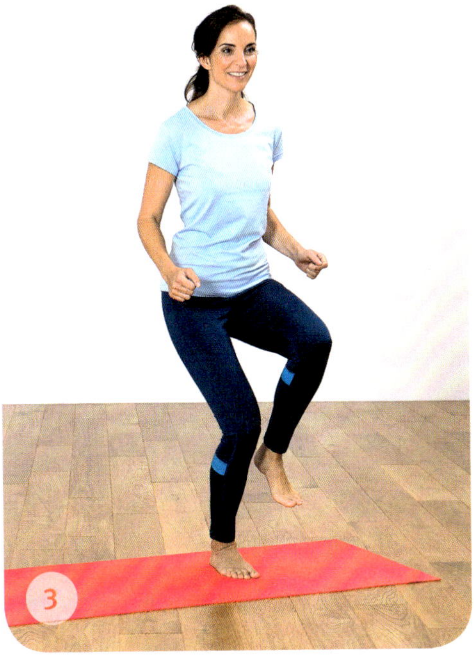
3

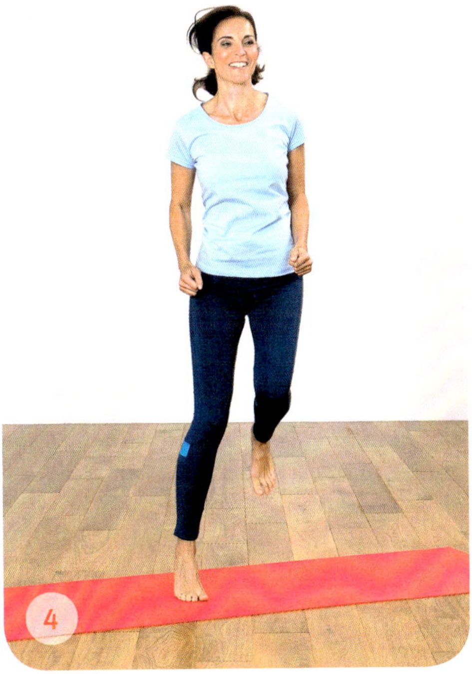
4

# Übung 9: Seiltanz im Dunkeln

» Begeben Sie sich auf die Spuren großer Zirkusartisten. Trainieren Sie dabei Ihren Gleichgewichtssinn und stabilisieren Sie Ihre Fußgelenke. Was für ein ausgeklügeltes System Sie hierbei unterstützt, lesen Sie im Kapitel Propriozeptives Training (Seite 115).

**Ziel** Verbesserter Gleichgewichtssinn. Stabilere Fuß- und Sprunggelenke. Verringertes Verletzungsrisiko.

**Ausgangsstellung** Stand. Füße auf einer Linie, direkt hintereinander.

**Ausführung**

- Stellen Sie sich auf festen Untergrund und positionieren Sie Ihre Füße auf einer Linie direkt hintereinander. Die Zehen des hinteren berühren die Ferse des vorderen Fußes. Ihr Körpergewicht lastet vermehrt auf dem hinteren Fuß **(1)**.
- Anfangs können Sie sich hinter einen stabilen Stuhl stellen und Ihre Hände über der Rückenlehne schweben lassen. So können Sie sich jederzeit festhalten, wenn es nötig ist.
- Schließen Sie nun Ihre Augen und versuchen Sie, 30 Sekunden das Gleichgewicht zu halten. Wechseln Sie danach die Schrittstellung.

**Wiederholungen/Dauer** 3 bis 5 Mal 30 Sekunden pro Schrittstellung.

**Steigerung** Schritt für Schritt ins Gleichgewicht: Mit zunehmender Sicherheit können Sie den Stuhl weglassen und mit geschlossenen Augen einige Schritte zurücklegen **(2)**. Die Bewegungen sollten im Zeitlupentempo erfolgen und die Füße unmittelbar voreinandergesetzt werden.

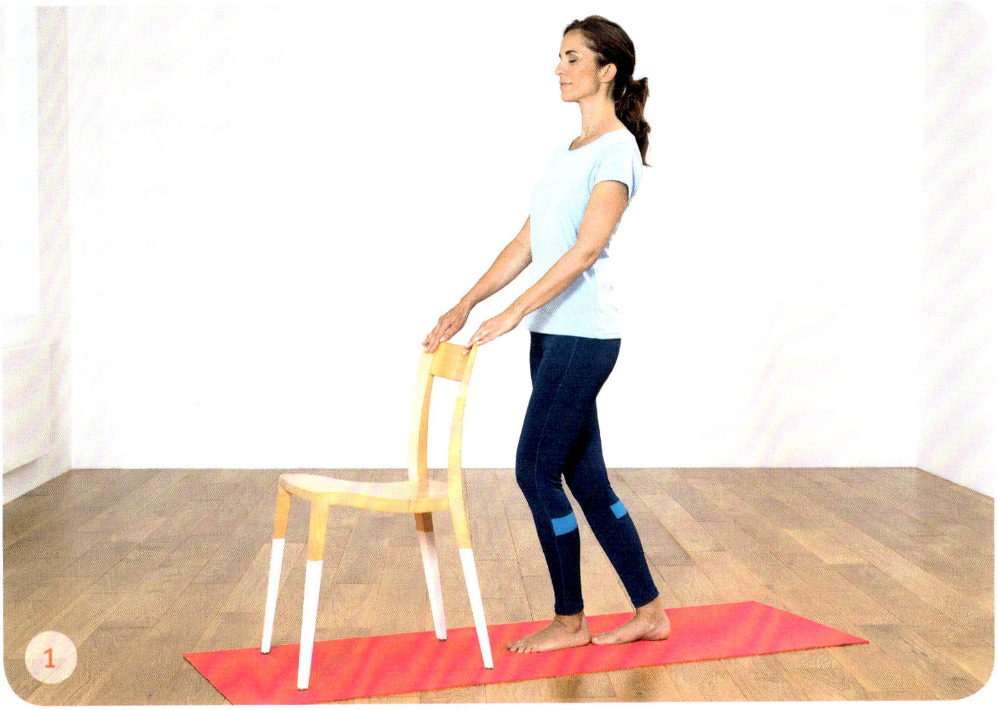
1

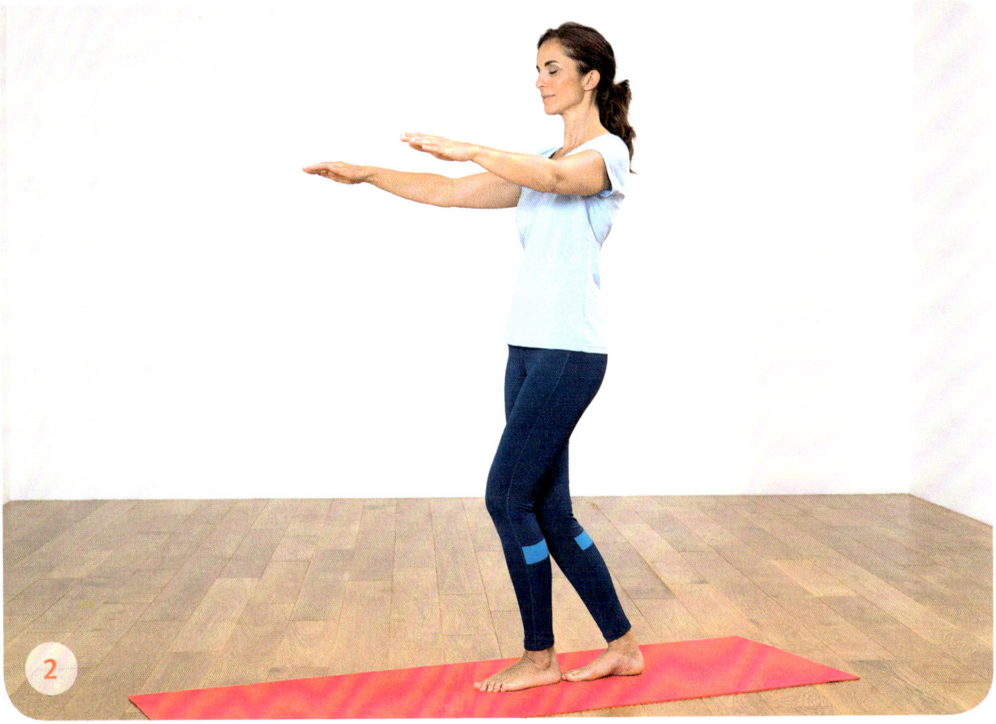
2

# Übung 10: Captured crab – gefangene Krabbe

» Zur Abwechslung mal seitwärts gehen wie eine Krabbe ist ganz schön fordernd, lässt die Hüftmuskeln aber stark werden und richtet die Beinachsen perfekt aus.

**Ziel** Auch in Bewegung bleiben die Idealkontakte (Kapitel Gehen, Seite 26) der Füße erhalten. Kräftigung der Muskeln, die Ihre geraden Beinachsen unterstützen.

**Hilfsmittel** Ringförmiges Trainingsband oder Theraband.

**Ausgangsstellung** Hüftbreiter Stand. Das Physioband wird auf Höhe der Knie um beide Beine gelegt. Kniegelenke leicht gebeugt.

**Ausführung**

- Legen Sie das geschlossene Trainingsband knapp oberhalb der Knie um beide Beine. Stellen Sie die Füße hüftbreit auseinander und achten Sie bitte darauf, dass das Band dauerhaft unter Spannung bleibt **(1)**.
- Stellen Sie mit Ihren Füßen die Idealkontakte zum Boden her und halten Sie diese über den gesamten Übungszeitraum aufrecht.
- Beginnen Sie nun, seitwärts nach rechts zu gehen, ohne dass das Band dabei an Spannung verliert **(2)**. Der Widerstand des Bandes verlangt Ihren seitlichen Hüftmuskeln zusätzliche Leistung ab und trainiert sie für größere Herausforderungen. Wenn Sie mit dem rechten Bein einen sicheren Stand erreicht haben, heben Sie das linke Bein an und halten Sie das Band dabei unter Spannung **(3)**. Führen Sie das linke Bein hüftbreit heran, ohne dass das Band seine Spannung verliert **(4)**. Wechseln Sie anschließend die Richtung.

**Wiederholungen/Dauer** Sechs Schritte in jede Richtung, 3 Mal wiederholen.

**Variante** Heben Sie die Füße während der Übung deutlich höher an und verlangsamen Sie Ihren Gang. So trainieren Sie Ihren Gleichgewichtssinn intensiver. Indem Sie Ihre Schritte vergrößern, fordern Sie Ihre Hüftmuskulatur verstärkt.

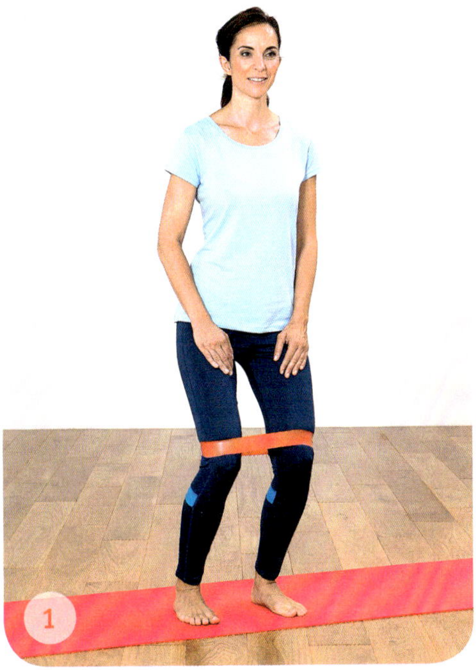
1

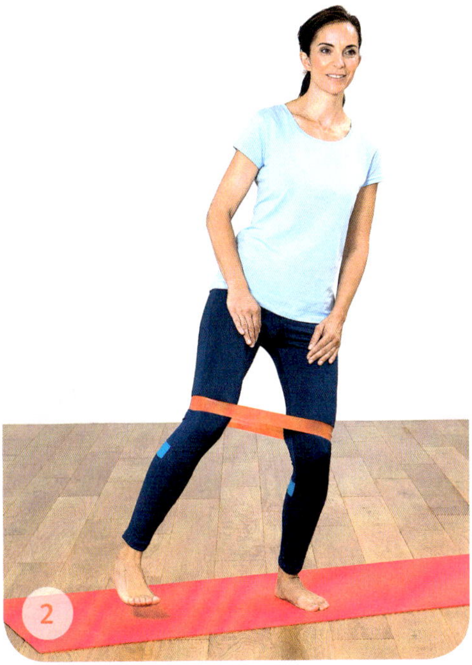
2

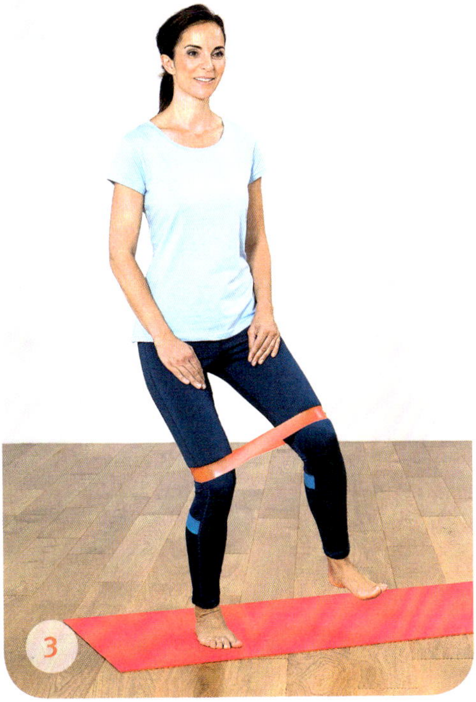
3

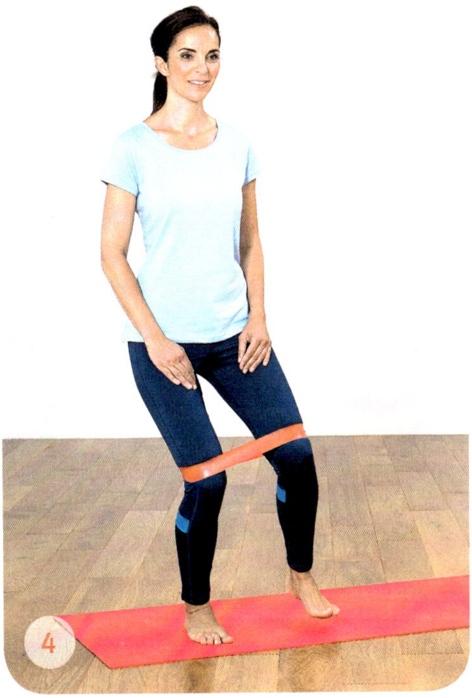
4

# Spezielle Starkmacher

Melden Ihnen Ihre Füße täglich: »Mensch, wir haben ein Problem!«, dann wird es höchste Zeit für gezieltes Training gegen Schmerzen und Fehlstellungen. Und je früher Sie starten und je regelmäßiger Sie die Übungen ausführen, umso besser. Mit den passgenauen Übungen bewältigen Sie viele Fußprobleme.

Dank der vorangegangenen Kapitel sollten Sie Ihre Füße schon deutlich besser kennengelernt haben. Sie wissen nun, was für großartige Leistungen diese beiden Wunderwerke täglich für Sie vollbringen, und Sie können durch das Testprogramm den Status dieser allzu oft vernachlässigten Körperregion sehr viel besser einschätzen.

## Auf dem Weg zu gesunden Füßen

Die Alltagsübungen unterstützen Sie dabei, Ihre Füße gesund und allgemein leistungsfähig zu erhalten. Ihr verfeinertes Gespür erlaubt es Ihnen, die treuen Helfer genauer wahrzunehmen. Vielleicht sind Ihnen, neben einigen bewundernswerten Stärken, auch Schwächen aufgefallen oder Sie haben sich sogar bei einem der in Kapitel Wenn nichts mehr geht (Seite 50) beschriebenen Beschwerdebilder wiedergefunden. Glücklicherweise können Sie auch jetzt noch aktiv werden. Eine gereizte Fußsohle kann in ihrer Heilung unterstützt werden; der Schmerz einer überlasteten Achillessehne lässt sich durch gezielte Übungen deutlich reduzieren.

### Rücksichtnahme auf geschwächte Freunde

Bestimmt erinnern Sie sich gut daran, wie leistungsfähig und kraftvoll Sie als junger Mensch waren! Eben haben Sie noch die Nacht zum Tag gemacht und durchgetanzt, nur um am nächsten Morgen ohne Probleme ein Turnier oder ein wichtiges Match zu bestreiten. Solange wir gesund sind und große Leistungsreserven haben, können wir auch mal über die Stränge schlagen, ohne es zu bereuen. Sind die Füße fit, können wir einiges mit ihnen anstellen, bevor sie sich beschweren. Ist aber erst einmal ein Problem vorhanden, muss auf das überlastete Gewebe oder die Fehlstellung stärker Rücksicht genommen werden. Deshalb gibt es bei den »speziellen Starkmachern«, die sich ja gezielt an geschwächte Füße richten, einiges zu beachten.

## Planen Sie gezielt Ihr Training

Im Gegensatz zu den Alltagsübungen sollten Sie sich für die Spezialübungen Zeit nehmen. Vielleicht machen Sie sich einen kleinen Trainingsplan, in dem Sie notieren, wann Sie trainieren wollen. Manche der Übungen entfalten ihre Wirkung schon bei zwei bis drei Einheiten die Woche, andere sollten täglich durchgeführt werden. Sie finden die empfohlenen Dosierungen in den Übungsbeschreibungen. Je nachdem, wie fleißig Sie trainieren und wie gut Ihr Körper auf die Übungen anspricht, kann es etwas dauern, bis erste Erfolge sichtbar oder spürbar werden. Bei der Regeneration von Überlastungen oder der Heilung von Verletzungen braucht unser Körper Zeit. Das können schnell einige Wochen, manchmal aber auch Monate sein. Deshalb brauchen Sie Geduld und Durchhaltevermögen.

Unterstützen Sie sich durch Trainingsprotokolle, Fotos Ihrer Füße oder Videos von den Übungen. Eine große Motivationskraft geht von klar formulierten und schönen Zielen aus.

Nehmen Sie sich vor, in den nächsten zwei Monaten mindestens dreimal wöchentlich zu trainieren, und markieren Sie diese Tage im Kalender, den Sie gut sichtbar in Ihrer Wohnung aufhängen. Wenn es Ihnen gelungen ist, dieses Teilziel erfolgreich umzusetzen, sollten Sie sich unbedingt belohnen! Da sind Ihrer Fantasie keine Grenzen gesetzt. Vielleicht wollten Sie schon lange mal wieder tanzen gehen, eine schöne Wanderung mit Freunden machen? Widmen Sie diesem Ereignis Ihren Trainingseifer und feiern Sie sich für Ihre Beharrlichkeit. Sie können sich natürlich auch eine wohltuende Fußmassage bei einer Therapeutin gönnen.

## Aufmerksamkeit sichert den Erfolg

Am besten konzentrieren Sie sich während der Übungen richtig intensiv auf Ihre Füße! Achten Sie einmal darauf, wie gut gezielte Bewegung tut. Spüren Sie, wie die Muskeln geschmeidiger werden und sich die Durchblutung verbessert. Ein gut funktionierender Stoffwechsel ist bei Selbstheilungsaufgaben grundlegend. Besonders wichtig ist es aber auch, dass Sie Ihre Grenzen bemerken. Grundsätzlich gilt: Wenn Sie sich unbehaglich fühlen, machen Sie die Bewegung kleiner und langsamer. So spüren Sie besser, wo Ihre aktuelle Grenze ist. Wird eine Bewegung zu groß oder zu schwungvoll ausgeführt, drohen Reizungen, die durch die Übung selbst entstehen. Achten Sie also darauf, wie Sie und Ihre Füße sich während und nach der jeweiligen Übung fühlen. Ein schöner Nebeneffekt ist, dass Sie dieses feinere Gespür für die richtige Belastbarkeit auch in Ihren Alltag mitnehmen werden. So wird es Ihnen zukünftig gelingen, das perfekte Maß von Belastung und Regeneration zu finden.

# Übung 1: Entspannte Fußsohle

» Die Rolle ist ein toller Masseur. Sie werden staunen, wie frei und warm sich Ihre Füße nach dieser Druckmassage anfühlen.

**Ziel** Lockere Plantarfaszie: Sie lösen schmerzhafte Spannungen in Ihrer Fußsohle und in den Muskeln Ihrer Zehen. Dadurch können Sie den Fuß geschmeidiger abrollen und kommen zu einem sicheren und schwungvollen Auftritt.

**Ausgangsstellung** Sitzend oder stehend.

**Hilfsmittel** Eine kleine Faszienrolle oder ein Tennis- oder Golfball.

**Vorbereitung**

- Nehmen Sie sich Zeit, Ihre Füße barfuß im Stand wahrzunehmen. Wie sind die Kontaktflächen im Stand? Verlagern Sie ein wenig Ihr Gewicht nach vorne und hinten und von einem Fuß auf den anderen. Was verändert sich? Fühlen sich beide Seiten gleich an?
- Wiederholen Sie diese Wahrnehmungsübung, während Sie ein kleines Stück achtsam durch den Raum gehen.
- Legen Sie die Faszienrolle quer unter Ihren Fuß.

**Ausführung**

- Führen Sie den Fuß mit sanftem Druck auf der Rolle vor und zurück. Langsam, nicht mehr als 10 cm pro Minute **(1)**.
- Um die Durchblutung zu fördern und Ihre Füße besser zu spüren, rollen Sie mit leichtem Druck 15 bis 20 Mal hin und her.

**Variante:** So lösen Sie gezielt Spannungspunkte:

- Führen Sie den Fuß mit stärkerem Druck achtsam und langsam vor und zurück.
- Versuchen Sie, möglichst die gesamte Fläche des Fußes zu behandeln, indem Sie einmal stärker die Innenkante und dann stärker die Fußmitte ausrollen **(2)**.
- Spannungspunkte reagieren empfindlicher auf den Druck der Rolle als ihre Umgebung! Wenn Sie einen gefunden haben, bleiben Sie dran. Steigern Sie nun vorsichtig den Druck auf die Rolle, bis ein »Wohlweh« entsteht.
- Fühlt sich der Druck richtig an, bleiben Sie genau in der Position. Atmen Sie 8 bis 10 Mal tief und gleichmäßig in den Bauch. Danach sollte die Spannung sich gelöst haben.

**Tipp** Behandeln Sie immer erst einen Fuß und wiederholen Sie dann die Wahrnehmungsübung (siehe Vorbereitung) und rollen Sie dann den zweiten Fuß aus.

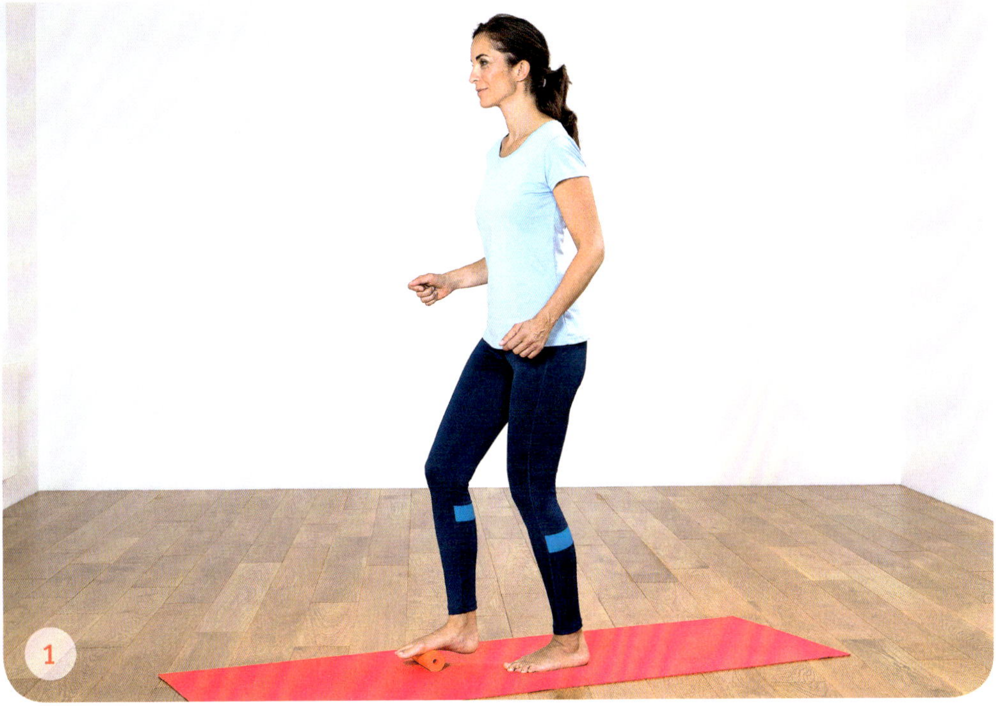
1

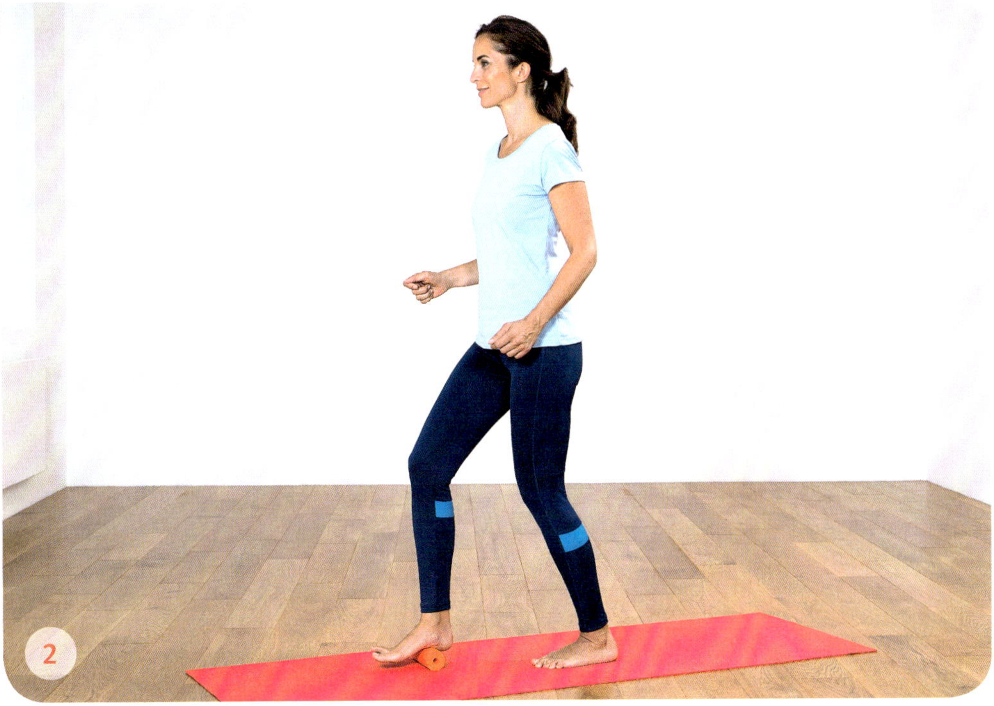
2

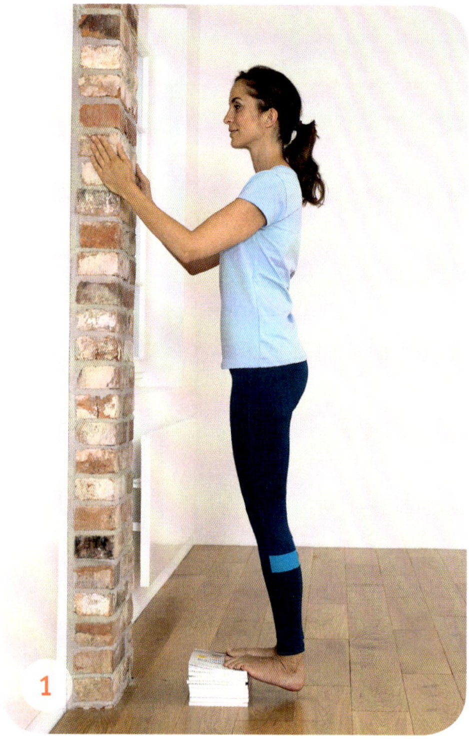


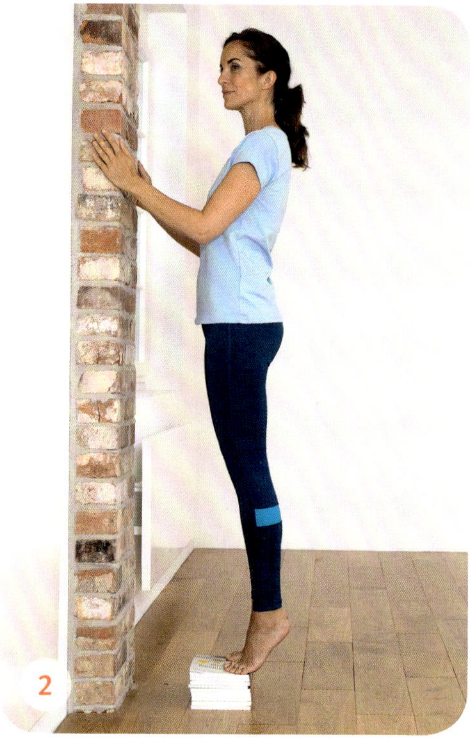


## Übung 2: Zehenstand am Treppenrand

» Gönnen Sie sich mit nur einer einfachen Übung schöne Waden und schmerzfreie Achillessehnen.

**Ziel** Gegen Schmerzen der Achillessehne und der oberen Ferse: Starke Waden und geschmeidige Achillessehnen.

**Ausgangsstellung** Stellen Sie sich mit dem Vorfuß auf eine Treppenstufe oder ein dickes Buch, sodass die Fersen etwas absinken können.

**Ausführung**

- Senken Sie die Fersen langsam bis unter die Höhe der Stufe ab (1). Es kann ein leichtes Dehnungsgefühl in der Wade entstehen. Aus dieser Position gehen Sie langsam wieder nach oben in den Zehenstand (2).
- Nehmen Sie sich Zeit und zählen Sie pro Bewegungsrichtung langsam von eins bis vier.
- Achten Sie bitte darauf, dass dabei der Vorfuß gleichmäßig belastet wird und die Knöchel nicht nach innen oder außen wegknicken. Zu Beginn der Übung dürfen die Bewegungen noch etwas kleiner sein.

**Wiederholungen/Dauer** Drei Mal 15 bis 25 Wiederholungen. Für schmerzfreie Achillessehnen sollte die Übung über einen Zeitraum von mindestens zwölf Wochen dreimal täglich durchgeführt werden.

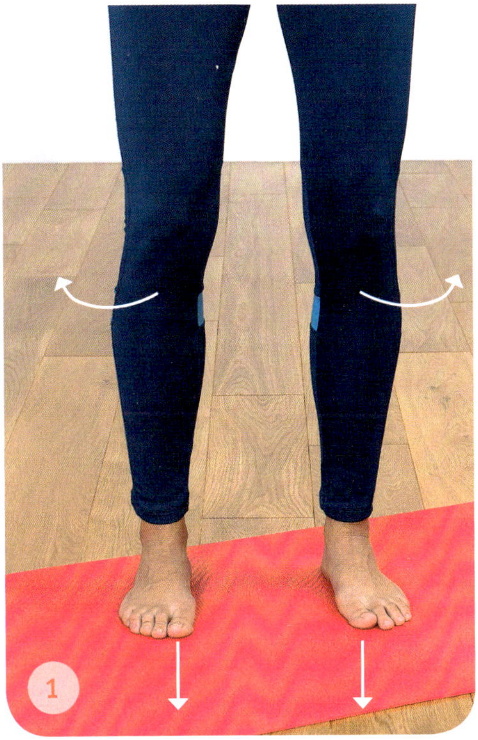


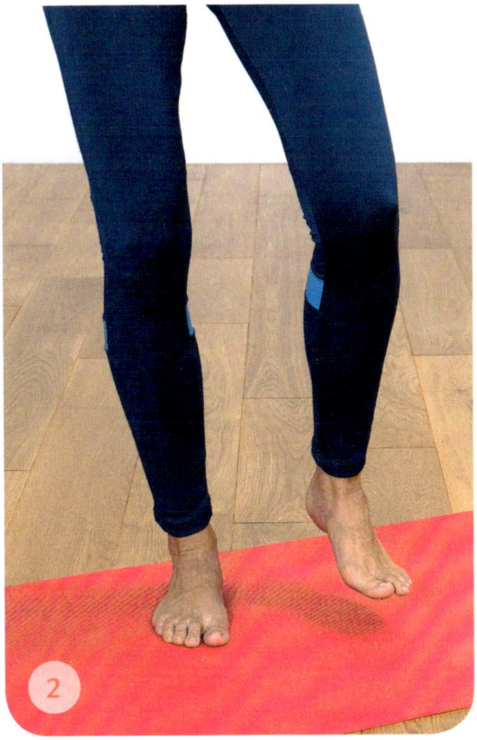


## Übung 3: Kontaktpflege

» Bauen Sie den perfekten Kontakt zum Boden auf. Das gibt Sicherheit im Stehen und Gehen und hält Ihre Füße gesund.

**Ziel** Perfekt stehen: Sie erspüren die idealen Kontaktpunkte Ihrer Füße zum Boden und lernen, welchen Einfluss die Beinstellung darauf hat.

**Ausgangsstellung** Hüftbreiter Stand, barfuß. Zur Selbstkontrolle vor einem Spiegel.

**Ausführung**

- Stellen Sie sich mit hüftbreit auseinanderstehenden Füßen und leicht gebeugten Knien vor einen Spiegel.
- Richten Sie sich so aus, dass beide Füße Idealkontakt zum Boden haben: Ferse, Klein- und Großzehenballen sollten gleichmäßig Gewicht aufnehmen. Längs- und Quergewölbe des Fußes sind aufgerichtet (1).
- Halten Sie den Kontakt mit allen Punkten aufrecht, während Sie Ihr Gewicht in unterschiedliche Richtungen verlagern.
- Unterstützen Sie Ihr Längsgewölbe, indem Sie die Knie leicht nach außen zeigen lassen. Drücken Sie Ihre große Zehe in den Boden, um das Längsgewölbe aufzurichten.

**Variante** Trainieren Sie die Idealbelastung mit geschlossenen Augen. Lösen Sie dann einen Fuß vom Boden (2).

# Übung 4: Küssende Onkel

» Enge Schuhe und zu hohe Absätze lassen Ihre Großzehen leiden. Befreien Sie die Beiden vom Alltagsstress. Zur Belohnung gibt es ein Küsschen.

**Ziel** Für gerade Großzehen: Trainieren Sie speziell die Muskulatur, die dem Hallux valgus – der Verformung der Großzehe – entgegenwirkt. Sie bekommen ein besseres Gespür für feine Bewegungen Ihrer Füße und richten deren Längsgewölbe auf.

**Ausgangsstellung** Die Übung kann im Sitzen oder Stehen durchgeführt werden. Die Füße stehen nebeneinander. Die Fersen dürfen sich berühren. Der Abstand zwischen den Großzehengrundgelenken beträgt eine Zeigefingerbreite (1).

**Ausführung**

- Bewegen Sie aus der Ausgangsstellung die rechte und linke Großzehe aufeinander zu, ohne die Stellung der Füße zu verändern (2).
- Anfangs dürfte die Bewegung sehr klein sein und etwas schwerfallen. Mit etwas Übung werden Sie jedoch schnell Erfolge sehen. Sie bekommen wieder ein besseres Gespür für die feinen Bewegungen Ihrer Füße und der Großzehenabspreizer (M. abductor hallucis) wird wieder stärker.
- Wenn Sie sehr eifrig üben, kann sich ein leichter Muskelkater an der Fußinnenseite, im Bereich des Längsgewölbes, bilden. Hier hilft sanftes Ausrollen mit der kleinen Faszienrolle.

**Wiederholungen/Dauer** 15 bis 25 Wiederholungen, 3 Durchgänge.

**Variante** Im Alltag können Sie die Großzehe auch gegen die Schuhinnenseite drücken, wenn Sie z. B. an einer Kasse anstehen oder auf dem Bürostuhl sitzen.

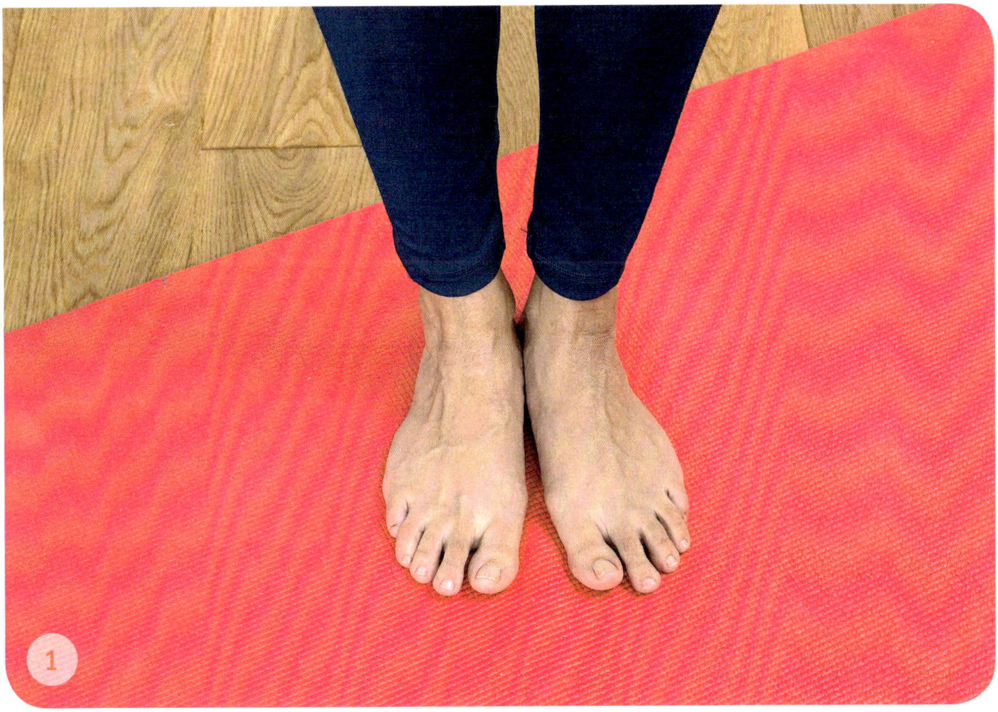
1

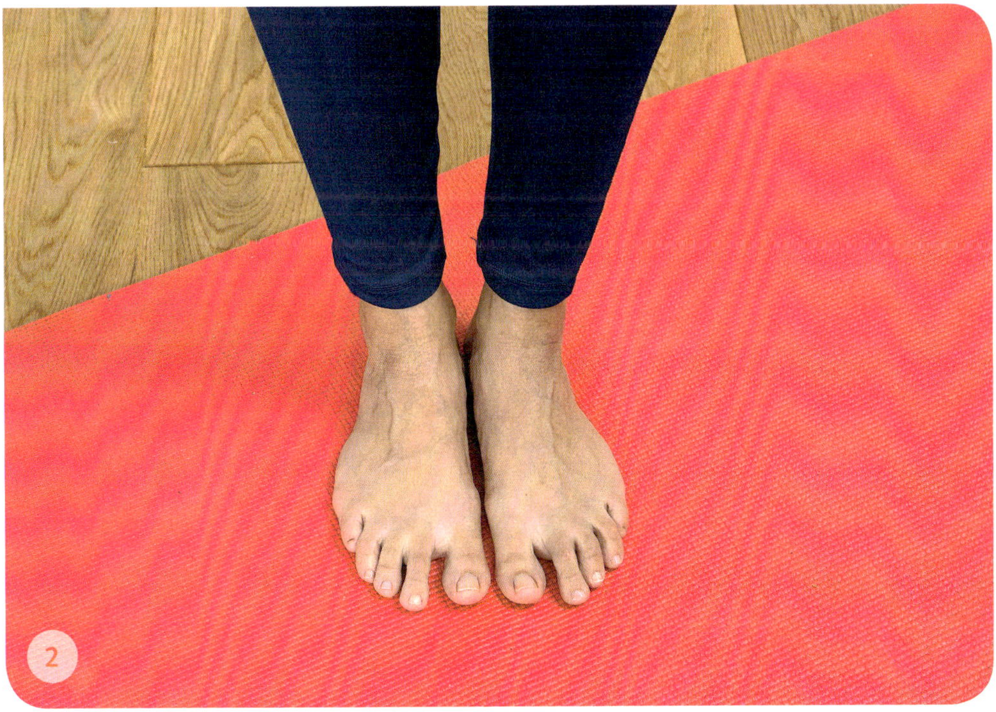
2

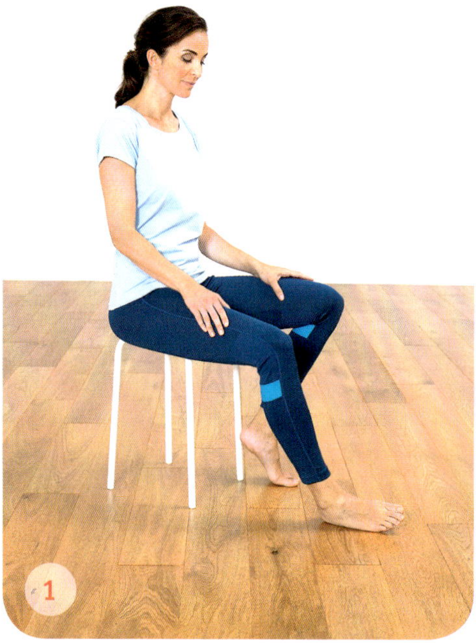


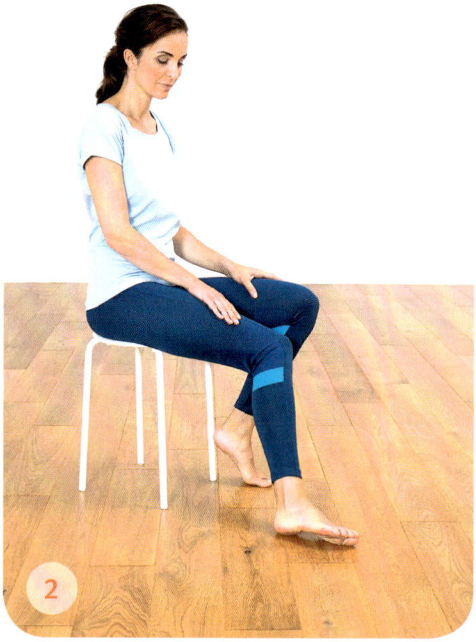


## Übung 5: Feinschliff

» Ist die Ferse frei, freut sich der Fuß! Idealerweise kann die Ferse kleine Kippbewegungen um die Fußlängsachse machen (Test 6, Seite 40). Mit dieser Übung geben Sie Ihren Hacken den letzten Schliff und schützen sich vor Fersensporn und Achillessehnenschmerz.

**Ziel** Freiheit für das Fersenbein: Befreien Sie Ihre Ferse und helfen Sie ihr dadurch, die Anstrengungen aus Training und Alltag gleichmäßig zu verteilen.

**Ausgangsstellung** Sitzend auf einem Stuhl. Positionieren Sie den Fuß so, dass er nur mit Ferseninnen- oder außenkante Bodenkontakt hat.

**Ausführung**

- Während die Ferse mit der Außenseite auf dem Boden liegt, ziehen Sie das Bein langsam von innen nach außen (1).
- Für den Rückweg liegt die Innenkante der Hacke auf dem Boden (2).
- Während Sie den Fuß langsam hin und her bewegen, sollte das Fersenbein immer einen deutlichen Kontakt zum Boden behalten. Experten sprechen hier von einem »schleifenden Bodenkontakt«.

**Wiederholungen/Dauer** Drei Mal 15 Wiederholungen. Die Übung sollte einmal täglich durchgeführt werden.

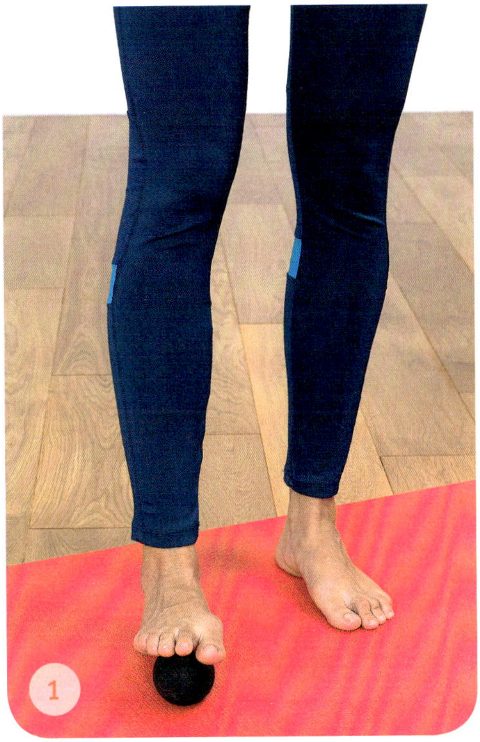


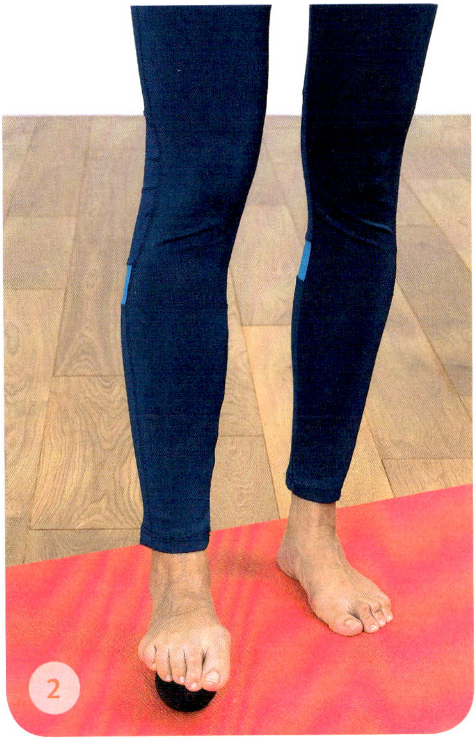


## Übung 6: Gespannter Bogen

» Idealerweise präsentiert sich der Vorfuß wie ein schöner Brückenbogen. Gut geformt funktioniert er wie ein Stoßdämpfer und unterstützt die ideale Beweglichkeit der Zehen.

**Ziel** Gegen Vorfußschwäche: Bringen Sie Ihren Vorfußbogen in Form und entspannen Sie die feinen Muskeln zwischen den Mittelfußknochen.

**Ausgangsstellung** Positionieren Sie einen halbierten Tennisball oder einen »Twister« unter Ihrem Vorfußbogen (dem Quergewölbe).

**Ausführung**

- Lassen Sie den Vorfuß langsam über den Tennisball sinken (1).
- Heben Sie dann die Zehen nach oben, ohne den Kontakt mit dem Ball zu verlieren. Versuchen Sie dabei, die Zehen möglichst weit auseinanderzuspreizen. Dann lassen Sie die Zehen weiter sinken (2).

**Wiederholungen/Dauer** 3-mal 15 Wiederholungen, alle zwei bis drei Tage.

# Übung 7: Zehenglück

» Klein, aber oho! Auch die kleinen Zehen tragen zu einer optimalen Funktion unserer Füße bei. Sind sie gerade und mobil, können sich die Füße allen Herausforderungen des Alltags stellen.

**Ziel** Hält die Zehen in Schwung: Mit dieser sanften Dehnungsübung unterstützen Sie die freie Beweglichkeit Ihrer Kleinzehen und beugen Fehlstellungen vor. Großes Glück für kleine Helfer.

**Ausgangsstellung** Sitzend, ein Unterschenkel liegt auf dem gegenüberliegenden Bein.

**Ausführung**

- Sie greifen mit Daumen und Zeigefinger Ihre Kleinzehe und bewegen sie sanft nacheinander in die Beugung (Flexion) (1), die Streckung (Extension) (2), Anspreizung (3) sowie die Abspreizung (Abduktion) (4).
- Spüren Sie dabei, ob eine der Richtungen schwerer fällt oder eine Spannung auftritt.
- Gehen Sie ganz leicht an die Bewegungsgrenze und halten Sie die Position acht bis zehn langsame Atemzüge. Idealerweise lässt die Spannung in diesem Zeitrahmen nach.

**Wiederholungen/Dauer** Einmal an jeder Zehe bis zum Nachlassen der Spannung. Die Übung kann täglich durchgeführt werden.

**Variante** Viele empfinden diese Übung als besonders angenehm, wenn unter der Dehnung ein ganz leichter Zug in Längsrichtung der Zehe ausgeübt wird. Experten sprechen hier von Traktion. Sie entlastet die Gelenke der Zehen.

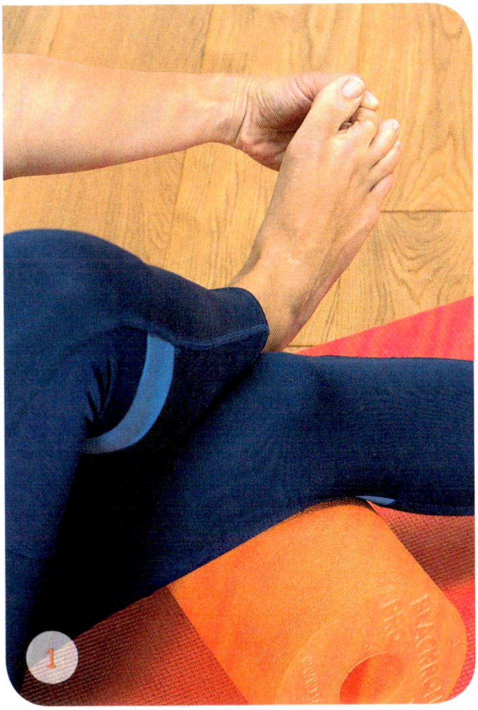
1

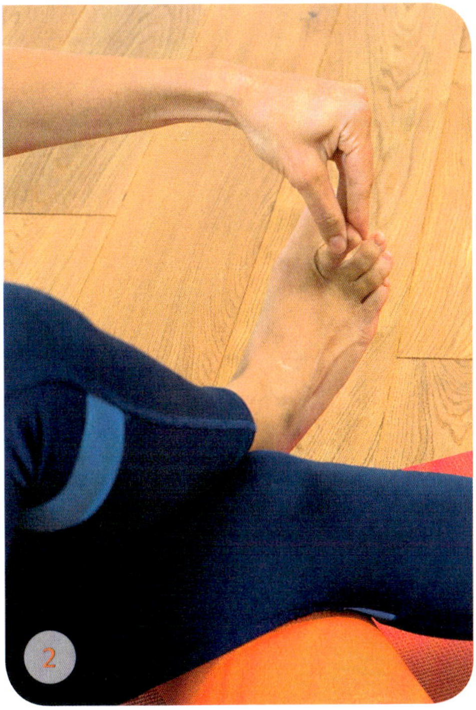
2

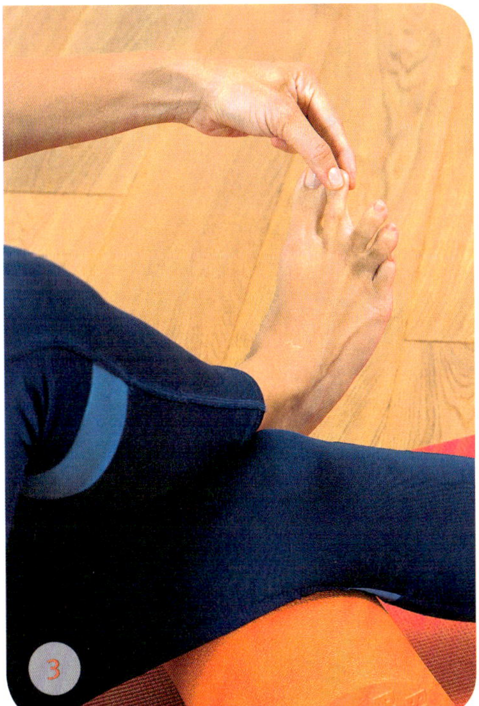
3

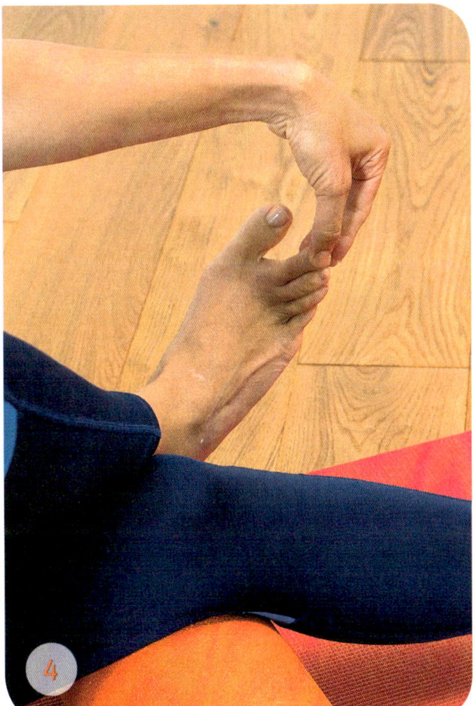
4

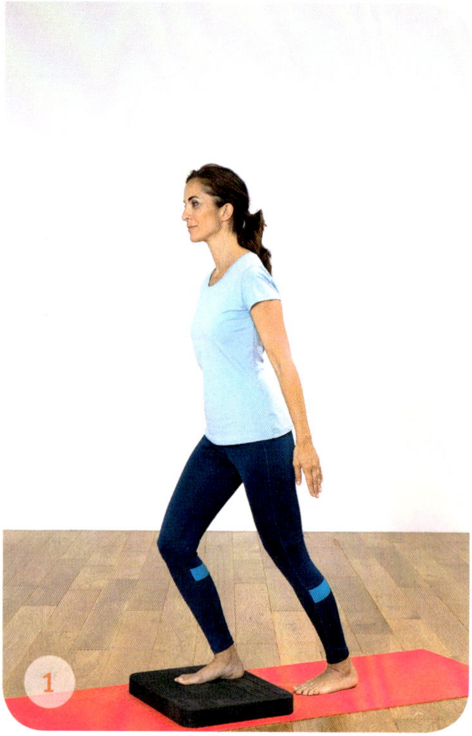


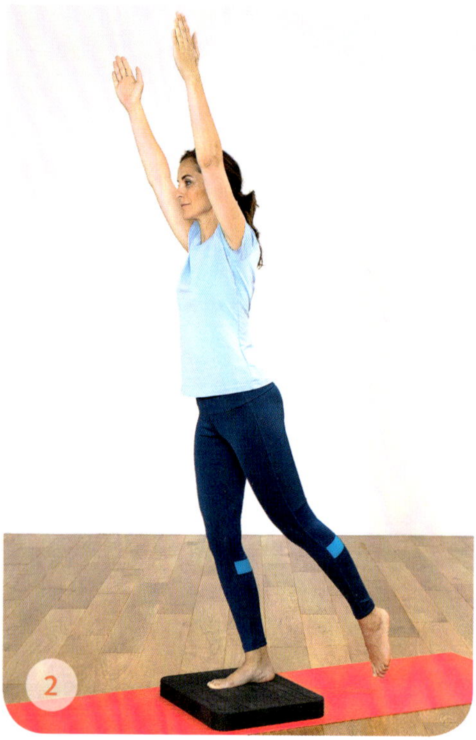


# Übung 8: Aufwärts in Balance

» Mit dieser Übung trainieren Sie das Zusammenspiel Ihrer Bein- und Fußmuskeln und verbessern Ihren Gleichgewichtssinn. Straffe Gesäßmuskeln und stabile Füße sind erfreuliche Nebenwirkungen Ihres Fleißes.

**Ziel** Der Allrounder bei Fehlstellungen und Hallux: Stärkung gerader Beinachsen. Kräftigung der Gesäß- und Fußmuskulatur. Besseres Gespür für die Idealkontakte.

**Hilfsmittel** Treppe oder Stepper, Balancepad.

**Ausgangsstellung** Schrittstellung, vorderer Fuß auf einer Stufe.

**Ausführung**

- Legen Sie das Balancepad auf den Boden. Stellen Sie den vorderen Fuß mit Idealkontakt auf das Pad **(1)**.
- Verlagern Sie nun Ihren gestreckten Oberkörper über den Fuß, sodass er zunehmend Gewicht übernimmt **(2)**. Achten Sie darauf, dass die Kontakte erhalten bleiben.
- Wenn Sie Ihr Körpergewicht vollständig auf den Fuß verlagert haben, können Sie den hinteren Fuß kurz vom Boden lösen. Diese Steigerung sollten Sie aber nur durchführen, wenn es Ihnen gelingt, den Fuß stabil zu halten.

**Wiederholungen/Dauer** Drei Sätze mit je 15 Wiederholungen.

**Variante** Strecken Sie die Arme in Verlängerung Ihres Oberkörpers nach oben, während Sie Ihr Gewicht nach vorne verlagern.

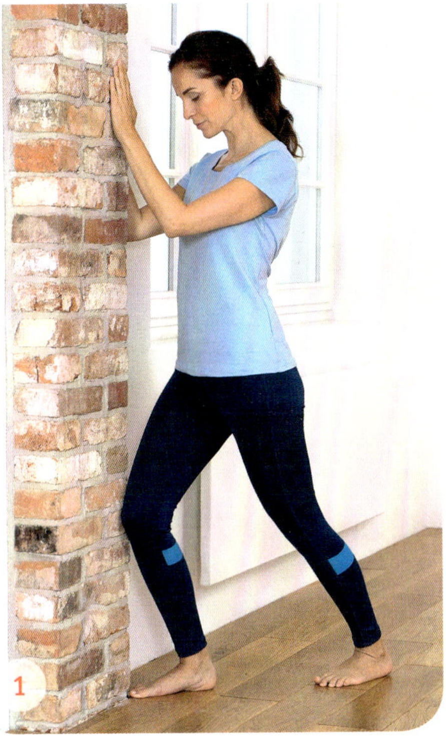


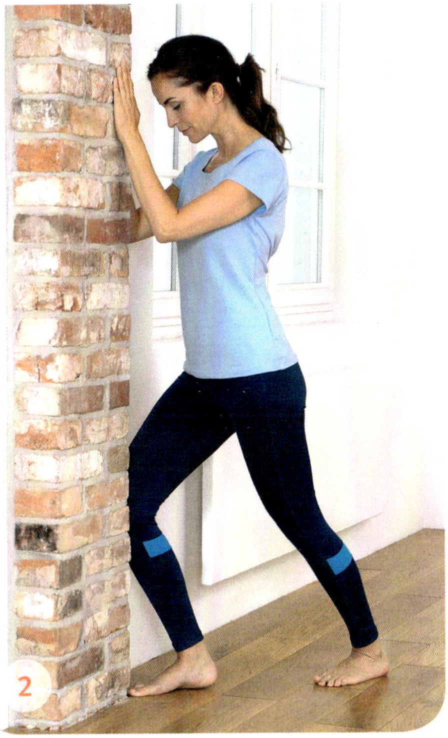


# Übung 9: Türsteher

» Sie spielen gerne Start-Stopp-Sportarten wie Tennis, Fußball oder Badminton? Dann benötigen Ihre Füße eine perfekte Beweglichkeit. Diese Übung schützt Sie vor Sehnenreizungen und verspannten Wadenmuskeln.

**Ziel** Bei Schmerzen der Achillessehne und der Fersen: verbesserte Beweglichkeit im oberen und unteren Sprunggelenk. Höhere Geschmeidigkeit in den kurzen Wadenmuskeln.

**Ausgangsstellung** Schrittstellung. Die Großzehe des vorderen Fußes steht dicht an der Kante eines Türrahmens oder der Ecke eines Möbelstückes.

**Ausführung**

- Die Großzehe Ihres vorderen Fußes berührt den Türrahmen oder das Möbelstück (1). Sie dürfen sich mit den Händen an dem gewählten Gegenstand abstützen.
- Schieben Sie nun das Knie des vorderen Beines nach vorne an der Kante vorbei, im Wechsel, rechte und linke Seite (2). Bei der Bewegung soll der gesamte Fuß dauerhaft Kontakt zum Boden halten.
- Die Übung eignet sich auch wunderbar als Aufwärmtraining vor Start-Stopp-Sportarten.

**Wiederholungen/Dauer** Drei Sätze mit je 25 bis 30 Wiederholungen.

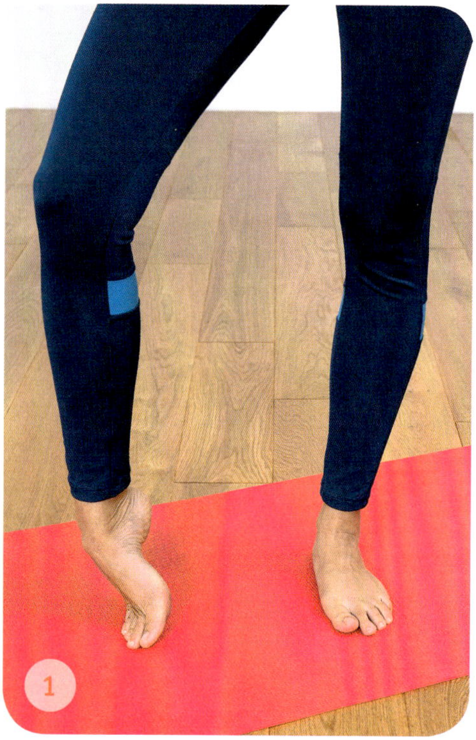


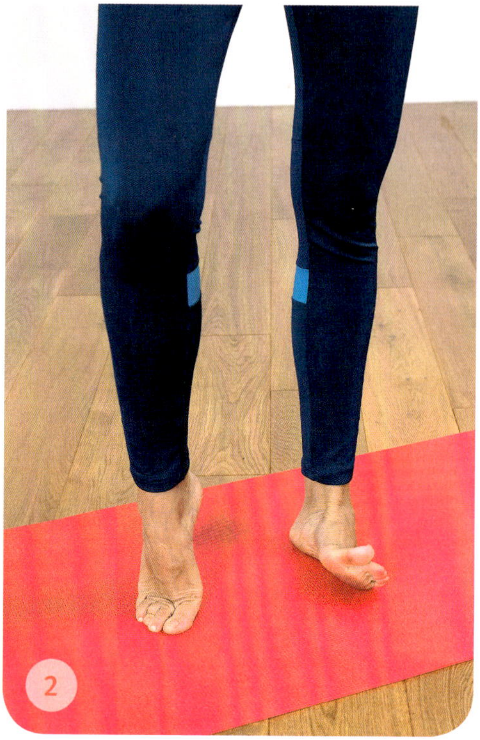


## Übung 10: Twister

» Werden Sie im Interesse Ihrer Füße bewegungskreativ und lassen Sie die Tänzerin in Ihnen frei. Das verbesserte Zusammenspiel zwischen Füßen, Beinen und Körpermitte schützt vor Sehnenreizungen und verbessert Ihre Trittsicherheit auf unebenem Gelände.

**Ziele** Bessere Beweglichkeit der Füße, Knie und Hüften. Besseres Zusammenspiel zwischen unterem und oberem Körper.

**Ausgangsstellung** Hüftbreiter Stand.

**Ausführung**

- Beginnen Sie im hüftbreiten Stand.
- Heben Sie nun die Ferse des rechten Fußes an, bis nur noch die Zehenspitzen Bodenkontakt haben (1).
- Rollen Sie den Fuß so abwechslungsreich wie möglich über den Boden ab. Versuchen Sie, dass möglichst viele verschiedene Punkte Bodenkontakt haben.
- Behalten Sie immer Kontakt zum Boden. Der Fuß soll nicht vollständig abgehoben werden. Lassen Sie die Bewegungen möglichst durch das gesamte Bein laufen.
- Diese Übung ist perfekt als Aufwärmbewegung.

**Wiederholungen/Dauer** Zwei bis drei Minuten pro Fuß.

**Varianten**

- Trainieren Sie beide Füße gleichzeitig (2).
- Lassen Sie die Bewegungen der Füße durch den ganzen Körper laufen.

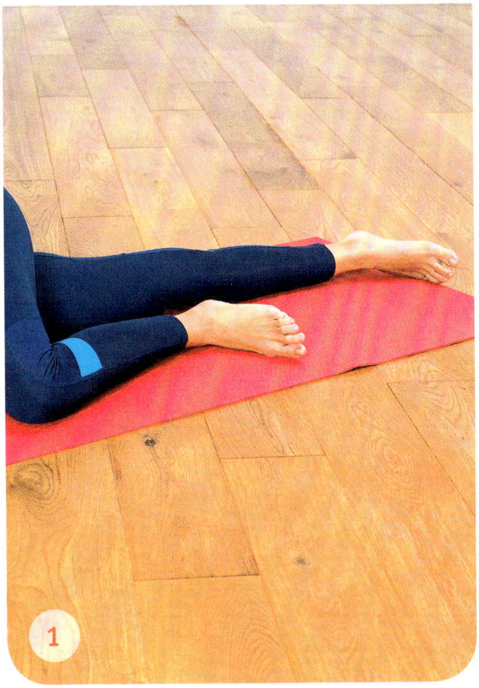


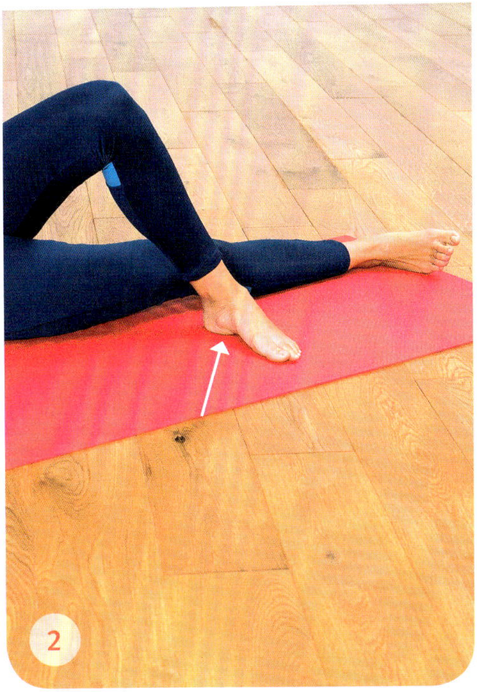


# Übung 11: Fußverschrauber

» Vertiefen Sie Ihr Gespür für einen guten »Fuß-Boden-Kontakt« und kräftigen Sie die Hüftmuskeln, die dabei helfen, dass Ihre Füße richtig arbeiten. Tolle Nebenwirkungen: gesunde Füße und ein knackiger Po. ☺

**Ziel** Gut verankerte Füße: Stärkung Ihrer gesunden/geraden Beinachsen. Kräftigung der Hüftmuskulatur. Besseres Gespür für die Idealkontakte (Kapitel Gehen, Seite 26).

**Ausgangsstellung** Seitlage. Der Kopf ist auf dem angewinkelten Arm abgelegt.

**Ausführung**

- Legen Sie sich in Seitlage auf den Boden.
- Legen Sie das obere Bein angewinkelt auf den Boden, das Knie und die Hüfte jeweils um 90° gebeugt. Die Fußinnenkante hat dabei festen Kontakt zum Boden (**1**).
- Spreizen Sie das Knie des oberen Beines nun langsam so weit ab, dass der gesamte Fuß Bodenkontakt bekommt. Am Ende der Bewegung sollten die Ferse, der Großzehenballen und vor allem der Kleinzehenballen festen Bodenkontakt spüren (**2**). Spüren Sie die Spannung auf der Innenseite des Fußes am Längsgewölbe (Pfeil).
- Anfangs kann es sein, dass die Bewegung des Beines nur minimal ist. Mit zunehmender Übung erweitert sich der Spielraum.

**Wiederholungen/Dauer** Drei Sätze mit je 15 Wiederholungen.

# Service

## Adressen

Kinesioschweiz – Fortbildungen für Therapeuten
http://www.kinesioschweiz.ch/

Bodyfeet – Fortbildungen für Therapeuten
https://bodyfeet.ch/

Gesellschaft für Fuß- und Sprunggelenkchirurgie e.V.
http://www.gffc.de

Fußspezialistin Hannover – Praxis für Fuß- und Sprunggelenkchirurgie Dr. Galla
http://www.fuss-spezialistin.de

Drückerkönig – Praxis für Osteopathie und Physiotherapie Arndt Fengler
http://www.arndtfengler.de

## Literatur

Kristin Adler, Arndt Fengler: Gesunde Faszien, Stuttgart 2016 TRIAS Verlag

## Danksagung

Wir danken Jörg Reisgies, Sanitätshaus Brandes&Diesing, für die freundliche Unterstützung bei der Bereitstellung der Hilfsmittel.

# Stichwortverzeichnis

**Bibliografische Information der Deutschen Nationalbibliothek**
Die Deutsche Nationalbibliothek verzeichnet diese Publikation in der Deutschen Nationalbibliografie; detaillierte bibliografische Daten sind im Internet über http://dnb.d-nb.de abrufbar.

Programmplanung: Sibylle Duelli, Schallstadt
Projektmanagement: Kathrin Hage
Redaktion: Sibylle Duelli, Schallstadt
Bildredaktion: Christoph Frick, Caroline Merdian

Umschlaggestaltung und Layout:
CYCLUS · Visuelle Kommunikation, Stuttgart

Bildnachweis:
Umschlagfoto und Bild S. 3:
© Piotr Marcinski/EyeEm/Getty Images
Autorenfotos (auch auf dem Umschlag):
Dr. Mellany Galla, Arndt Fengler
Fotos: Holger Münch, Stuttgart; S. 28 (b, c):
Dr. Mellany Galla
MRT-Aufnahmen S. 75, 79, 80, 82, 84: Dr. Mellany Galla

Zeichnungen: Christine Lackner, Ittlingen; Schünke M, Schulte E, Schumacher U. Prometheus. LernAtlas der Anatomie. Allgemeine Anatomie und Bewegungssystem. Illustrationen von M. Voll und K. Wesker. 5. Aufl. Stuttgart: Thieme; 2018

Die abgebildeten Personen haben in keiner Weise etwas mit der Krankheit zu tun.

1. Auflage 2021


TRIAS Verlag in Georg Thieme Verlag KG
Rüdigerstraße 14, 70469 Stuttgart,
www.trias-verlag.de

Printed in Germany

Satz und Repro: Fotosatz Buck, Kumhausen
Gesetzt in Adobe Indesign CS6
Druck: Westermann Druck Zwickau GmbH, Zwickau

Gedruckt auf chlorfrei gebleichtem Papier

ISBN 978-3-432-11116-2 1 2 3 4 5 6

Auch erhältlich als E-Book:
eISBN (ePub) 978-3-432-11117-9



Wo datenschutzrechtlich erforderlich, wurden die Namen und weitere Daten von Personen redaktionell verändert (Tarnnamen). Dies ist grundsätzlich der Fall bei Patienten, ihren Angehörigen und Freunden, z. T. auch bei weiteren Personen, die z. B. in die Behandlung von Patienten eingebunden sind.